专家教你做养生家常菜
—— 常见病篇 ——

常见病
吃什么？怎么做？
二维码来告诉你

柴瑞震 主编

新疆人民出版总社
新疆人民卫生出版社

图书在版编目（CIP）数据

专家教你做养生家常菜：常见病篇/柴瑞震
主编.—乌鲁木齐：新疆人民卫生出版社，2012.9
 ISBN 978-7-5372-5299-7

Ⅰ.①专… Ⅱ.①柴… Ⅲ.①常见病－食物疗法－家常菜肴－菜谱 Ⅳ.①R247.1②TS972.161

中国版本图书馆CIP数据核字(2012)第219277号

专家教你做养生家常菜：常见病篇

常见病吃什么？怎么做？二维码来告诉你

主　　编	柴瑞震
出版发行	新疆人民出版总社 新疆人民卫生出版社
电　　话	汉文编辑部 0991-2824446
地　　址	新疆乌鲁木齐市龙泉街196号
邮　　编	830001
责任编辑	贺　丽
封面设计	吴展新
发　　行	全国新华书店
印　　刷	深圳市雅佳图印刷有限公司
开　　本	711毫米×1016毫米　16开
印　　张	20
字　　数	250千字
版　　次	2014年6月第1版　2014年6月第1次印刷
书　　号	ISBN 978-7-5372-5299-7
定　　价	29.80元

【版权所有，请勿翻印、转载】

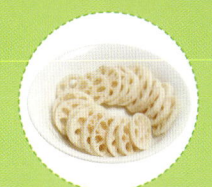
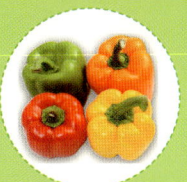
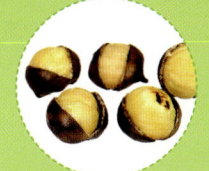
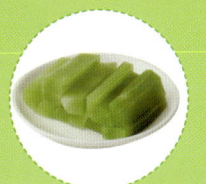

目录

Part 1 消化内科常见病特效食谱

010	**厌食**	032	**胃及十二指肠溃疡**
011	山楂玉米粒	033	胡萝卜鸡蛋羹
012	雪梨苹果山楂汤	034	鱼泥番茄豆腐
013	啤酒炖草鱼	035	豉椒墨鱼
014	**腹泻**	036	**脂肪肝**
015	蒜蓉马齿苋	037	苦瓜薏米排骨汤
016	南瓜莲子荷叶粥	038	菠菜干贝脊骨汤
017	扁豆丝炒豆腐干	039	糙米燕麦饭
018	**腹胀**	040	**肝硬化**
019	霸王花炖猪肚	041	山药甲鱼汤
020	芹菜苹果汁	042	红豆南瓜粥
021	党参猪肚汤	043	香菇白菜瘦肉汤
022	**便秘**	044	**痔疮**
023	香蕉鸡蛋饼	045	黄瓜蒜片
024	金瓜杂粮饭	046	芥蓝炒冬瓜
025	胡萝卜蜂蜜汁	047	胡萝卜炒木耳
026	芝麻土豆丝	048	**胃癌**
027	菠菜牛奶碎米糊	049	西蓝花炒牛肉
028	**慢性胃炎**	050	洋葱炒豆腐皮
029	胡萝卜银耳汤	051	洋葱木耳炒鸡蛋
030	核桃黑芝麻酸奶	052	小米南瓜粥
031	黄芪猴头菇汤		

目录

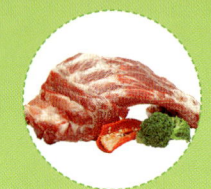
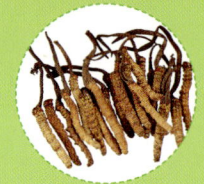
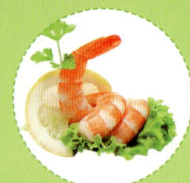
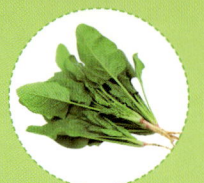

Part 2 呼吸内科常见病特效食谱

054	**咳嗽**	062	**哮喘**
055	杏仁猪肺粥	063	枇杷虫草花老鸭汤
056	雪梨无花果鹧鸪汤	064	口蘑烧白菜
057	银耳雪梨白萝卜甜汤	065	黄芪红薯叶冬瓜汤
058	**感冒**	066	**肺癌**
059	西红柿洋葱汤	067	玉竹参归炖猪心
060	素烧豆腐	068	芦荟银耳炖雪梨
061	蜂蜜柠檬菊花茶	069	柠檬蜂蜜绿茶
		070	山药杏仁糊

Part 3 心血管内科常见病特效食谱

072	**糖尿病**	079	丝瓜焖黄豆
073	黄瓜拌绿豆芽	080	黑米杂粮饭
074	西红柿炒冬瓜	081	马齿苋绿豆汤
075	蒜片苦瓜	082	荞麦凉面
076	柑橘山楂饮	083	苹果蔬菜沙拉
077	奶香燕麦粥	084	草莓樱桃苹果煎饼
078	杏鲍菇炒甜玉米	085	醋香蒸茄子

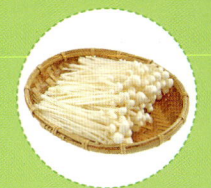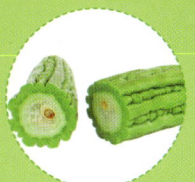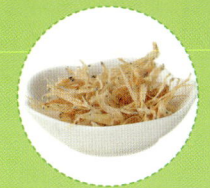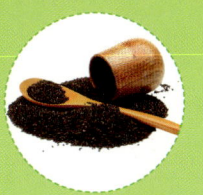

086	白菜炒菌菇	110	鲫鱼苦瓜汤
087	椰汁草菇扒苋菜	111	南瓜燕麦粥
088	虾皮蚝油焖冬瓜	112	玉子虾仁
089	苦瓜炒马蹄	113	奶香玉米烙
090	牛肉炒百合	114	丹参黄芪枸杞茶

091 高血压   **115 高脂血症**

092	素炒香菇芹菜	116	麦冬山楂茶
093	凉拌芹菜叶	117	紫薯百合银耳羹
094	葫芦瓜炖豆腐	118	竹笋炒鳝段
095	凉拌嫩芹菜	119	西芹黄花菜炒肉丝
096	黑米杂粮小窝头	120	荞麦菜卷
097	山药黑豆粥	121	玉米炒豌豆
098	清炒海米芹菜丝	122	韭菜炒鳝丝
099	菠菜胡萝卜蛋饼	123	蒜苗炒莴笋
100	花蟹冬瓜汤	124	土豆泥拌蒸茄子
101	苦瓜鱼片汤	125	草菇西蓝花
102	草菇扒茼蒿	126	猴头菇鲜虾烧豆腐
103	紫甘蓝拌千张丝	127	木耳炒双丝
104	芦笋炒莲藕	128	蜜柚苹果猕猴桃沙拉
105	丝瓜马蹄炒木耳	129	核桃枸杞肉丁
106	牛蒡三丝	130	蒜蓉西芹
107	山楂银芽	131	五彩鸡肉粒
108	口蘑焖豆腐	132	香煎三文鱼
109	西瓜翠衣拌胡萝卜	133	绞股蓝茶

目录

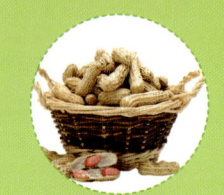
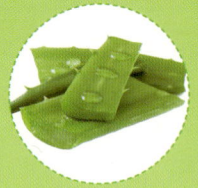
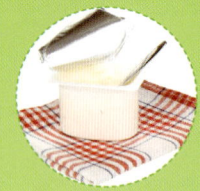
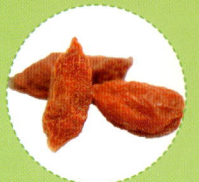

134	**冠心病**	141	生地党参瘦肉汤
135	芝麻洋葱拌菠菜	142	**痛风**
136	当归丹参粥	143	苹果奶昔
137	人参玉竹莲子鸡汤	144	芹菜拌海带丝
138	**贫血**	145	白菜梗拌胡萝卜丝
139	山药红枣猪蹄汤	146	芹菜烧马蹄
140	红枣枸杞米糊		

Part 4 骨科常见病特效食谱

148	**风湿性关节炎**	159	黑豆莲藕鸡汤
149	土茯苓核桃瘦肉汤	160	**肩周炎**
150	蚝油丝瓜	161	豉油蒸鲤鱼
151	莲藕海带烧肉	162	红薯板栗排骨汤
152	**腰椎间盘突出**	163	豉汁蒸白鳝片
153	莴笋烧板栗	164	**骨质增生**
154	生熟地龙骨汤	165	虫草山药排骨汤
155	彩椒炒猪腰	166	虾米拌菠菜
156	**颈椎病**	167	菠菜拌金针菇
157	海带丝拌土豆丝	168	苋菜银鱼汤
158	生地莲子心饮		

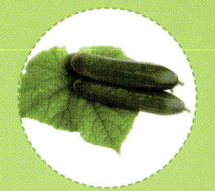
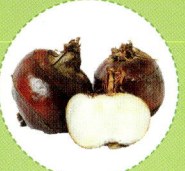
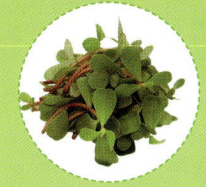
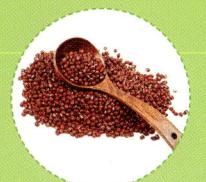

Part 5 泌尿与生殖系统内科常见病特效食谱

- 170 **前列腺炎**
- 171 桑葚莲子银耳汤
- 172 枸杞拌菠菜
- 173 冬瓜薏米煲水鸭
- 174 **阳痿**
- 175 韭菜炒核桃仁
- 176 清炖枸杞牛鞭汤
- 177 鹿茸蒸蛋
- 178 **早泄**
- 179 乌鸡海马虫草花汤
- 180 杜仲猪腰
- 181 山药胡萝卜鸡翅汤
- 182 **痛经**
- 183 当归生姜羊肉汤
- 184 玉米腰果火腿丁
- 185 生蚝茼蒿炖豆腐
- 186 **月经不调**
- 187 西红柿土豆炖牛肉
- 188 芹菜烧豆腐
- 189 韭菜豆渣饼
- 190 核桃黑豆煮甜酒

Part 6 生活杂病对症特效食谱

- 192 **偏头痛**
- 193 兔肉萝卜煲
- 194 生蒸鳝鱼段
- 195 葱爆海参
- 196 **头晕**
- 197 西洋参瘦肉汤
- 198 淡菜海带冬瓜汤
- 199 黄芪粥

目录

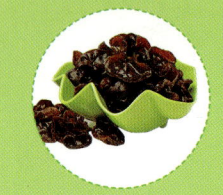
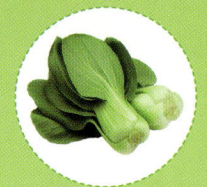
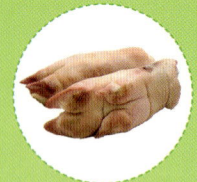
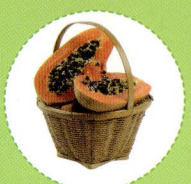

200	**失眠多梦**
201	酸枣仁枸杞茶
202	香菇猪脑蒸蛋
203	小米黄豆粥
204	**神经衰弱**
205	桂圆酸枣仁红枣饮
206	核桃豆浆
207	黑芝麻核桃粥
208	**多汗症**
209	当归黄芪牛肉汤
210	核桃枸杞五味子饮
211	人参枸杞乌龟汤
212	**气血虚弱**
213	姜丝炒墨鱼须
214	当归黄芪核桃粥
215	阿胶乌鸡汤
216	**产后缺乳**
217	木瓜花生排骨煲
218	香菇炖猪蹄
219	黄花菜蒸草鱼
220	**更年期综合征**
221	木耳炒百合
222	薏米莲子红豆粥
223	黄豆马蹄鸭肉汤

224	**牙痛**
225	夏枯草菊花茶
226	绿豆凉薯小米粥
227	马齿苋炒黄豆芽
228	**咽炎**
229	白萝卜海带汤
230	黄瓜肉丝
231	杏仁苦瓜
232	**痤疮**
233	芦荟酸奶
234	花生银耳牛奶
235	苦瓜绿豆汤
236	**脱发**
237	海马炖猪腰
238	首乌菟丝子补骨脂茶
239	核桃仁黑豆浆
240	芝麻杏仁粥

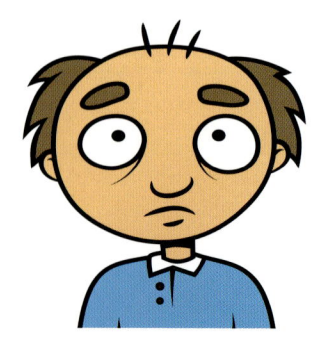

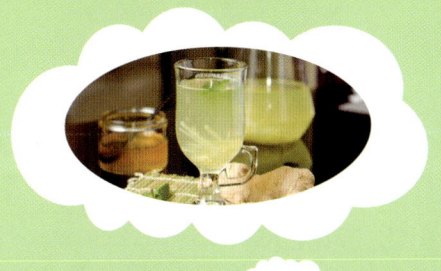
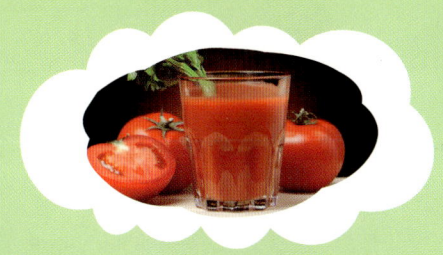
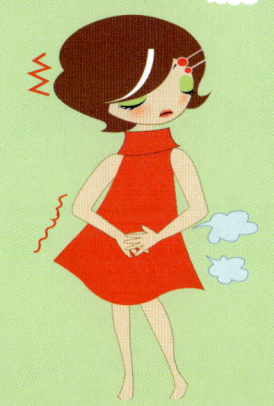

Part 1
消化内科常见病特效食谱

消化内科是研究食管、胃、小肠、大肠、肝、胆及胰腺等疾病为主要内容的临床三级学科。消化内科疾病种类繁多，医学知识面广，操作复杂而精细。

消化内科常见病包括厌食、腹泻、腹胀、便秘、慢性胃炎、胃十二指肠溃疡、脂肪肝、肝硬化、痔疮、胃癌等，这里首先针对这些常见病进行了介绍，其次对相关病症的生活保健，饮食宜忌也有所涉及，并根据不同的病症，推荐了相应的特效食谱，让读者了解到怎么吃才科学。

© yan shi ▶▶▶

厌食

病症简介

厌食是指由过度疲劳、情绪紧张、不良习惯和药物刺激等因素引起的一种对食物缺乏需求的状态。各种身体疾病也会引起厌食。中医认为身体虚弱是产生厌食的根本原因，如胃阴不足、脾阳不振，或中气下陷、肝肾亏虚、气滞血瘀等。

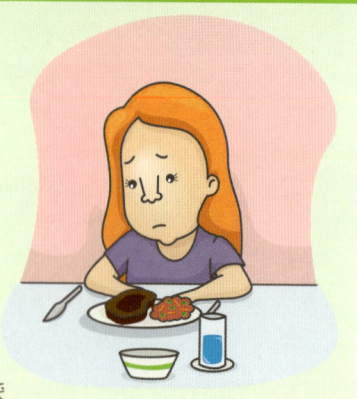

健康诊所

患者除厌食之外，常伴有头晕眼花、疲倦乏力、腹痛腹泻和营养不良等症状，严重者可能会出现厌食症。

生活保健

要想拥有好的胃口，平时一定要保持良好的心情，纠正不良的饮食习惯，合理安排学习、工作和生活。同时注意补充营养，增强身体机能以增加食欲。患者可用拇指指腹按揉合谷穴，力量由轻渐重，每次按揉30秒至1分钟，重复操作30~50次。此法适用于各种人群，合谷穴位于手虎口间，略偏食指的凹陷处。

饮食宜忌

宜吃食物

✓ 厌食主要与脾胃虚弱有着密切关系，体虚患者平日可食用党参、白术、山药、猪肚、牛肚、土鸡、乌鸡等来补中气、健脾胃。

✓ 多吃蛋白质含量高、易消化的食物，如鸡蛋、瘦肉、动物肝、鱼类等，可改善因长期厌食导致的营养不良状况。

✓ 促进胃肠食物消化，减轻腹胀也是缓解厌食的一个重要治疗方法，常用的药材和食材有：山楂、麦芽、神曲、鸡内金、苹果、南瓜等。

忌吃食物

✗ 患者要节制生冷食物，特别是冷饮、生食等。

✗ 忌食不易消化的食物，如油炸、油煎的肉类。

✗ 忌食易产气，导致腹胀的食物，如红薯、糯米、土豆、板栗等。

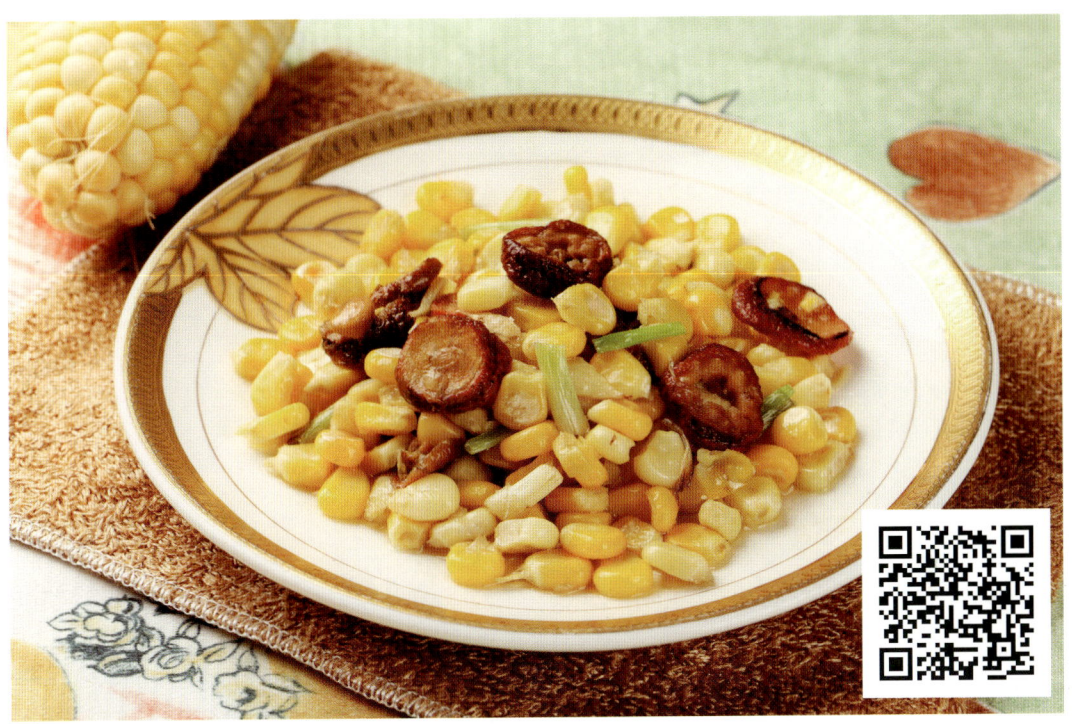

特效食谱 ❶ 山楂玉米粒

原料

鲜玉米粒100克，水发山楂20克，姜片、葱段各少许

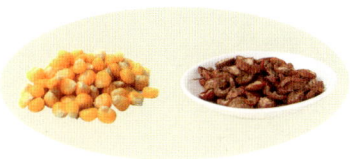

调料

盐3克，鸡粉2克，水淀粉、食用油各适量

做法

① 锅中注入适量清水，用大火烧开，加入适量盐，倒入玉米粒，搅拌几下，焯煮1分钟。
② 放入泡发洗好的山楂，焯煮片刻。
③ 捞出玉米粒和山楂，沥干水分，装入盘中备用。
④ 另起锅，注入食用油，烧热后下入姜片、葱段炒香。
⑤ 倒入焯煮好的玉米和山楂，快速拌炒匀。
⑥ 加入盐、鸡粉，炒匀调味，倒入适量水淀粉。
⑦ 快速拌炒至锅中食材入味，关火，盛出即成。

营养分析

山楂含山楂酸、果胶等营养成分，能刺激食欲，脾胃不佳者在日常饮食上可有意识地适量搭配些健脾养胃的山楂，以增强脾胃功能，食欲不佳者可常食。

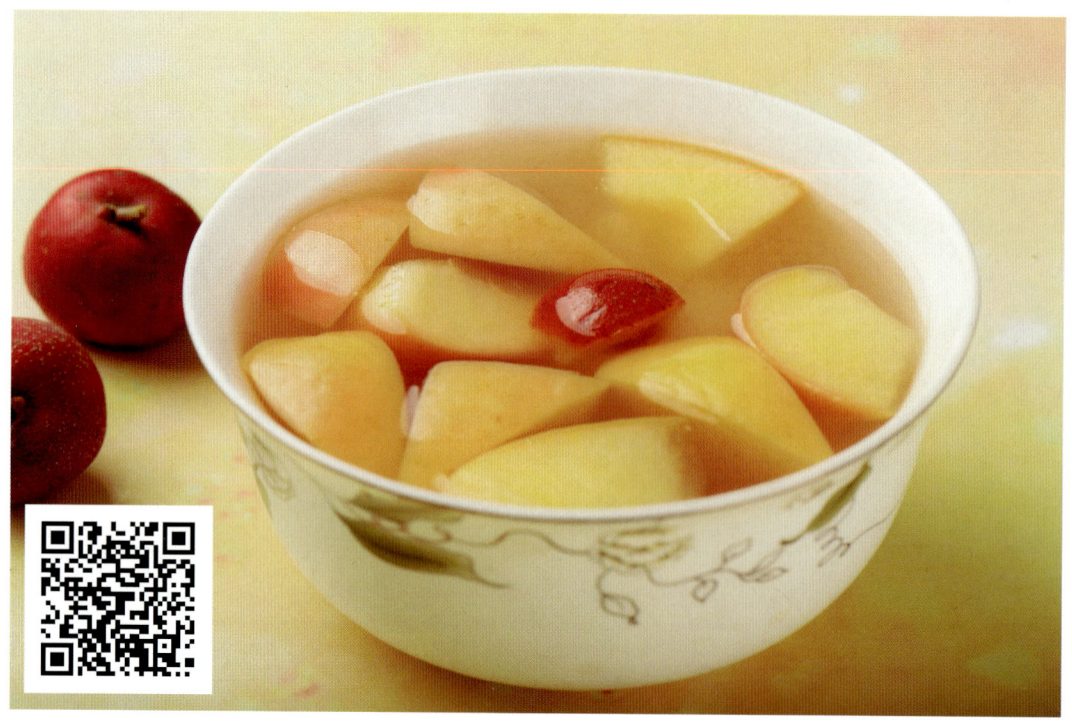

特效食谱 ❷ 雪梨苹果山楂汤

原料

苹果100克，雪梨90克，山楂80克，冰糖40克

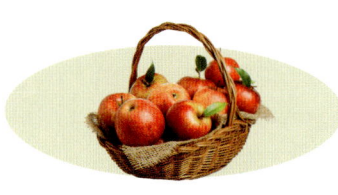

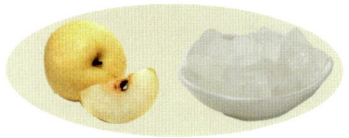

做法

① 将洗净的雪梨去核，切小瓣，再把果肉切成块。
② 洗好的苹果切瓣，去核，把果肉切成块。
③ 洗净的山楂去除头尾，对半切开，去核，再切成小块。
④ 砂锅中注入适量清水烧开，倒入切好的食材，搅拌匀。
⑤ 用大火煮沸，转小火煮约3分钟，至食材熟软。
⑥ 揭盖，倒入备好的冰糖，搅拌匀。
⑦ 用中火续煮一会儿，至糖分溶化。
⑧ 关火后盛出煮好的山楂汤，装入汤碗中即成。

营养分析

苹果含糖类、磷、铁、钾、苹果酸、柠檬酸、鞣酸、果胶、纤维素、B族维生素、维生素C等成分，能开胃消食、通便，改善肠胃状况，厌食者可常食。

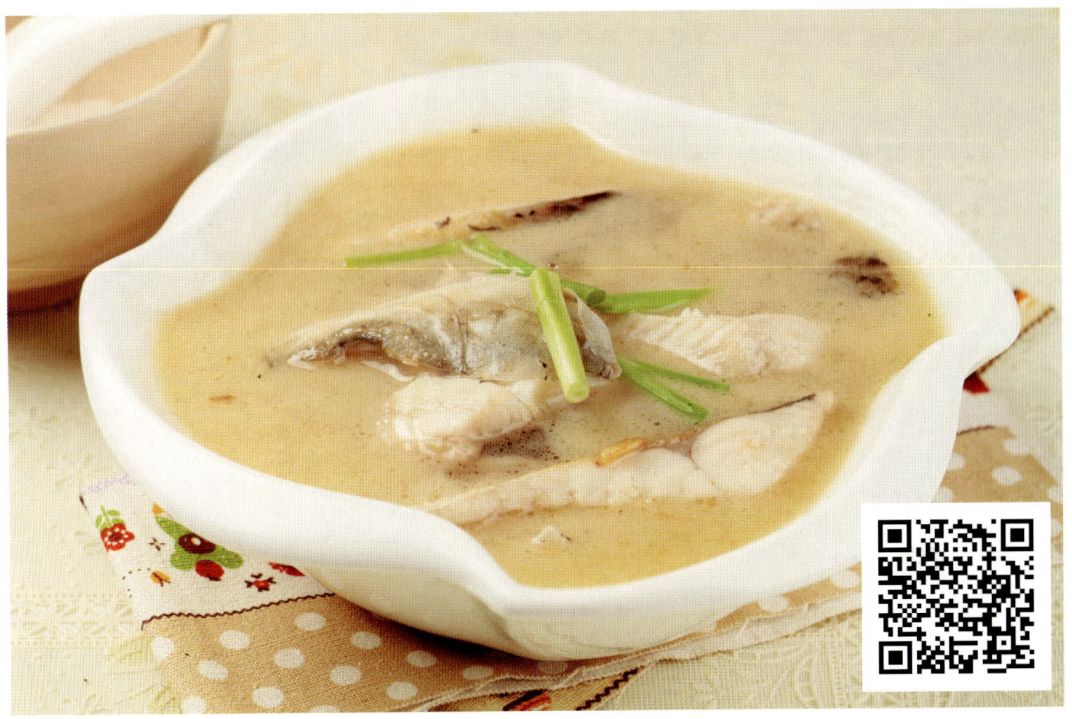

特效食谱 ❸ 啤酒炖草鱼

原料

草鱼块350克，啤酒200毫升，姜片、蒜末、葱段各少许

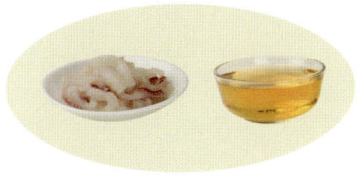

调料

盐3克，鸡粉2克，料酒4毫升，食用油适量

做法

① 将草鱼块装在盘中，放入少许盐、料酒。
② 拌匀，腌渍约10分钟，去除鱼腥味。
③ 用油起锅，倒入姜片，用大火爆香。
④ 放入腌渍好的鱼块，用小火煎至散发出香味。
⑤ 撒上蒜末，再倒入啤酒，轻轻搅动一下，加入盐、鸡粉，拌匀调味。
⑥ 盖上盖，煮沸后用小火煮约5分钟，至食材熟透。
⑦ 取下盖子，搅拌几下，再盛出炖煮好的汤料。
⑧ 装在碗中，撒上葱段即成。

营养分析

草鱼含有较多的不饱和脂肪酸，对血液循环有利，是心血管病人的良好食物。对于身体瘦弱、食欲不振的人来说，草鱼肉嫩而不腻，可以开胃、滋补。

© fu xie ▶▶▶

腹泻

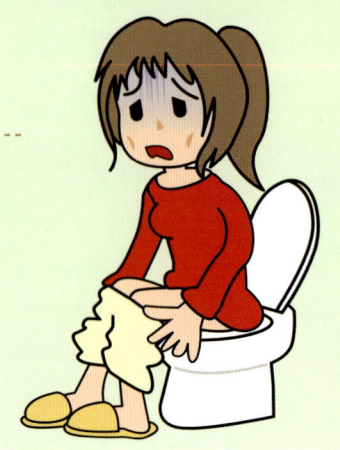

病症简介

腹泻是一种常见症状，是指排便次数明显超过平日习惯的频率，粪质稀薄，水分增加，每日排便量超过200克，或含未消化食物或脓血、黏液。

健康诊所

腹泻常伴有排便急迫感、肛门不适、失禁等症状。腹泻分急性和慢性两类。急性腹泻发病急剧，病程在2~3周之内。慢性腹泻指病程在两个月以上或间歇期在2~4周内的复发性腹泻。腹泻的典型症状有：大便次数明显增多，大便变稀，形态、颜色、气味改变，含有脓血、黏液、不消化食物、脂肪，或便为黄色稀水，绿色稀糊，气味酸臭。大便时有腹痛、下坠、里急后重、肛门灼痛等症状。

生活保健

成人轻度腹泻，可控制饮食，禁食牛奶、肥腻或渣多的食物，给予清淡、易消化的半流质食物。而小儿轻度腹泻，婴儿可继续母乳喂养。若为人工喂养，年龄在6个月以下的婴儿，用等量的米汤或水稀释牛奶或其他代乳品喂养2天，以后恢复正常饮食。患儿年龄在6个月以上的，可选用粥、面条或烂饭，加些蔬菜、鱼或肉末等。

饮食宜忌

宜吃食物

✓ 急性腹泻者宜多食马齿苋、大蒜、马蹄、苋菜、丝瓜、藿香、砂仁等清热解毒、消炎杀菌、化湿止泻的食物。

✓ 慢性腹泻多因脾肾气虚引起，因此饮食宜多食补脾肾之气的食物，如芡实、莲子、扁豆、鲫鱼、猪肚、猪肠、薏米等。

忌吃食物

✗ 忌食具有润肠通便功效的食物和药物，如杏仁、香蕉、大黄等。

✗ 忌生冷不洁食物，忌烟、酒、辣椒等辛辣刺激性食物，肠胃敏感者忌食海鲜虾蟹类食物。

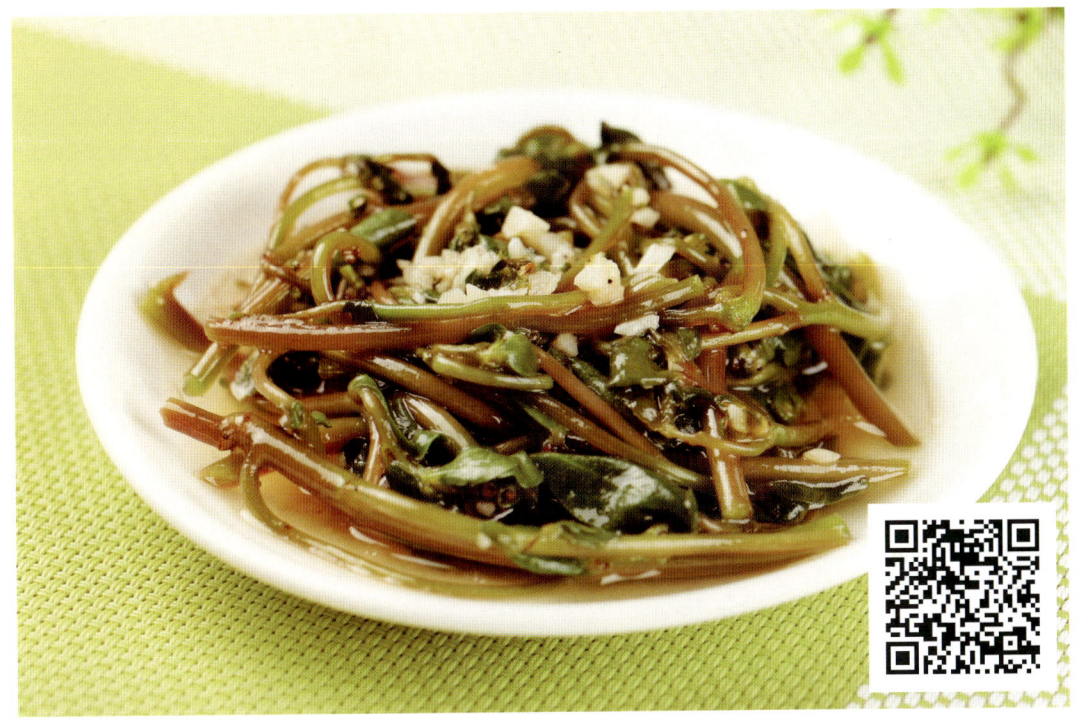

特效食谱 ❶ 蒜蓉马齿苋

原料

马齿苋300克，蒜末150克

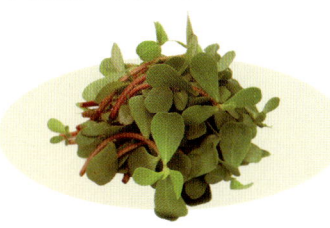

调料

盐3克，白糖2克，鸡粉、食用油各适量

做法

① 用油起锅，倒入蒜末爆香。
② 倒入洗净的马齿苋炒匀。
③ 加入盐、鸡粉，放入白糖炒匀调味。
④ 将炒好的马齿苋盛出装盘即可。

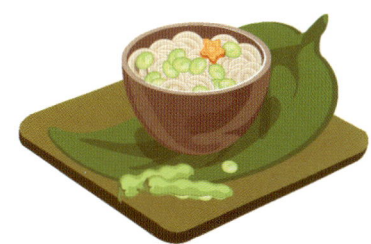

营养分析

马齿苋含有苹果酸、葡萄糖、胡萝卜素等营养成份，有清热利湿、解毒消肿、消炎、止泻等作用，对肠道传染病均有较好的食疗功效，可用于腹泻患者。

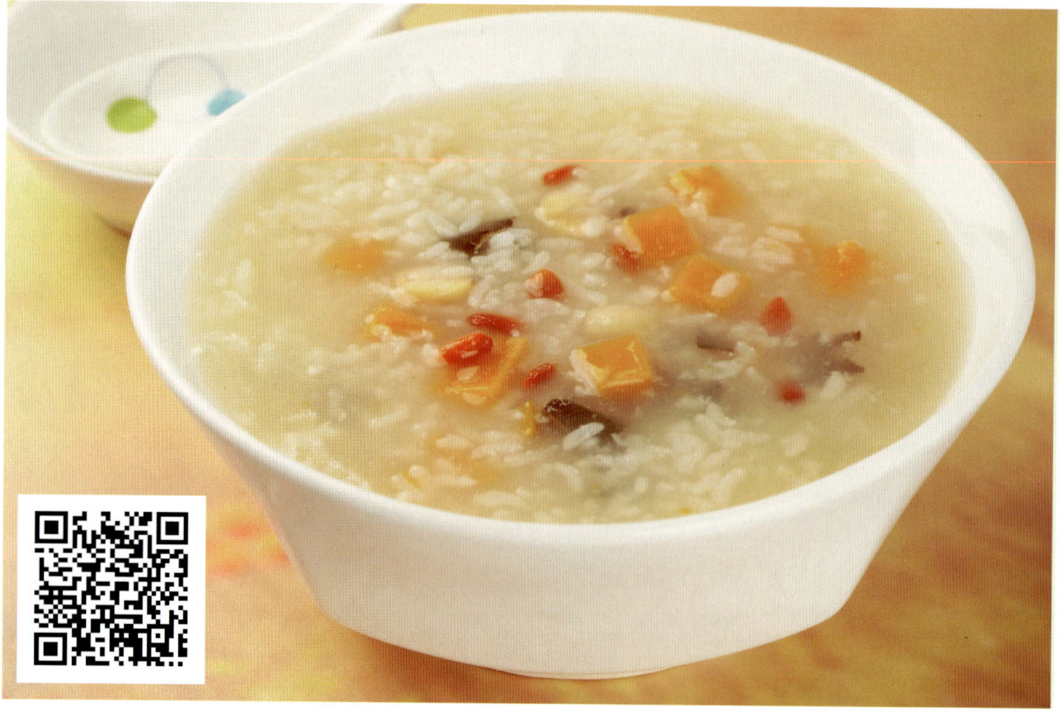

特效食谱❷ 南瓜莲子荷叶粥

原料

南瓜90克，水发莲子80克，水发大米40克，冰糖40克，枸杞12克，干荷叶10克

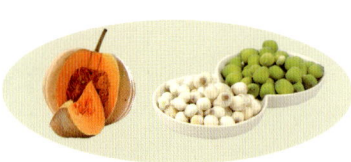

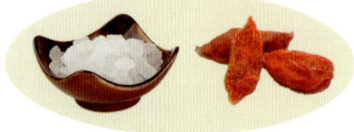

做法

①将洗净去皮的南瓜切成小丁块。
②洗好的莲子去除莲心。
③锅中注入适量清水烧开。
④放入洗净的干荷叶，倒入处理好的莲子。
⑤再倒入洗好的大米，撒上洗净的枸杞，搅拌匀。
⑥用大火煮沸，再转小火煮约30分钟，至米粒变软。
⑦揭盖，倒入南瓜丁，拌匀，加入冰糖，轻轻搅拌匀。
⑧盖好盖，用小火续煮约10分钟，至冰糖完全溶化。
⑨关火后揭开盖，搅拌几下。
⑩再盛出煮好的莲子荷叶粥，装入汤碗中即成。

营养分析

南瓜、莲子补脾益气、清热滋阴，枸杞补肝益肾，荷叶清热祛湿，几者煮粥食用，适宜脾虚型腹泄患者。

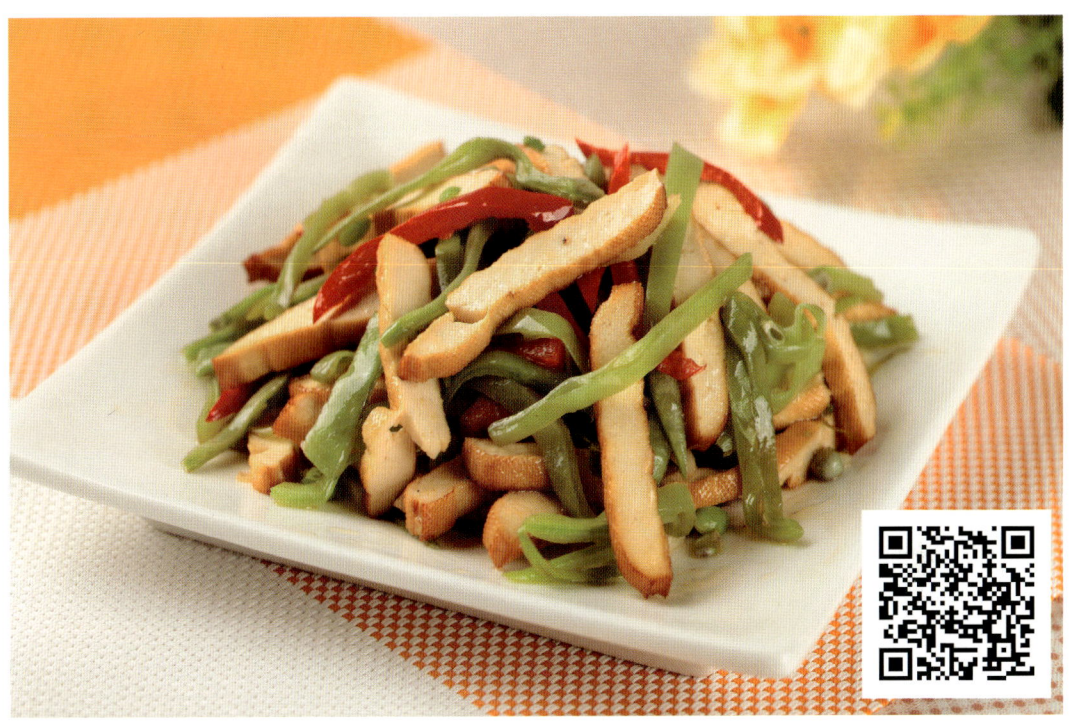

特效食谱 ❸ 扁豆丝炒豆腐干

原料

豆腐干100克，扁豆120克，红椒20克，姜片、蒜末、葱白各少许

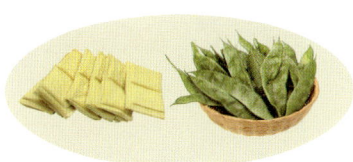

调料

盐3克，鸡粉2克，水淀粉、食用油各适量

做法

① 豆腐干、扁豆、红椒均洗净切成丝。
② 锅中注水烧热，放入少许盐、食用油。
③ 倒入扁豆搅匀，煮至八成熟后捞出，沥水装盘。
④ 锅注油烧至四成热，倒入豆腐干炸约半分钟。
⑤ 捞出炸好的豆腐干，沥干油，放在盘中，待用。
⑥ 用油起锅，放入姜片、蒜末、葱白爆香。
⑦ 倒入扁豆丝、豆腐干翻炒片刻，加入盐、鸡粉调味。
⑧ 倒入红椒丝翻炒，加少许水淀粉炒至食材熟透。
⑨ 关火后盛出炒好的材料，装在盘中即成。

营养分析

本品有开胃助食、增强体质、止泻的功效，适宜腹泻患者食用，日常饮食中也可以多食用，老少皆宜。

腹胀 ◎ fu zhang

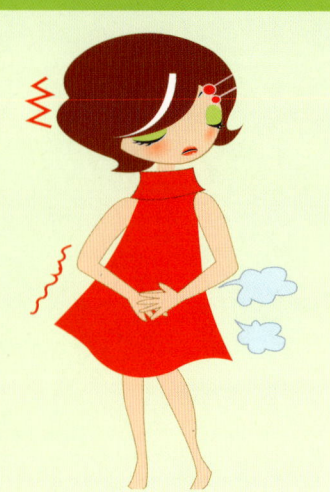

病症简介

腹胀，中医称之为"痞满"，是指患者自觉胃脘痞塞，满闷不舒，按之柔软，压之不痛，望之无胀形。常见于西医的慢性胃炎、功能性消化不良、胃下垂等以上腹胀满为主症的疾病。

健康诊所

胃部疾病是引起腹胀的重要病因之一，见于慢性胃炎、慢性萎缩性胃炎、消化性溃疡、胃扩张、胃扭转、胃下垂、幽门梗阻及胃癌等。肠道疾病也是导致腹胀的重要原因，多见于急、慢性肠道感染(如细菌性痢疾、阿米巴肠炎、肠结核、克罗恩病、溃疡性结肠炎等)、吸收不良综合征，急、慢性肠梗阻，假性肠梗阻，肠道憩室病，各种原因导致的便秘等。

生活保健

腹胀患者平日可通过双手对腹部进行环形按摩，可顺时针按摩50圈，再换逆时针按摩50圈。如有打嗝、嗳气等症状，还可顺着腹部从上到下进行按摩，此外，腹胀患者还需要多参加体育锻炼，如散步、慢跑、打羽毛球等，通过运动的方式缓解腹胀。

饮食宜忌

宜吃食物

✓ 中医认为腹胀多因内伤饮食、情志失调、脾胃虚弱所造成，分为虚实两端，实证多为痰湿、食积、气滞，实证患者宜吃具有促进胃肠食物消化，减轻腹胀的药材和食材，如山楂、麦芽、神曲、鸡内金、苹果、南瓜、芹菜、韭菜、豆浆等。

✓ 虚证为脾胃虚弱，宜吃党参、西洋参、白术、玉竹、猪肚、牛肚、鱼肉、牛奶、豆奶及菌菇类等健脾益气的药材和食物。

忌吃食物

✗ 忌食芋头、蚕豆、炒货零食、糯米、板栗、红薯等难消化的食物。

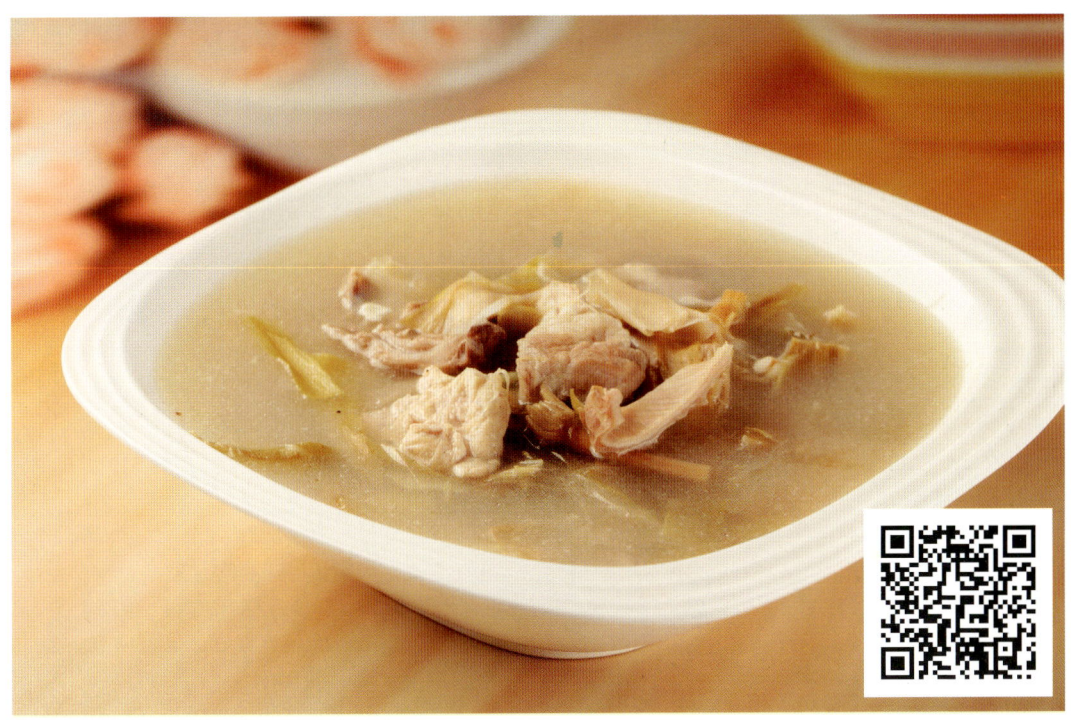

特效食谱 ❶ 霸王花炖猪肚

原料
熟猪肚120克，猪骨90克，水发霸王花300克，薏米50克，姜片少许

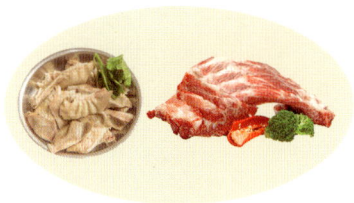

调料
盐3克，鸡粉2克，料酒20毫升

做法
① 处理好的猪肚切成条；泡好的霸王花去蒂，切段。
② 锅中注入适量清水烧开，加入少许料酒，放入洗好的猪骨，搅匀，汆去血水。
③ 用勺撇去浮沫，将汆煮好的猪骨捞出，沥干水分。
④ 砂锅中倒入清水烧开，放入薏米、姜片、猪肚、猪骨。
⑤ 倒入适量料酒，用小火炖30分钟。
⑥ 倒入霸王花，用小火续炖20分钟，至食材熟透。
⑦ 加入适量盐、鸡粉，搅匀调味即可。

营养分析
霸王花具有丰富的营养价值和药用价值，其含有苏氨酸、亮氨酸、异亮氨酸、赖氨酸等人体所需的氨基酸，猪肚能补虚损、健脾胃，可治虚劳羸弱、下痢、腹胀等。

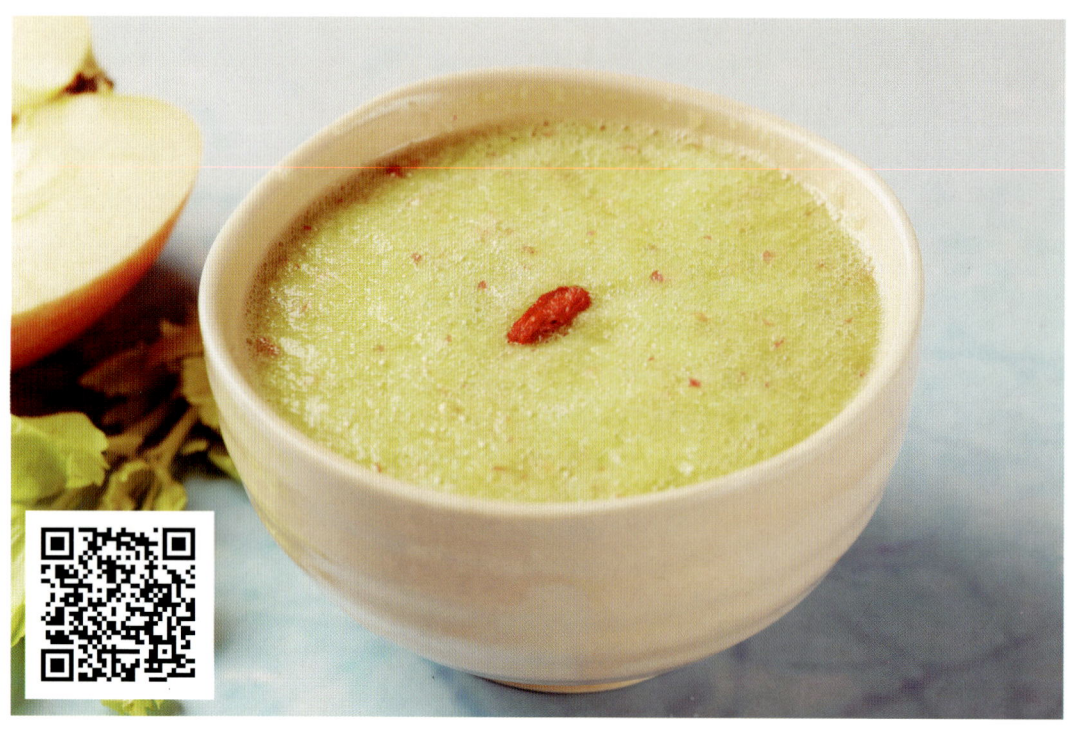

特效食谱 ❷ 芹菜苹果汁

原料
苹果100克，芹菜90克

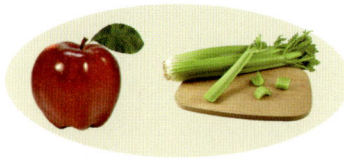

调料
白糖7克

做法
① 将洗净的芹菜切粒状。
② 洗净的苹果切开，去除果核，切小块。
③ 取榨汁机，选择搅拌刀座组合，倒入切好的食材。
④ 注入少许矿泉水，盖上盖。
⑤ 通电后选择"榨汁"功能。榨一会儿，使食材榨出果汁。
⑥ 揭开盖，加入少许白糖，再次选择"榨汁"功能。
⑦ 搅拌一会儿，至糖分溶化。
⑧ 断电后倒出榨好的苹果汁，装入碗中即成。

营养分析
苹果含有胡萝卜素、维生素C、B族维生素、钙、磷、钾、镁、铁、锌等营养物质，有开胃、助消化的功效；芹菜能促进胃液分泌，增加食欲。腹胀者可饮用。

腹胀

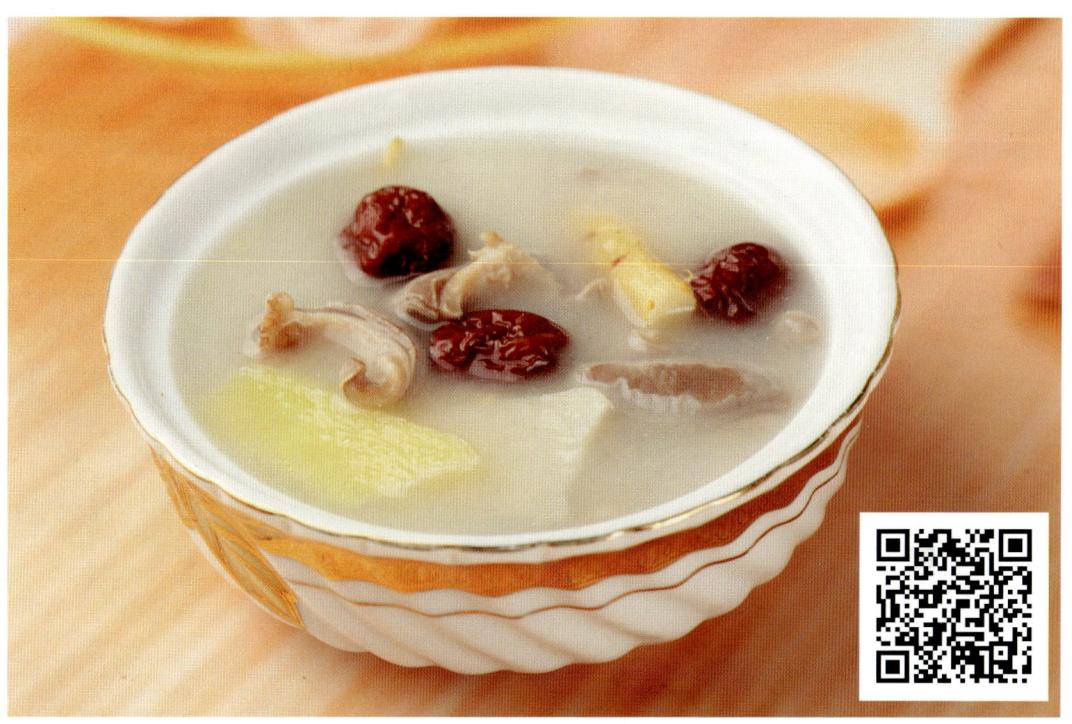

特效食谱 ❸ 党参猪肚汤

原料

猪肚块400克，淮山30克，姜片20克，党参、红枣各15克

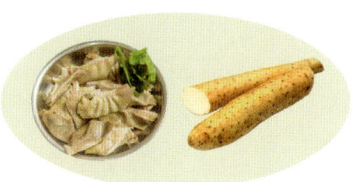

调料

盐2克，鸡粉、胡椒粉各少许，料酒12毫升

做法

① 锅中注水烧开，倒入猪肚块搅拌，加少许料酒。
② 拌煮一会儿，汆去血渍，捞出猪肚，沥水待用。
③ 砂锅中注入适量清水烧开，倒入汆过水的猪肚块。
④ 放入姜片、淮山、党参、红枣，淋少许料酒提味。
⑤ 盖上盖，烧开后用小火煮约60分钟，至食材熟透。
⑥ 揭盖，加入少许鸡粉、盐，撒上适量胡椒粉。
⑦ 拌匀调味，再转中火续煮片刻，至汤汁入味。
⑧ 关火后盛出煮好的猪肚汤，装入碗中即成。

营养分析

猪肚含有蛋白质、脂肪、维生素A、维生素E、钙、钾、镁、铁等营养成分，有补虚损、健脾胃的功效，非常适合胃寒、腹胀、消化不良者食用。

便秘 bian mi

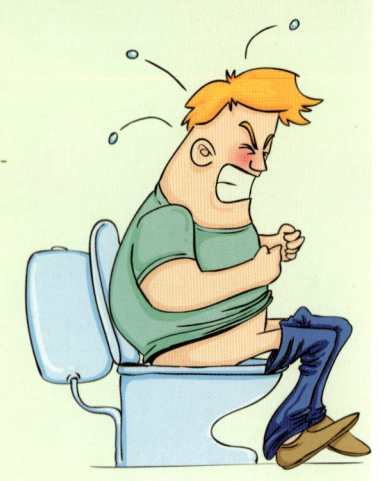

病症简介

所谓便秘，从现代医学角度来看，它不是一种具体的疾病，而是多种疾病的一个症状。便秘在程度上有轻有重，在时间上可以是暂时的，也可以是长久的。

健康诊所

中医认为，便秘主要由燥热内结、气机郁滞、津液不足和脾肾虚寒所引起。"血虚，则肠失濡润；气虚，则传送无力。"故气血虚弱就容易便秘。便秘是指排便不顺利的状态，包括粪便干燥排出不畅和粪便不干亦难排出两种情况。一般每周排便少于2~3次（所进食物的残渣在48小时内未能排出）即可称为便秘。

生活保健

患者仰卧于床上，用右手或双手叠加按于腹部，按顺时针做环形而有节律的抚摸，力量适度，动作流畅，按约3~5分钟，即可有效缓解便秘症状。此外，患者应养成每日定时排便的习惯，加强锻炼，忌长时间久坐不活动。避免长期服用泻药和灌肠，否则易导致肠胃对药物的依赖，肠道蠕动功能减慢，形成习惯性便秘。

饮食宜忌

宜吃食物

✓ 应选择具有润肠通便作用的食物，常吃含粗纤维丰富的各种蔬菜水果，如红薯、芝麻、南瓜、芋头、香蕉、桑葚、杨梅、甘蔗、松子仁、柏子仁、核桃、蜂蜜、韭菜、苋菜、土豆、慈姑、空心菜、落葵、茼蒿、青菜、甜菜、海带、萝卜、牛奶、海参、猪大肠、梨、无花果、苹果、榧子、肉苁蓉等。

✓ 多吃富含B族维生素的食物，如粗杂粮，新鲜的水果蔬菜。

忌吃食物

✗ 忌食辛辣温燥、性涩收敛的食物以及爆炒煎炸、伤阴助火的食物，如芡实、莲子、板栗、高粱、豇豆、炒蚕豆、炒花生、炒黄豆、爆玉米花、胡椒、辣椒、茴香、肉桂、白酒等。

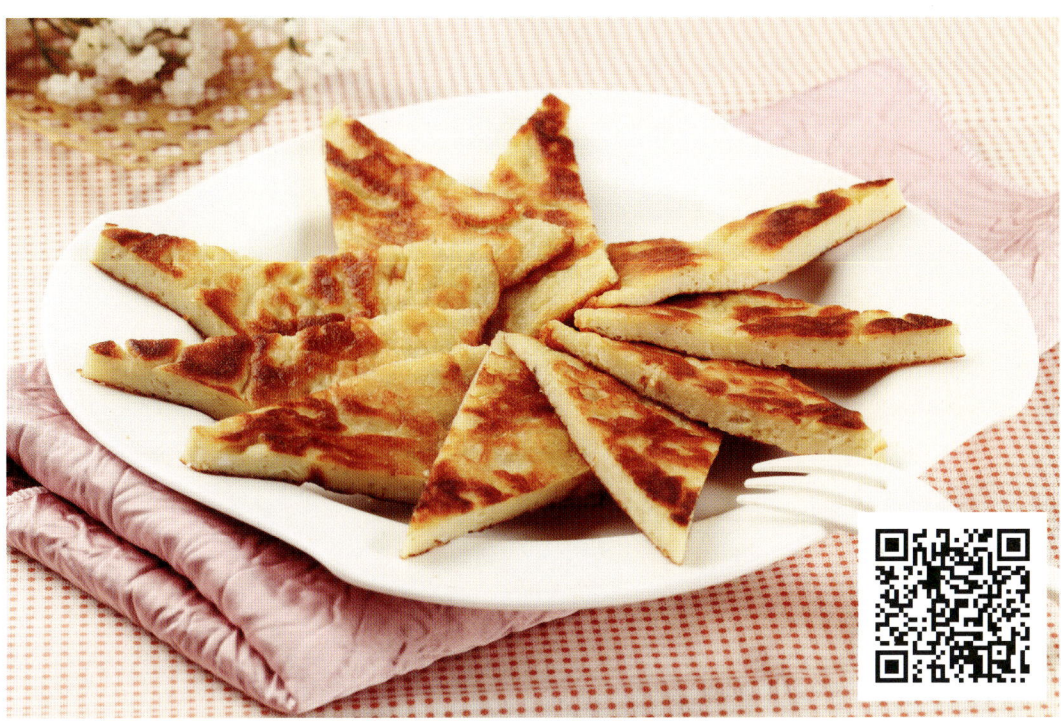

特效食谱 ❶ 香蕉鸡蛋饼

原料

香蕉1根,鸡蛋2个,面粉80克

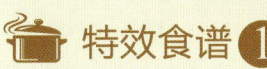

调料

白糖适量

做法

① 将鸡蛋打入碗中;香蕉去皮,把香蕉肉剁成泥。
② 把香蕉泥放入鸡蛋中,加入白糖打散,调匀。
③ 再加入适量面粉。搅拌均匀,制成香蕉蛋糊。
④ 热锅注油,倒入香蕉蛋糊,慢火煎约1分钟至成型,煎出焦香味。
⑤ 翻面,同样煎至焦黄色,煎约2分钟至熟。把煎好的香蕉蛋饼盛出。
⑥ 用刀将蛋饼切成数等分小块,装入盘中即可。

营养分析

香蕉含有丰富的维生素和矿物质,能改善免疫系统的功能,增强身体抵抗力。香蕉与鸡蛋同食,有助于睡眠,保护胃黏膜,补充能量,润肠道,缓解便秘。

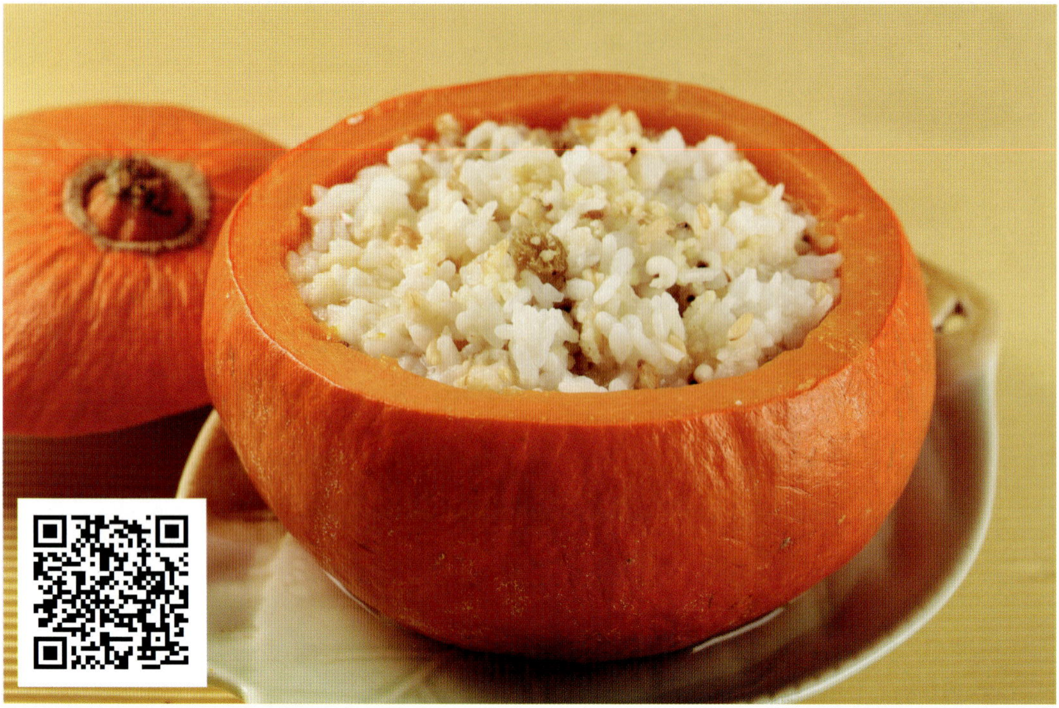

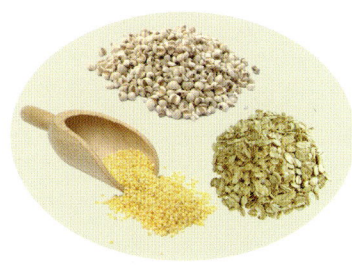

特效食谱 ❷ 金瓜杂粮饭

原料

水发薏米100克，水发小米100克，燕麦70克，水发大米90克，葡萄干20克，金瓜盅一个

做法

① 取一个大碗，倒入水发好的大米。
② 放入洗好的燕麦。
③ 再放入葡萄干、薏米。
④ 加入小米，搅拌均匀。
⑤ 把拌好的杂粮放入金瓜盅内，倒入适量清水。
⑥ 把金瓜盅放入盘中，转入烧开的蒸锅中，放入盅盖。
⑦ 盖上盖，用小火煮30分钟至食材熟透。
⑧ 揭盖，把杂粮盅盖和金瓜盅取出即可。

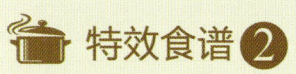

营养分析

南瓜含有丰富的矿物质及人体必需的8种氨基酸，且南瓜中所含的甘露醇有通大便的作用，可减少粪便中毒素对人体的危害，防止结肠癌的发生。

便秘 025

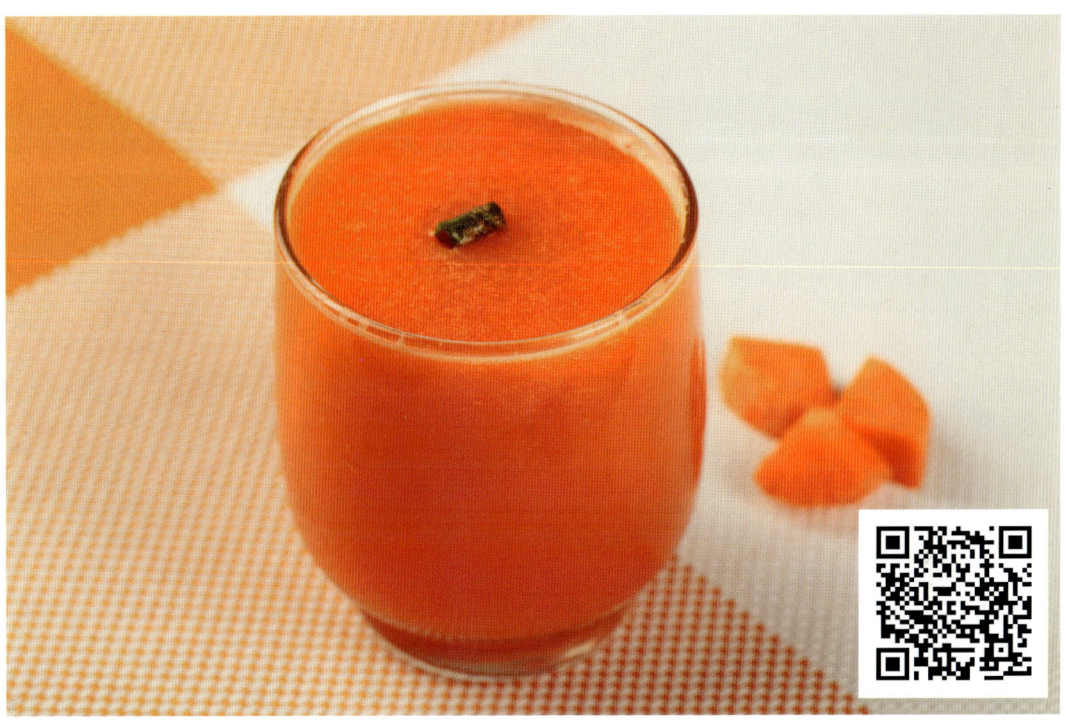

特效食谱 ③ 胡萝卜蜂蜜汁

原料

胡萝卜120克

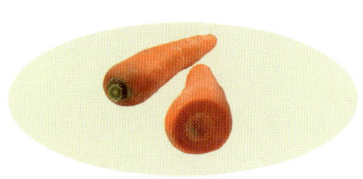

调料

蜂蜜10毫升

做法

① 洗净去皮的胡萝卜切成丁，备用。
② 取榨汁机，选择搅拌刀座组合，倒入切好的胡萝卜。
③ 加入适量矿泉水。
④ 盖上盖，选择"榨汁"功能，榨取胡萝卜汁。
⑤ 揭开盖，加入适量蜂蜜。
⑥ 盖上盖，再次选择"榨汁"功能，搅拌均匀。
⑦ 揭盖，将搅拌匀的胡萝卜汁倒入杯中即可。

营养分析

蜂蜜对胃肠功能有调节作用，可使胃酸分泌正常，还能增强肠蠕动的作用，显著缩短排便时间。胡萝卜对脾虚消化不良、食积胀满有一定的缓解作用。

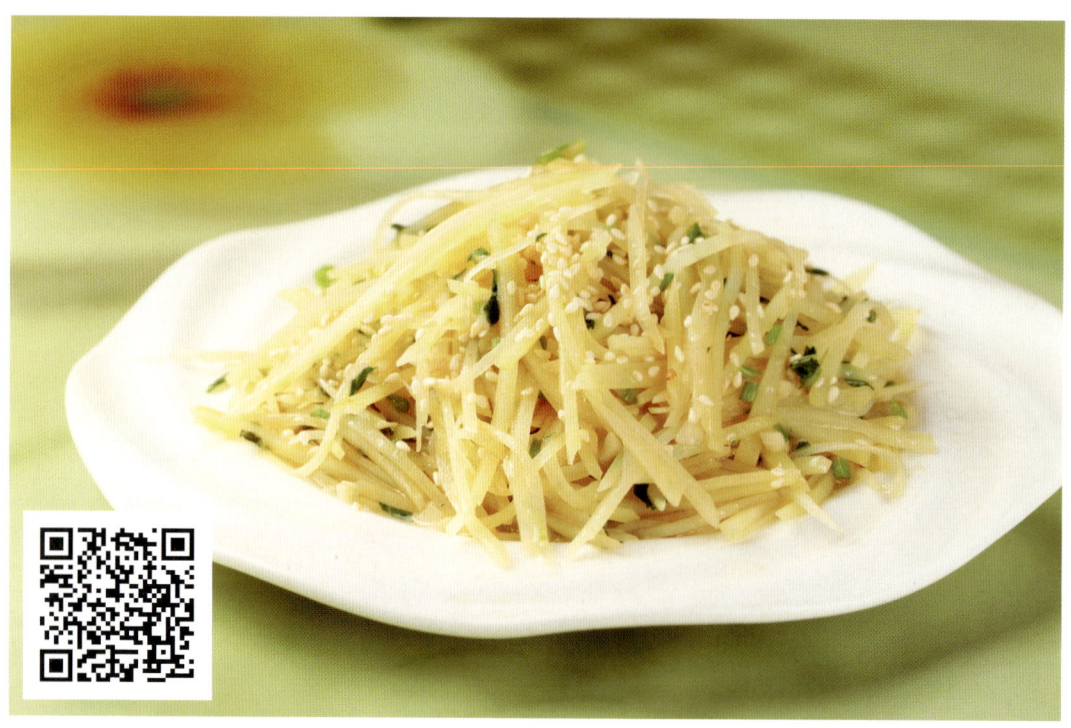

特效食谱 ❹ 芝麻土豆丝

原料

土豆180克，香菜20克，熟芝麻15克，蒜末少许

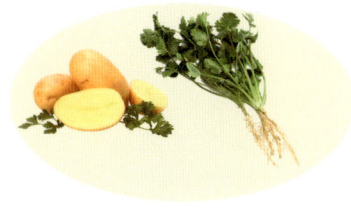

调料

盐2克，白糖3克，陈醋8毫升，食用油适量

做法

① 将洗好的香菜切成末。
② 洗净去皮的土豆切片，改切成细丝。
③ 锅中注入适量清水烧开，加入少许盐、食用油。
④ 倒入土豆丝，搅拌匀，煮约半分钟，至其断生。
⑤ 捞出焯煮好的土豆，沥干水分，待用。
⑥ 用油起锅，放入蒜末，爆香。倒入土豆丝，翻炒匀。
⑦ 淋入适量陈醋，再加入少许盐、白糖，炒匀调味。
⑧ 撒上香菜末，快速翻炒一会儿，至食材散出香味。
⑨ 关火后盛出炒好的食材，装盘，撒上熟芝麻即成。

营养分析

土豆含有维生素A和维生素C，能健脾和胃、益气调中，对脾胃虚弱、消化不良、便秘、肠胃不和有食疗作用。黑芝麻亦能祛风润肠，适宜大便燥结者食用。

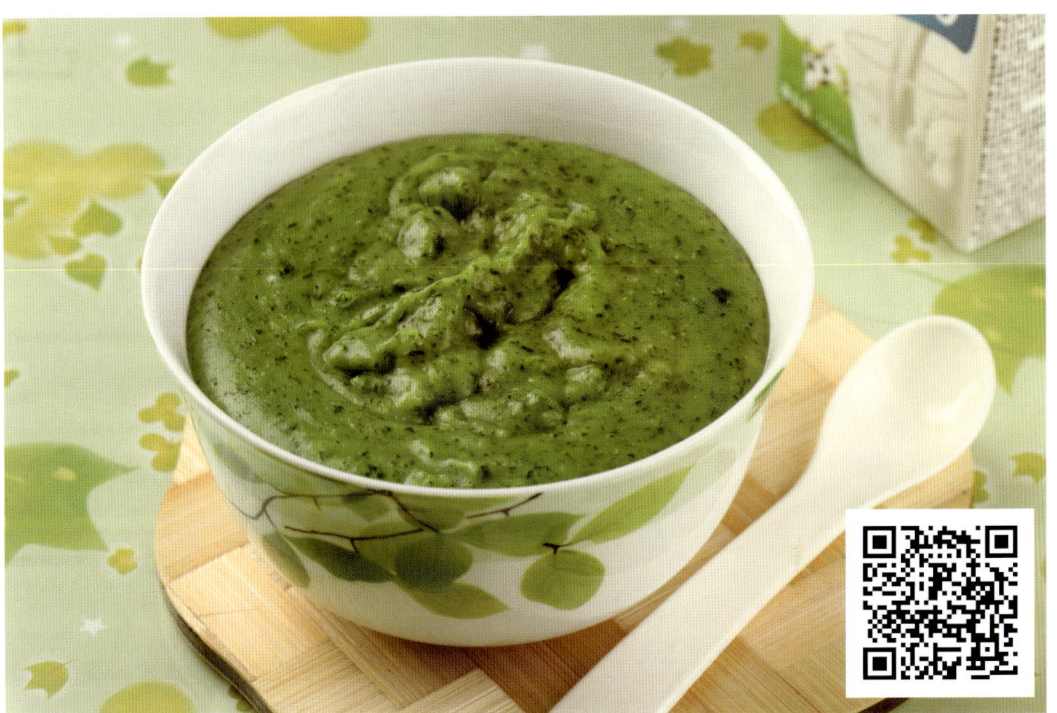

特效食谱 ❺ 菠菜牛奶碎米糊

原料

菠菜80克，牛奶100毫升，大米65克

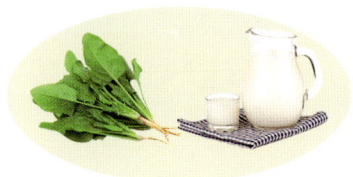

调料

盐少许

做法

① 锅中加入适量清水烧开，放入洗好的菠菜，拌煮至熟软，去除草酸，捞出，备用。
② 取榨汁机，选择搅拌刀座组合，将菠菜放入杯中，倒入适量清水，将菠菜榨出汁。
③ 选干磨刀座组合，将大米放入杯中，磨成米碎。
④ 锅置火上，倒入菠菜汁，用中火煮沸。
⑤ 加入牛奶、米碎，用勺子持续搅拌1分30秒，煮成浓稠的米糊。
⑥ 调入少许盐，搅拌均匀至米糊入味。
⑦ 将煮好的米糊盛出，装入汤碗中即可。

营养分析

牛奶具有补虚损、益肺胃、生津润肠之功效；菠菜有止渴润肠、敛阴润燥、助消化之效。此品可用于久病体虚、气血不足、营养不良、消渴、便秘等症。

© man xing wei yan

慢性胃炎

病症简介

慢性胃炎是指由各种原因引起的胃黏膜炎症，是一种常见病，其发病率在各种胃病中占据首位。本病可发生于各年龄段，十分常见，男性多于女性，而且随年龄增长发病率逐渐增高。

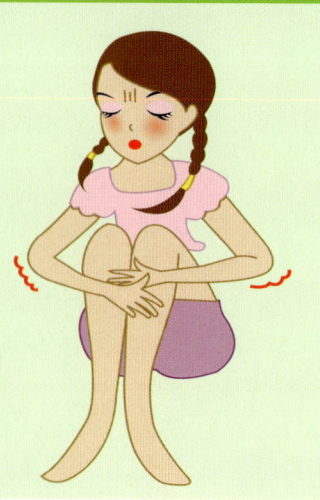

健康诊所

现代科学认为，幽门螺旋杆菌感染、经常进食刺激性食物或药物引起胃黏膜损伤、高盐饮食、胃酸分泌过少以及胆汁反流等，都是引起慢性胃炎的因素。主要表现为中上腹疼痛，多为隐痛，常为饭后痛，因进冷食、硬食、辛辣或其他刺激性食物引起症状或使症状加重。上腹饱胀，患者进少量食物，甚至空腹时，都觉上腹饱胀。偶尔伴有烧心、恶心、呕吐、食欲不振、乏力等。

生活保健

慢性胃炎患者进食的食物应营养丰富而又易于消化，进食时应细嚼慢咽，和唾液充分混合。进食要定量和少食多餐，生活作息时间要有规律，避免在情绪紧张、愤怒、抑郁、过分疲劳时勉强进食。如病人突然出现大量呕血或黑粪，且有冷汗和脉速、血压波动，应立即送医院诊治。

饮食宜忌

宜吃食物

✓ 慢性胃炎者最重要的是保护胃黏膜，具有此功效的中药食材有车前草、蒲公英、甘草、黄芪、党参、白术、大黄、丹参、川芎、人参、茯苓、青皮等。

✓ 宜食具有温胃止痛、暖胃散寒作用的食物，如糯米、大枣、饴糖、菱角、山药、扁豆、花生、红薯、牛肉、牛肚、羊肉、羊肚、狗肉、鸡肉、兔肉、黄鳝、鲫鱼、大麦、樱桃、香菇、猴头菇、南瓜、酸奶等。

忌吃食物

✗ 慎食难消化、辛辣刺激、性凉生冷的食物，如洋葱、柿子、槟榔、马蹄、苦瓜、豆蔻、蚕豆、胡椒、大蒜、薄荷、螺蛳、芥菜、辣椒、花椒、茴香等。

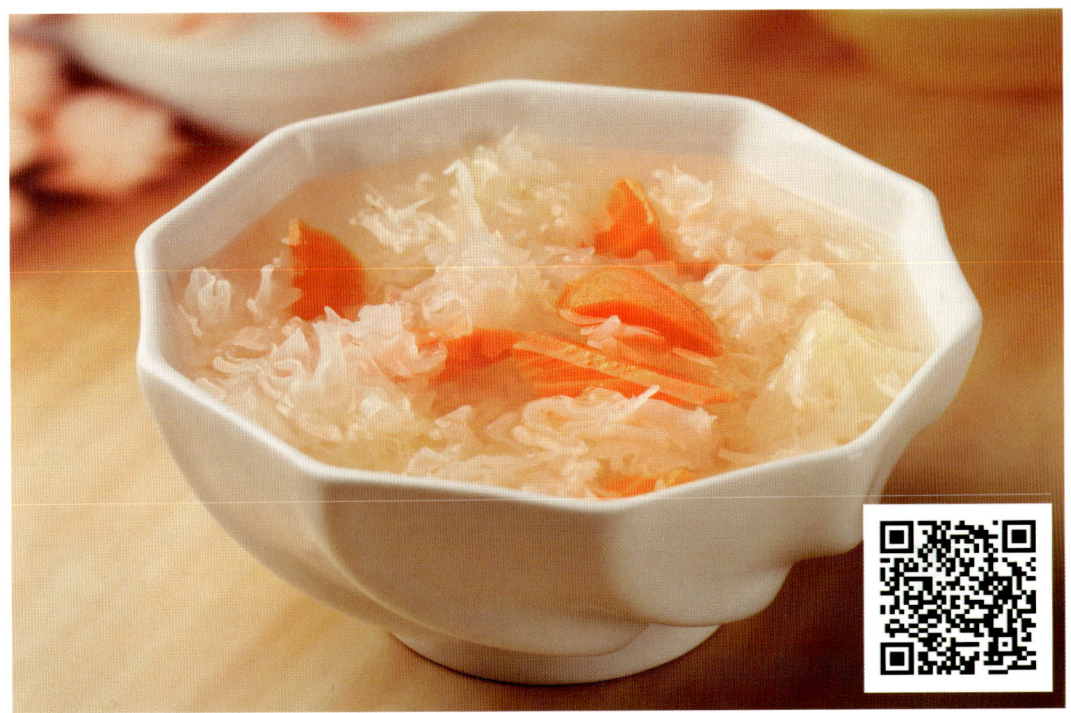

特效食谱 ❶ 胡萝卜银耳汤

原料

胡萝卜200克，水发银耳160克，冰糖30克

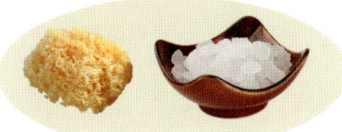

做法

① 胡萝卜切滚刀块，银耳切去根部，切小块。
② 砂锅中注水烧开，放入胡萝卜块，倒入切好的银耳。
③ 用大火煮沸后转小火炖30分钟，加入冰糖搅匀。
④ 用小火再炖煮约5分钟，至冰糖完全溶化。
⑤ 关火后盛出煮好的银耳汤，装入汤碗中即可。

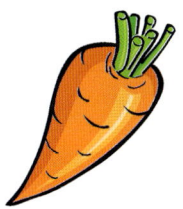

营养分析

银耳含有蛋白质、脂肪和多种矿物质，具有滋阴润肺、益胃生津、益气强心的功效，对慢性胃炎患者有食疗作用。

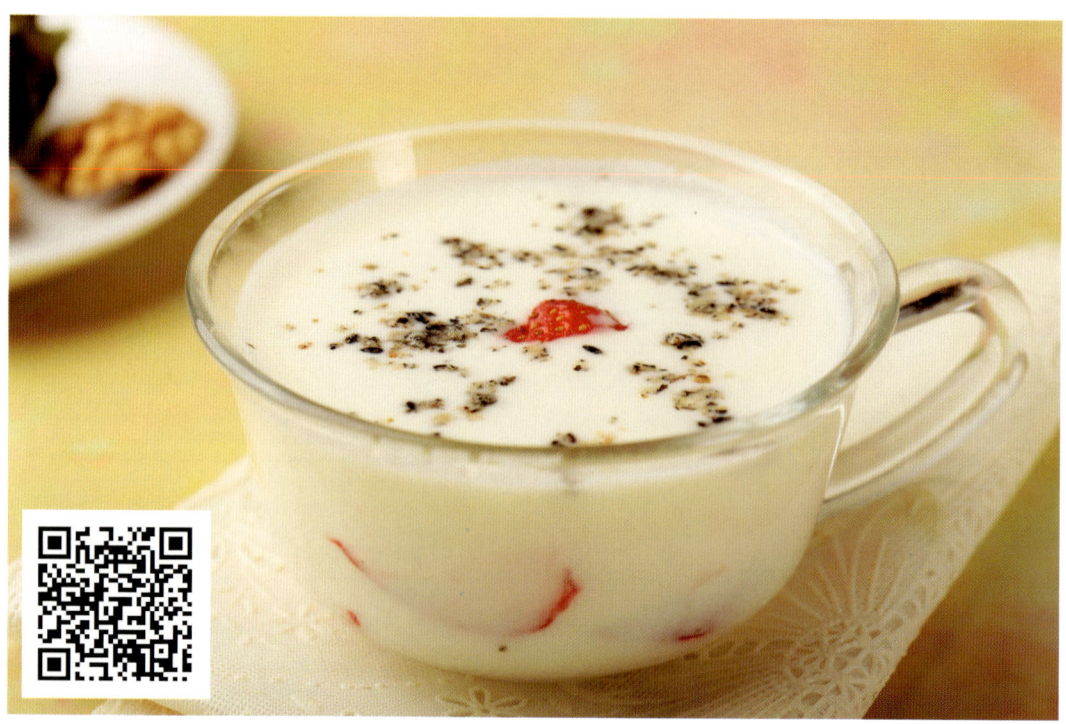

特效食谱 ❷ 核桃黑芝麻酸奶

原料

酸奶200克，核桃仁30克，草莓20克，黑芝麻10克

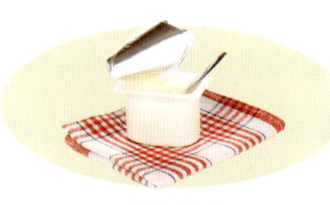
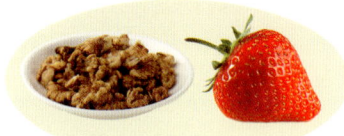

做法

① 将洗净的草莓切小块。
② 锅置火上烧热，放入洗净的黑芝麻。
③ 用中小火翻炒匀，至其散出香味。
④ 关火后盛出炒好的黑芝麻，装入盘中，待用。
⑤ 取备好的杵臼，倒入核桃仁，用力压碎。
⑥ 放入炒过的黑芝麻，再碾压片刻，至材料呈粉末状。
⑦ 将捣好的材料倒出，装入盘中，即成核桃粉，待用。
⑧ 另取一个干净的玻璃杯，放入切好的草莓。
⑨ 倒入酸奶，再均匀地撒上核桃粉即可。

营养分析

酸奶中含有大量的乳酸菌，可维持肠道正常菌群平衡，促进肠道恢复正常功能；核桃仁、黑芝麻可滋养脾胃，本品适合慢性胃炎者食用。

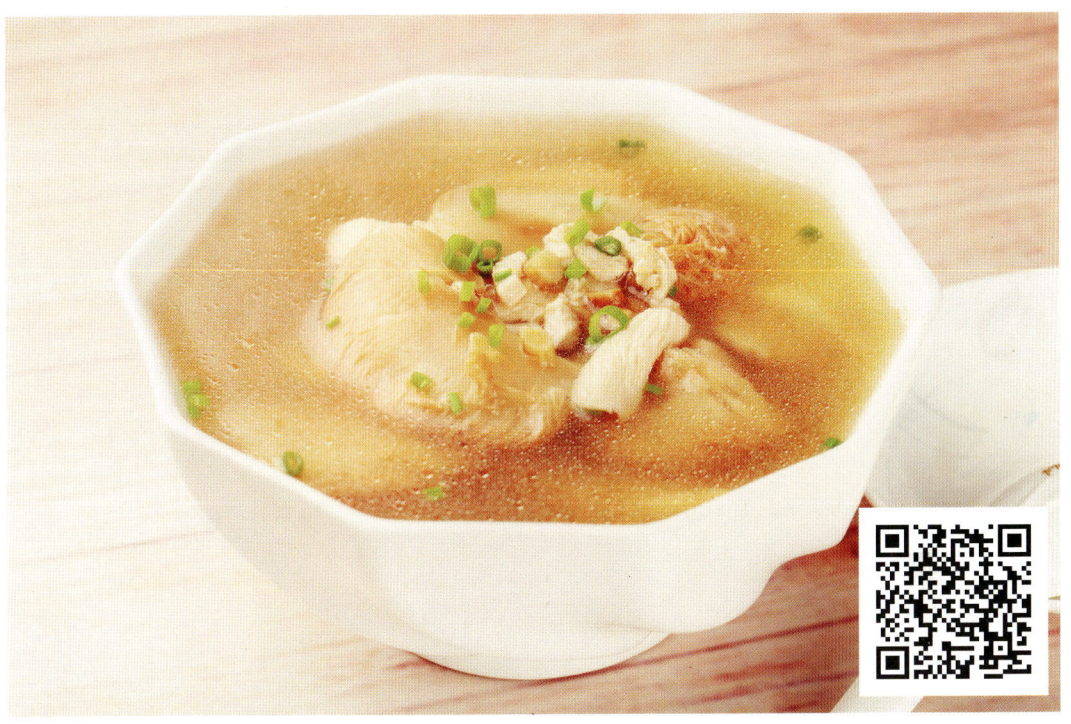

特效食谱 ❸ 黄芪猴头菇汤

原料

水发猴头菇100克，鸡胸肉200克，黄芪12克，姜片、葱花各少许

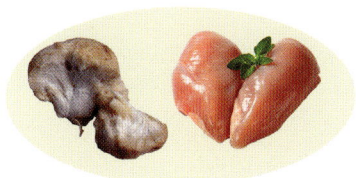

调料

盐2克，鸡粉2克，料酒10毫升

做法

① 将泡发洗好的猴头菇切块，再切成片。
② 洗净的鸡胸肉切成片，备用。
③ 砂锅中加适量清水烧开，放洗净的黄芪，撒入姜片。
④ 倒入切好的猴头菇，放入鸡肉片，拌匀。
⑤ 再淋入适量料酒。
⑥ 盖上盖子，烧开后用小火煮30分钟至熟。
⑦ 揭盖，放入适量盐、鸡粉。
⑧ 搅匀调味。
⑨ 关火后将煮好的汤料盛出，装入碗中。
⑩ 撒上葱花即可。

营养分析

猴头菌的营养成分很高，富含蛋白质、维生素、氨基酸等，有利五脏、助消化、滋补身体等功效，可治疗消化不良、胃溃疡、胃窦炎、胃痛、胃胀及神经衰弱等疾病。

胃及十二指肠溃疡

wei ji shi er zhi chang kui yang

病症简介

本病多发于中青年，胃溃疡多发于男性，十二指肠溃疡多发于女性，是极为常见的疾病。它的局部表现是位于胃十二指肠壁的局限性圆形或椭圆形的缺损。患者有周期性上腹部疼痛、反酸、嗳气等症状。

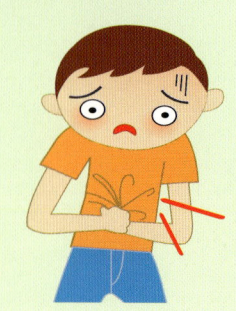

健康诊所

本病易反复发作，呈慢性病程。临床表现为上腹部疼痛，可为钝痛、灼痛、胀痛或剧痛，也可表现为仅在饥饿时隐痛不适。典型者表现为轻度或中度剑突下持续性疼痛，可被制酸剂或进食缓解。发病原因为：感受外邪，内伤饮食，情志失调，劳倦过度，伤及于胃则胃气失和，气机郁滞则为胃络失于温养，胃阴不足。如果胃失濡养，则脉络拘急，气血运行不畅。

生活保健

胃及十二指肠溃疡患者在胃痛时应忌用解热镇痛片，因为解热镇痛片含有乙酰水杨酸、非那西丁、咖啡因，这些成分会直接刺激胃黏膜分泌胃酸，加重胃肠溃疡症状。此外，阿司匹林、关节炎所使用的类固醇及非类固醇消炎药、保泰松、消炎痛、利血平、强的松等对胃黏膜也有刺激作用，应谨慎服用。

饮食宜忌

宜吃食物

✓ 宜食具有理气和胃、止痛作用的食物，如馒头、米饭、米粥、豆制品、莲子、胡萝卜、扁豆、鲫鱼等。

✓ 根除幽门螺杆菌是治疗本病的关键，具有此功效的常见的药材和食材有黄连、甘草、黄柏、西蓝花、西红柿、花菜等。

✓ 胃酸分泌过多也是导致胃黏膜溃疡的一个重要原因，具有抑制胃酸分泌的常见的药材和食材有延胡索、蒲公英、白头翁、青黛、黄连、栀子、陈皮、白芨、食用碱等。

忌吃食物

✗ 慎食辛辣刺激、煎炸、生冷的食物，如酒、咖啡、酸泡菜、浓醋、辣椒、胡椒、浓茶、老竹笋、白菜、芥菜、芹菜、韭菜等。

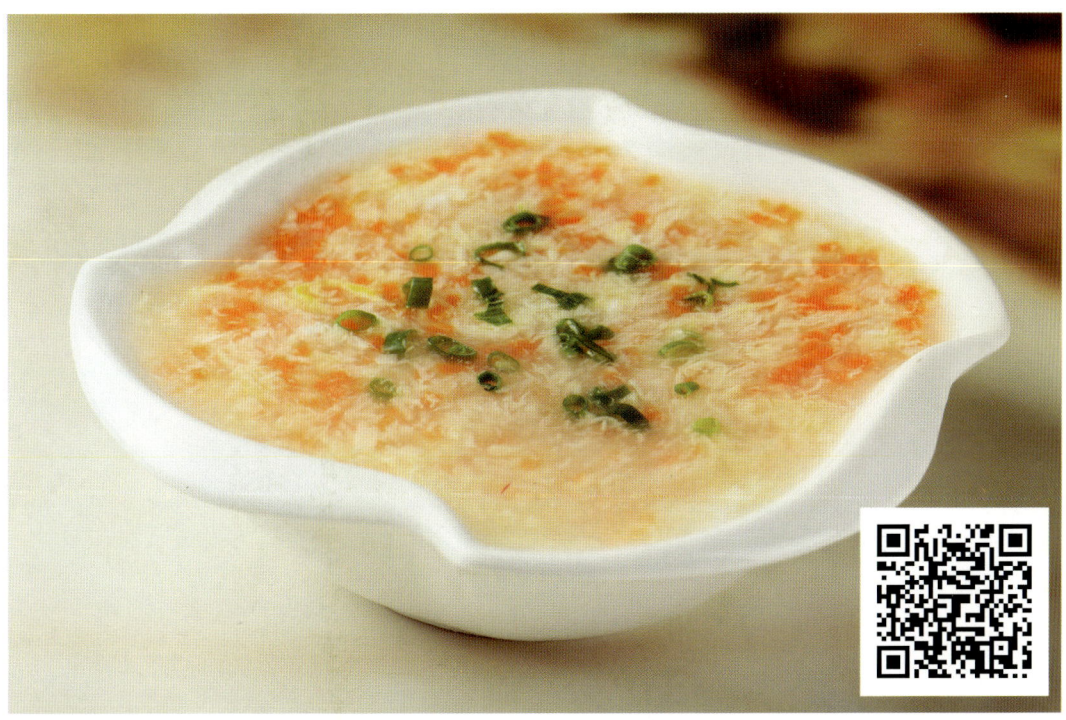

特效食谱 ❶ 胡萝卜鸡蛋羹

原料

鸡蛋1个，胡萝卜100克，葱花少许

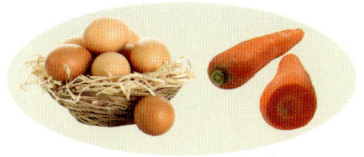

调料

盐2克，鸡粉2克，芝麻油2克，水淀粉20毫升，食用油少许

做法

① 鸡蛋打入碗中，打散、调匀，制成蛋液，待用。
② 洗净去皮的胡萝卜切片，再切细丝，改切成粒。
③ 锅中注入适量清水烧开，倒入胡萝卜粒。
④ 加入少许盐、鸡粉，再淋入适量食用油。
⑤ 搅拌匀，略煮一会儿，至汤汁沸腾。
⑥ 淋入适量水淀粉，快速搅拌匀，至汤汁黏稠。
⑦ 再倒入蛋液，搅匀，至液面浮起蛋花。
⑧ 淋上少许芝麻油，拌匀，续煮一会儿，至汤羹入味。
⑨ 关火后盛出煮好的鸡蛋羹，装入汤碗中。
⑩ 最后撒上葱花即可。

营养分析

鸡蛋营养丰富，能补阴益血、除烦安神、补脾和胃；胡萝卜可增强抵抗力、养胃。此品适用于肺胃阴伤，胃病患者。

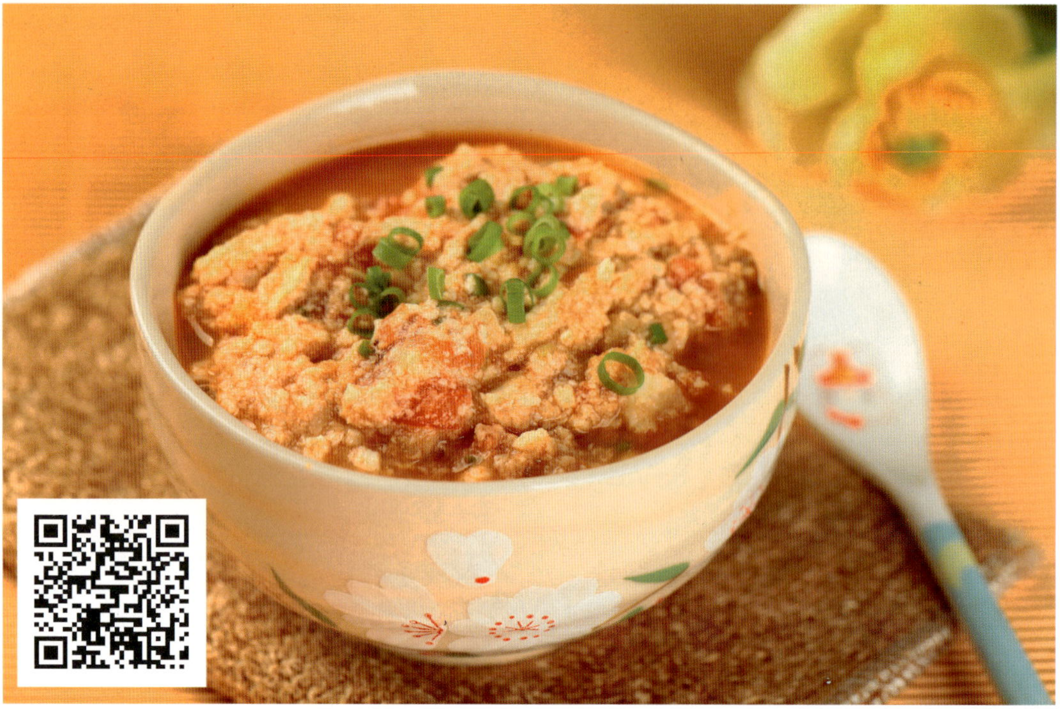

特效食谱❷ 鱼泥番茄豆腐

原料

豆腐130克，西红柿60克，草鱼肉60克，姜末、蒜末、葱花各少许

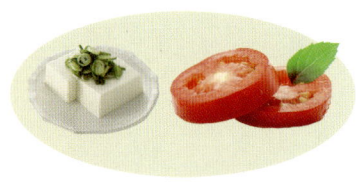

调料

番茄酱10克，白糖6克

做法

① 把洗好的豆腐压烂，剁成泥状。
② 草鱼肉切成丁；西红柿洗净去蒂。
③ 烧开蒸锅，放入鱼肉、西红柿，用中火蒸10分钟至熟，取出。
④ 将鱼肉倒在砧板上，剁成泥；西红柿去皮，剁碎。
⑤ 油起锅，下姜末、蒜末，爆香，倒鱼肉泥拌炒片刻。
⑥ 再倒入豆腐泥，拌炒匀，加番茄酱，倒适量水。
⑦ 下入西红柿，翻炒均匀。放白糖拌炒匀。
⑧ 将炒好的材料盛出，装入碗中，撒上葱花即可。

营养分析

豆腐宽中益气、调和脾胃、消除胀满、通大肠浊气、清热散血，有很好的调理肠胃的功效，肠胃虚弱者可常食，也适用于胃及十二指肠溃疡患者。

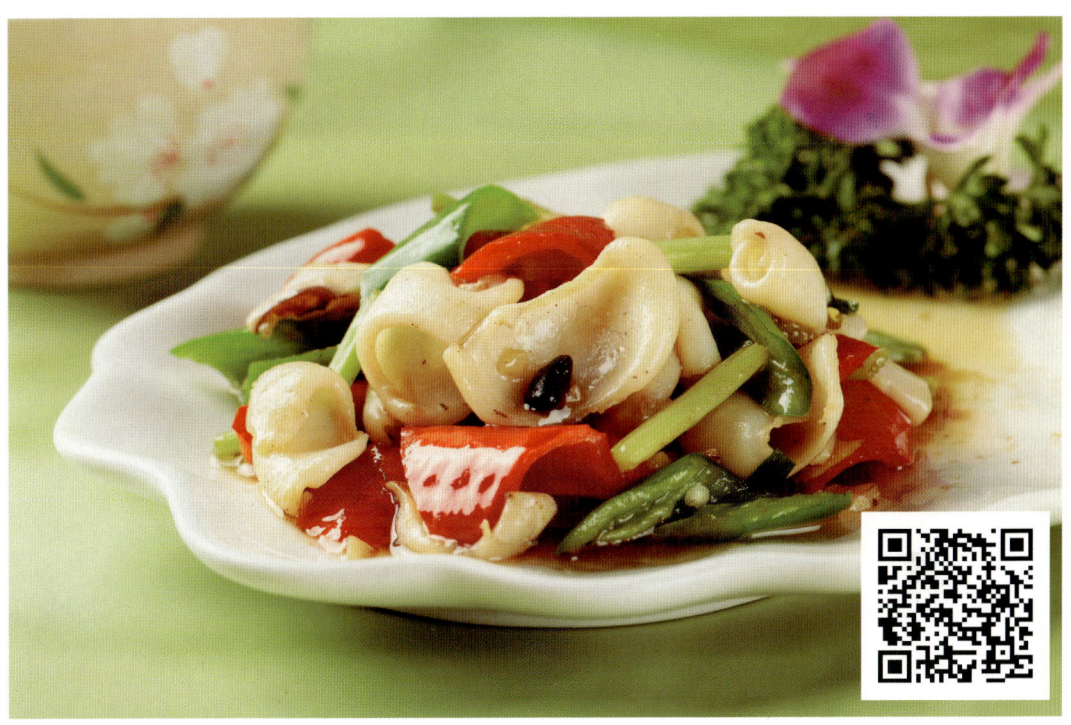

特效食谱 ❸ 豉椒墨鱼

原料

墨鱼200克，红椒45克，青椒35克，芹菜50克，豆豉、姜片、蒜末、葱段各少许

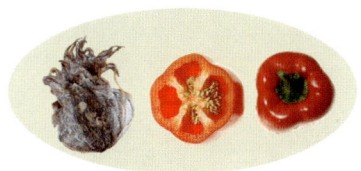

调料

盐4克，鸡粉4克，料酒15毫升，水淀粉10毫升，生抽4毫升，食用油适量

做法

① 墨鱼肉洗净切片装碗，加盐、鸡粉、料酒、水淀粉拌匀腌渍，入沸水中汆水，捞出沥干备用。
② 青椒洗净切块，芹菜洗净切成段，红椒洗净切成小块，分别焯水备用。
③ 用油起锅，放入姜片、蒜末、葱段、豆豉爆香，下墨鱼炒匀。
④ 淋入料酒，放入青椒、红椒、芹菜，翻炒均匀。
⑤ 加入适量盐、鸡粉、生抽、水淀粉快速翻炒均匀。
⑥ 盛出炒好的食材，装入盘中即可。

营养分析

墨鱼含有蛋白质、磷酸钙、镁等营养成分，有补益精气、调养肠胃、通调月经、收敛止血、美肤乌发的功效，对胃及十二指肠溃疡患者有很好的食疗作用。

脂肪肝

© zhi fang gan ▶▶▶

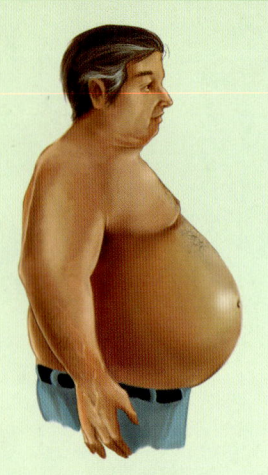

病症简介

脂肪肝是指由各种原因引起的肝细胞内脂肪堆积过多的病变。多发于肥胖者、过量饮酒者、缺少运动者、慢性肝病患者及中老年内分泌患者。一般而言，脂肪肝属可逆性疾病，早期诊断并及时治疗常可恢复正常。

健康诊所

发病原因为：①长期饮酒，致使肝内脂肪氧化减少。②长期摄入高脂饮食或长期大量吃糖、淀粉等碳水化合物，使肝脏脂肪合成过多。③肥胖，缺乏运动，使肝内脂肪输入过多。④糖尿病。⑤肝炎。⑥某些药物引起的急性或慢性肝损害。脂肪肝的临床表现多样，轻度脂肪肝患者通常仅有疲乏感，而多数脂肪肝患者较胖，故更难发现轻微的自觉症状。

生活保健

脂肪肝患者应保持一颗"平常心"，保持情绪稳定，饮食宜清淡，限制饮酒；可选择慢跑、乒乓球、羽毛球等运动，消耗体内的脂肪；慎用对肝脏损害的药物。另外，要补充足够的维生素、矿物质和微量元素、膳食纤维等。

饮食宜忌

宜吃食物

✓ 脂肪肝患者应该限制脂肪和碳水化合物的摄入，多吃高蛋白的食物，如豆腐、腐竹、瘦肉、鱼、虾等。

✓ 脂肪肝患者应多吃可防止脂肪堆积的药材和食材，如薏米、泽泻、冬瓜、决明子、黄瓜、芝麻、上海青、菠菜、干贝、淡菜等。

✓ 宜食具有降低血清胆固醇作用的食品，如玉米、燕麦、海带、苹果、牛奶、红薯、黑芝麻、黑木耳等。

✓ 宜食对肝脏没有毒性的药食兼用食品，如山楂、何首乌、无花果等。

忌吃食物

✗ 慎食辛辣、刺激性强的食物，如葱、姜、蒜、辣椒等。

✗ 慎食肥腻、胆固醇含量高的食物，如肥肉、动物内脏、巧克力等。

脂肪肝 ◂◂ 037

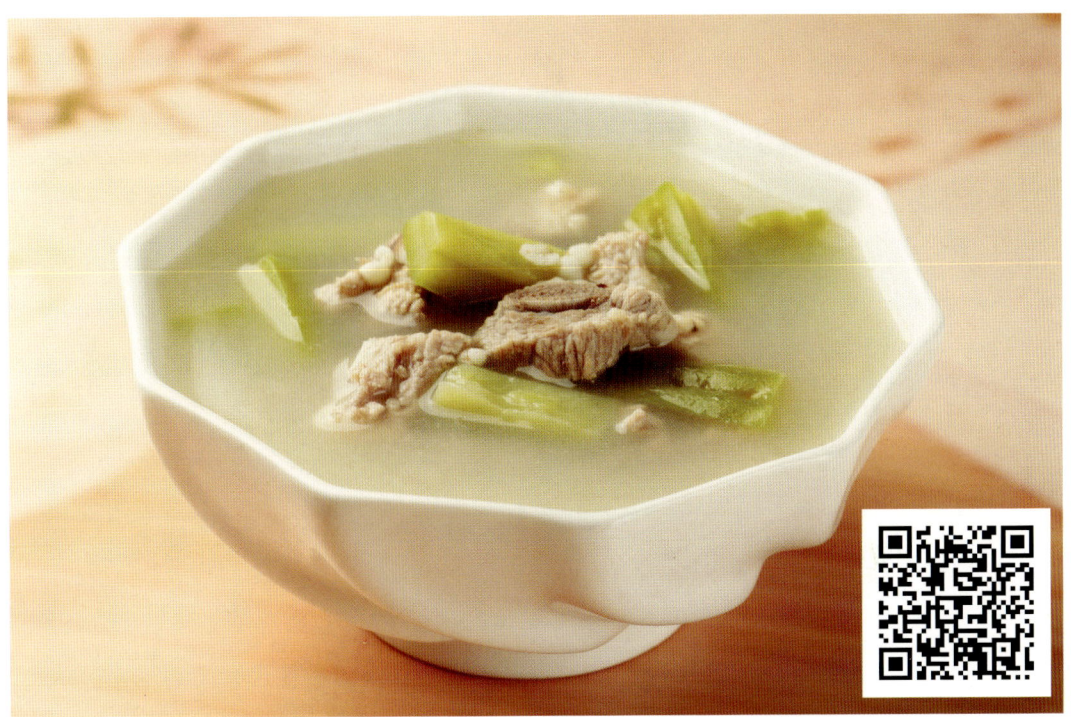

特效食谱 ❶ 苦瓜薏米排骨汤

原料

排骨段200克，苦瓜100克，水发薏米90克，姜片10克

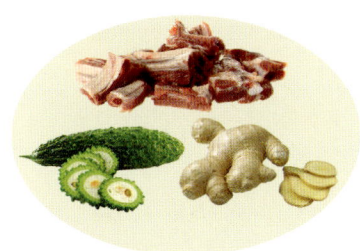

调料

盐、鸡粉各少许，料酒8毫升

做法

① 苦瓜对半切开，去瓜瓤，把瓜肉切成小段备用。
② 锅中注水烧开，倒入排骨段，淋少许料酒，搅拌匀。
③ 煮约半分钟至沸，撇去浮沫。再捞出煮好的排骨段，沥水待用。
④ 砂锅注水烧开，放入汆过水的排骨段。
⑤ 撒上姜片，倒入薏米，再淋少许料酒，略微搅拌。
⑥ 煮沸后转小火煮约30分钟，至排骨七成熟。
⑦ 倒入切好的苦瓜续煮约15分钟，至全部食材熟透。
⑧ 加入少许盐、鸡粉搅匀调味，略煮片刻至汤汁入味。
⑨ 关火后盛出煮好的排骨汤，装入汤碗中即成。

营养分析

苦瓜中含有多种维生素、矿物质，含有清脂、减肥的特效成分，可以加速排毒；薏米可利水消肿、祛湿。二者合用，对脂肪肝患者有食疗作用。

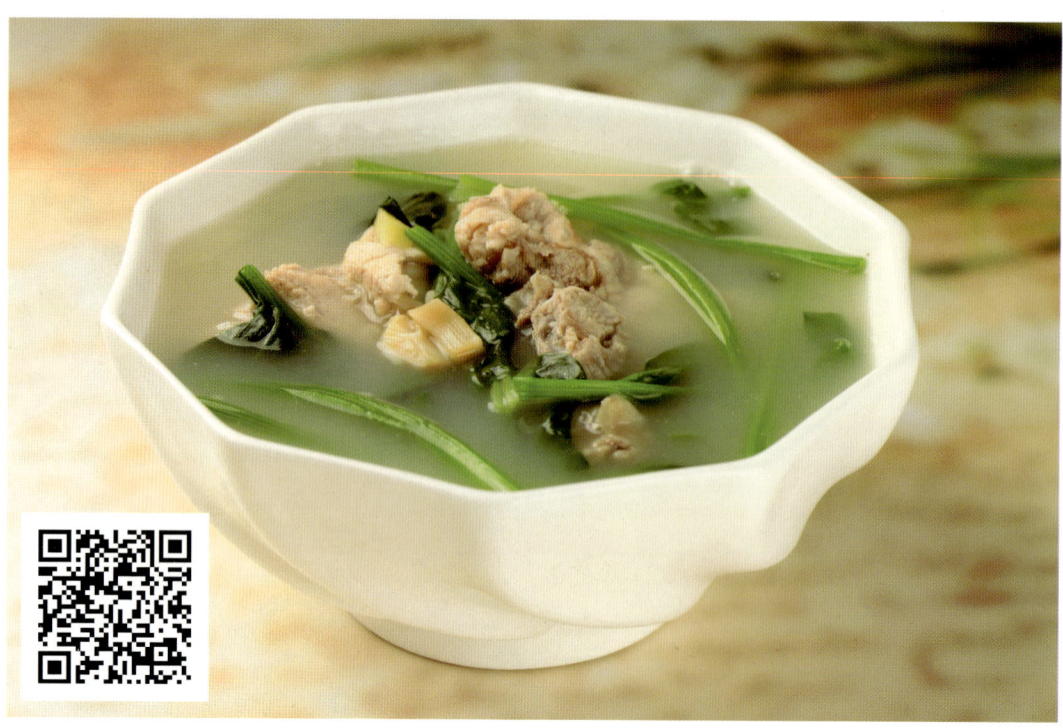

特效食谱❷ 菠菜干贝脊骨汤

原料

菠菜75克，猪脊骨段400克，干贝15克，姜片少许

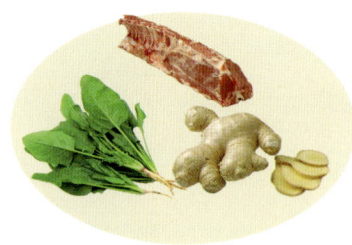

调料

盐、鸡粉各2克，料酒10毫升

做法

①菠菜洗净切去根部，切成段。
②锅中注水烧开，放入脊骨段搅匀，淋入料酒略煮。
③至汆去血渍后捞出，沥水待用。
④砂锅中注水烧开，倒入姜片、干贝、脊骨段。
⑤淋料酒提味，煮沸后用小火煮约40分钟，至脊骨熟透。
⑥加入少许盐、鸡粉，搅匀调味。
⑦倒入切好的菠菜搅匀，略煮至其熟软入味。
⑧关火后盛出煮好的脊骨汤，装入汤碗中即成。

营养分析

猪脊骨含蛋白质、脂肪、维生素、磷酸钙、骨胶原、骨黏蛋白等成分，能增强骨髓造血功能，有降低血液黏稠度的作用，比较适合高血压病患者以及脂肪肝患者食用。

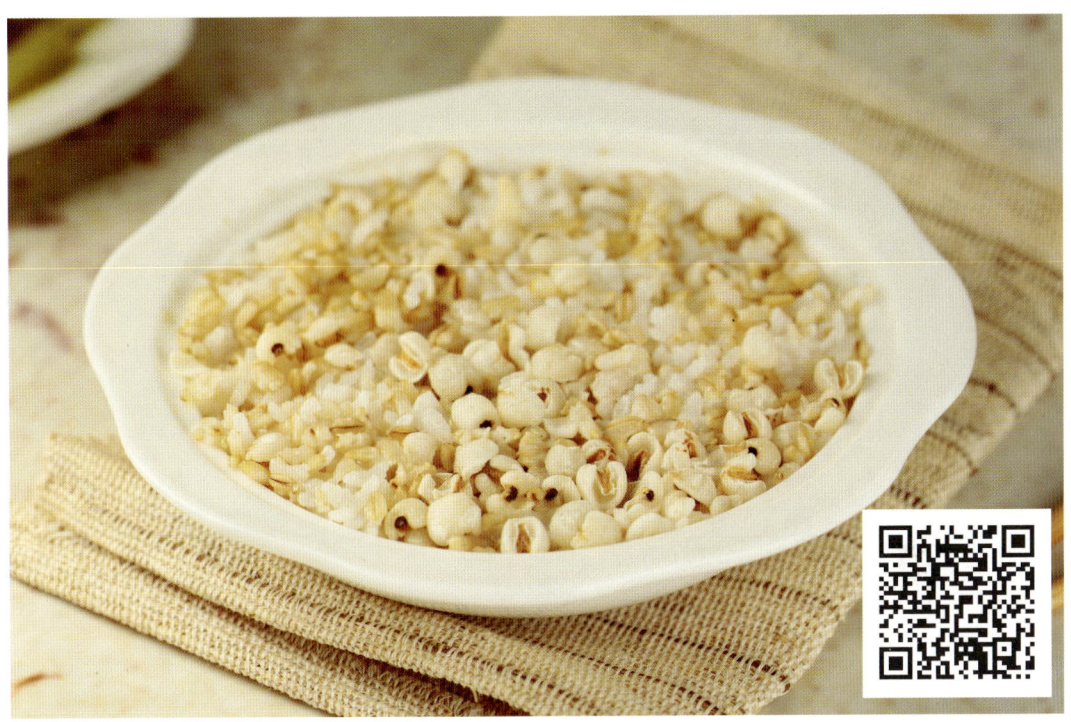

特效食谱 ❸ 糙米燕麦饭

原料
燕麦30克,水发大米、水发糙米、水发薏米各85克

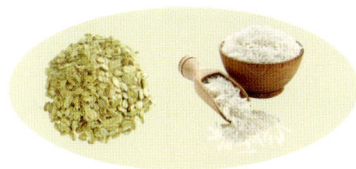
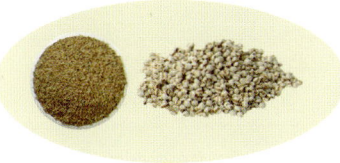
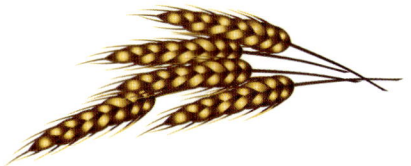

做法
① 碗中倒入适量清水,放入准备好的原料。
② 将碗中的原料淘洗干净。
③ 把淘洗净的原料装入另一个碗中,加入适量清水。
④ 放入烧开的蒸锅中。
⑤ 盖上盖,用中火蒸30分钟,至食材熟透。
⑥ 揭开盖,把蒸好的糙米燕麦饭取出即可。

营养分析
燕麦富含镁和维生素B_1,也含有磷、钾、铁、泛酸、铜和纤维,可以降低胆固醇,对脂肪肝、糖尿病、便秘等也有辅助疗效。

肝硬化
© gan ying hua

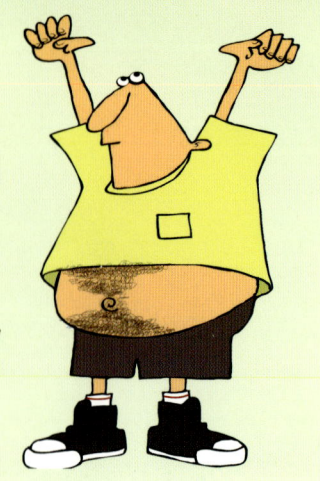

病症简介

肝硬化是指由于多种有害因素长期反复作用于肝脏，导致肝组织弥漫性纤维化，以假小叶和再生结节的形成为特征的慢性肝病。发病高峰年龄在35～48岁，长期酗酒、患有病毒性肝炎、有营养障碍者等是肝硬化的高发人群。

健康诊所

引起肝硬化的病因很多，长期嗜酒、饮食不节、病毒性肝炎、营养不良、大量用药等也是常见的病因。临床表现为：①起病隐匿，伴有乏力、食欲减退、腹胀、腹泻、消瘦等。②肝肿大，边缘硬，常为结节状，伴有蜘蛛痣、肝掌、脾肿大、腹壁静脉曲张、腹水等。③常有轻度贫血，血小板及白细胞数减少。④B超可提示诊断。食道钡餐透视若见静脉曲张的X线阳性征也有决定性诊断意义。

生活保健

家人宜每日用温水帮患者擦身，保持皮肤清洁、干燥；有牙龈出血者，用毛刷或含漱液清洁口腔，切勿用牙签剔牙。注意观察用利尿药后的尿量变化及电解质情况，随时与医师取得联系。避免感冒等各种感染的不良刺激。肝功能代偿期患者，可参加力所能及的工作。

饮食宜忌

宜吃食物

✓ 宜吃含锌、镁丰富的食物，有助于增强肝脏功能和抵抗力，增加凝血功能，如瘦肉、谷类、乳制品、鸡蛋、蹄筋、皮冻等。

✓ 要合理摄入蛋白质，有利于肝细胞的修复，常吃奶酪、鸡肉、甲鱼等。

✓ 宜吃含粗纤维少，清热解毒、保护肝脏的食物，如莲藕、冬瓜、南瓜、茄子、蘑菇、黄瓜、莴笋等。

忌吃食物

✗ 忌吃含钠食物及可能加重肝负担的食物，如咸菜、酱菜、挂面等。

✗ 忌吃易发生氨中毒和肝昏迷的食物，如松花蛋、牛肉、虾、海参、羊肝等。

✗ 忌吃富含粗纤维、引起消化道出血的食物，如芹菜、韭菜、蒜苗、竹笋、豆芽、雪里蕻、香椿、菠菜等。

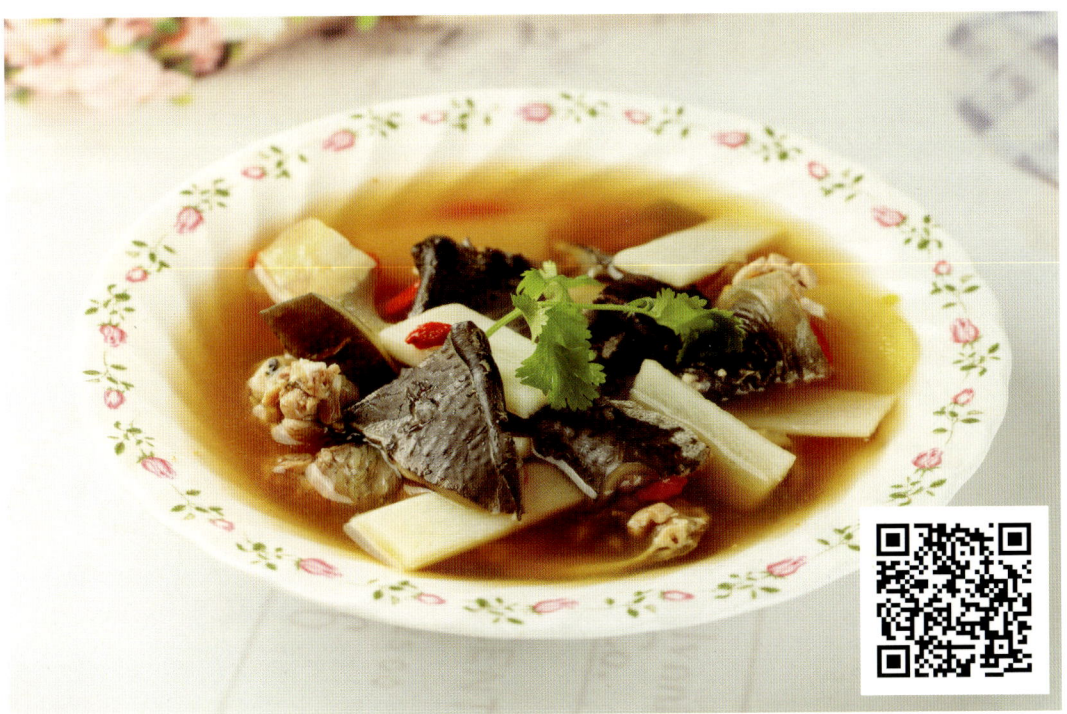

特效食谱 ❶ 山药甲鱼汤

原料

甲鱼块700克，山药130克，姜片45克，枸杞20克

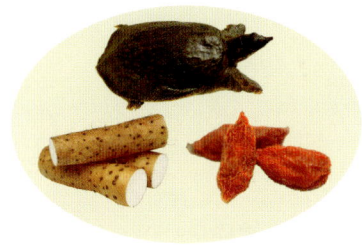

调料

料酒20毫升，盐2克，鸡粉2克

做法

① 洗净去皮的山药切块，改切成片。
② 锅中注入适量清水烧开，倒入甲鱼块，搅散。加入料酒，搅拌匀，汆去血水。
③ 将汆煮好的甲鱼块捞出，沥干水分，备用。
④ 砂锅中注入适量清水烧开，放枸杞、姜片，倒入汆过水的甲鱼块，加入料酒，拌匀。
⑤ 盖上盖，烧开后用小火炖20分钟。揭开盖，放入山药，搅拌几下。
⑥ 再盖上盖，用小火再炖10分钟，至全部食材熟透。揭开盖，放入少许盐、鸡粉，用锅勺拌匀调味。
⑦ 将炖好的甲鱼汤盛出，装入汤碗中即可。

营养分析

甲鱼富含蛋白质、脂肪、钙、铁等多种营养成分，具有滋阴凉血、补益调中、补肾健骨、散结消痞等作用。可防治身虚体弱、肝脾肿大、肝硬化、肺结核等症。

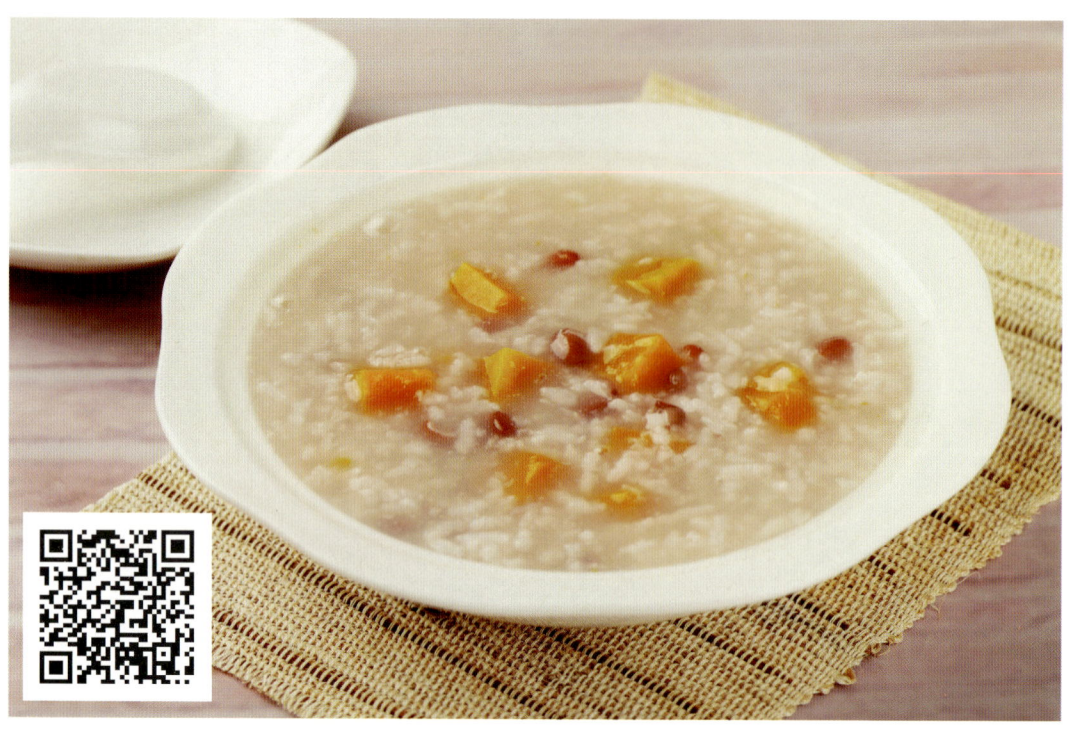

特效食谱❷　红豆南瓜粥

原料

水发红豆85克，水发大米100克，南瓜120克

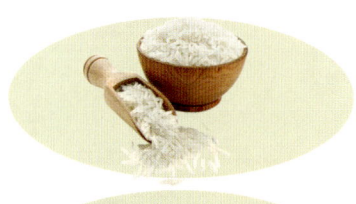
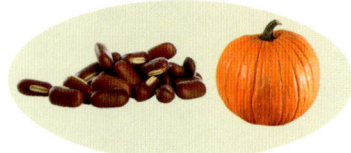

做法

①洗净去皮的南瓜切厚块，再切条，改切成丁，备用。
②砂锅中注入适量清水烧开，倒入洗净的大米，搅匀。
③加入洗好的红豆，搅拌匀。
④盖上盖，用小火煮30分钟，至食材软烂。
⑤揭开盖，倒入南瓜丁，搅拌匀。
⑥再盖上盖，用小火续煮5分钟，至全部食材熟透。
⑦揭开盖，搅拌一会儿。
⑧将煮好的红豆南瓜粥盛出，装入汤碗中即可。

营养分析

红豆与南瓜同食可清热解毒、健脾益胃、通气除烦，可治小便不利、脾虚水肿、脚气。红豆还可与鲤鱼煮汤食用，对水肿、脚气、小便困难等起食疗作用。

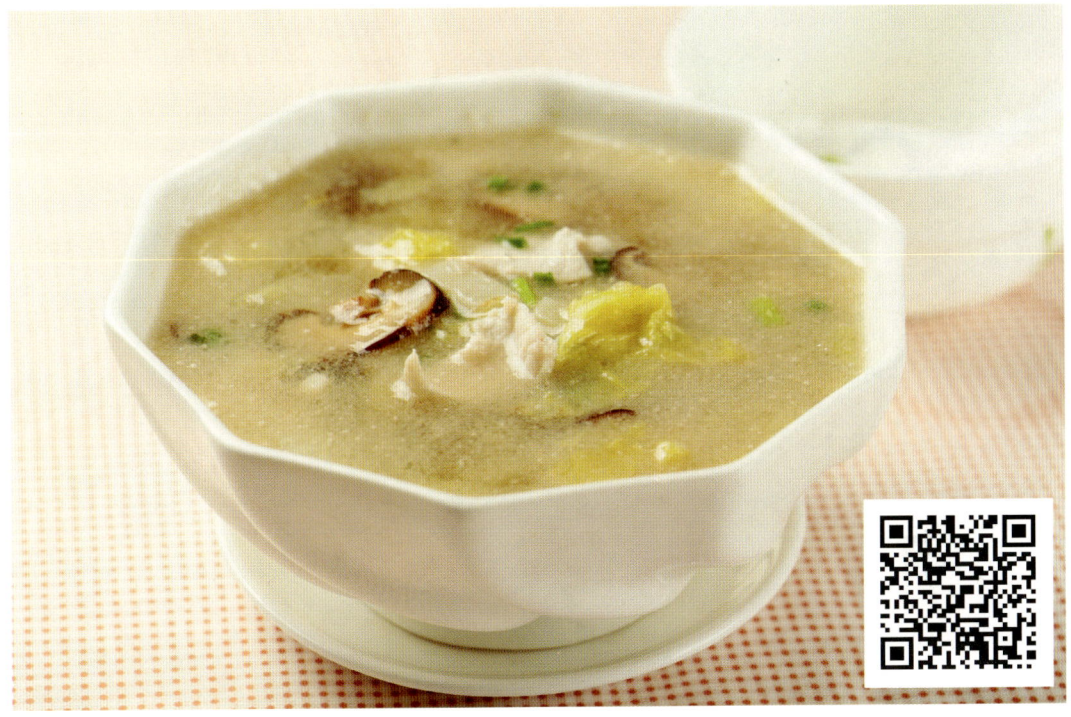

特效食谱 ❸ 香菇白菜瘦肉汤

原料

水发香菇60克，大白菜120克，猪瘦肉100克，姜片、葱花各少许

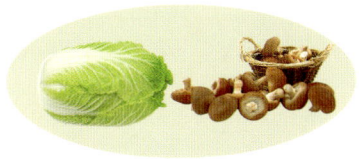

调料

盐3克，鸡粉3克，水淀粉、料酒、食用油各适量

做法

① 把洗净的大白菜切成小块；洗好的香菇切成片。
② 洗净的猪瘦肉切成片，装碗，放入少许盐、鸡粉。
③ 倒入适量水淀粉抓匀，注入食用油腌渍10分钟。
④ 用油起锅，放入姜片爆香，倒入香菇、大白菜翻炒。
⑤ 淋入少许料酒炒香。倒入适量清水，搅拌匀。
⑥ 盖上盖，用大火煮沸，放入适量盐、鸡粉调味。
⑦ 倒入肉片，搅散，用大火煮至汤沸腾。
⑧ 把煮好的汤料盛出，装入碗中，放入葱花即可。

营养分析

香菇中含有嘌呤、胆碱、酪氨酸、氧化酶以及某些核酸物质，能起到降血压、降胆固醇、降血脂的作用，又可预防动脉硬化、肝硬化等疾病。

zhi chuang

痔疮

病症简介

痔疮是指人体直肠末端黏膜下颌肛管皮肤下经脉丛发生扩张和屈曲所形成的柔软静脉团。由妊娠、局部炎症、辛辣食物刺激等原因导致直肠黏膜充血或静脉回流受阻，而使局部静脉扩大曲张，形成一个或多个柔软的静脉团的一种慢性病。

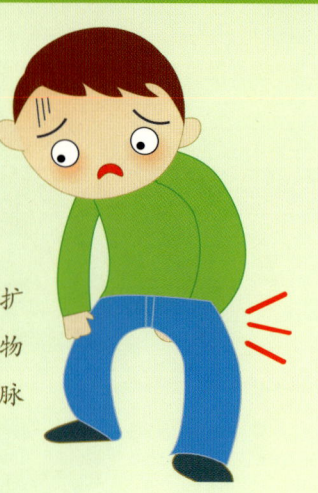

健康诊所

内痔早期的症状不明显，以排便间断出鲜血为主，不痛，无其他不适；中、晚期则有排便痔脱出、流黏液、发痒和发作期疼痛等症状。外痔可看到肛缘的痔隆起或皮赘，以坠胀疼痛为主要表现。混合痔两种症状均有。本病以成人居多，发病率女性高于男性，易发于久坐、久立、少活动、便秘、腹泻、排便时间过长、饮酒、嗜好辛辣饮食者。

生活保健

痔疮患者要加强体育锻炼，可根据个人条件，选择不同方式，如有氧操、太极拳、气功等。这样，可以改善盆腔长时间充血状况，对预防痔疮有帮助。其次要避免久坐、久站、久蹲，保持大便通畅，谨防便秘，同时要养成定时排便的习惯，并且保持肛门周围清洁，每日用温水清洗，勤换内裤。

饮食宜忌

宜吃食物

✓ 应选择具有清热利湿、凉血消肿、润肠通便作用的药材和食物，如牛蒡根、生地、黄连、槐花、金银花、苦参、苦瓜、黄瓜、西红柿、乌梅、绿豆、杏仁、核桃仁、绿茶、荷叶等。

✓ 选择含纤维素多的，有助于促进肠道蠕动的药材和食物，如韭菜、白芷、红枣、麦冬、当归、决明子、苹果、香蕉、柚子、土豆、红薯、鸡肉、猪肚、牛肚、粳米、籼米、糯米、扁豆等。

忌吃食物

✗ 忌食辛辣刺激性食物，忌食燥热、肥腻、煎炸等助热上火的食物，如辣椒、胡椒、生姜、花椒、肉桂、砂仁、茴香、芥菜等。

✗ 勿食发物及烟酒。

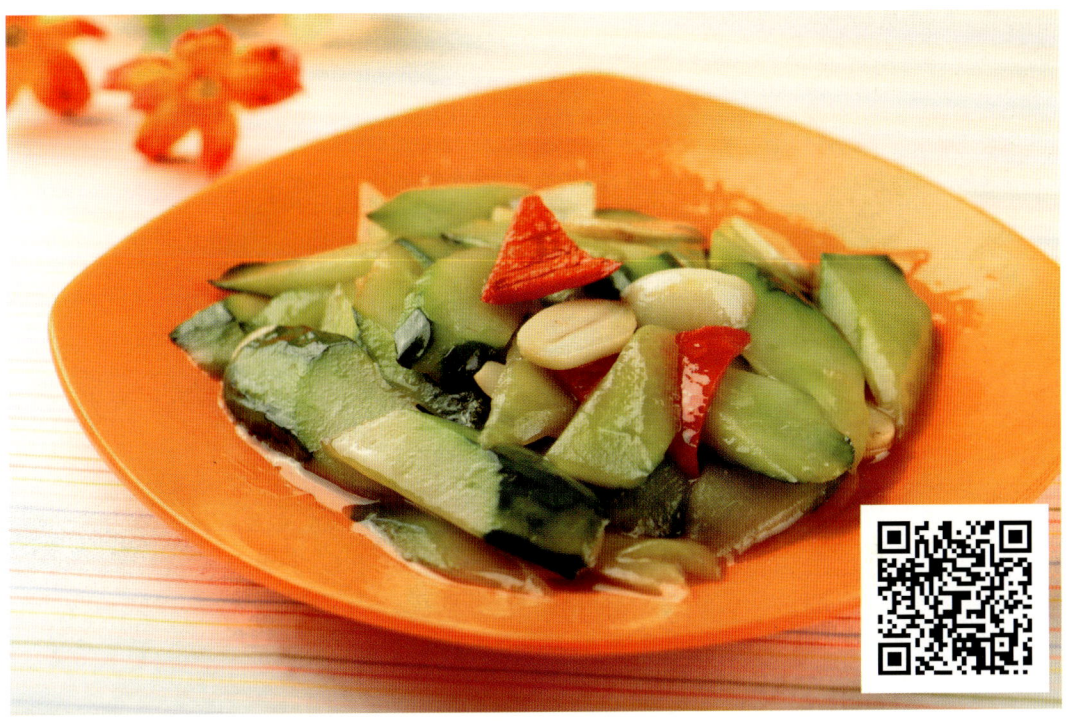

特效食谱 ❶ 黄瓜蒜片

原料
黄瓜140克，红椒12克，大蒜13克

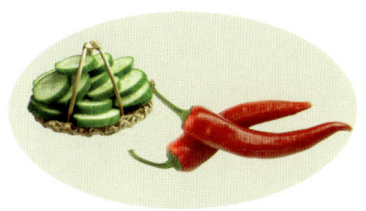

调料
盐2克，鸡粉2克，生抽2毫升，水淀粉、食用油各适量

做法
① 大蒜切片，黄瓜去皮切块，红椒切成小块。
② 用油起锅，倒入切好的蒜片，用大火爆香。
③ 倒入红椒、黄瓜，翻炒匀至其熟软。
④ 加入盐、鸡粉。再淋入少许生抽。
⑤ 拌炒均匀，至红椒和黄瓜完全入味。
⑥ 加入少许清水，快速拌炒一会儿。
⑦ 倒入少许水淀粉，翻炒匀，使锅中食材裹匀芡汁。
⑧ 起锅，盛出炒好的菜，装入碗中即成。

营养分析
大蒜中含硫化合物，具有奇强的抗菌消炎作用，对多种球菌、杆菌、真菌和病毒等均有抑制和杀灭作用，能很好地消炎排毒。黄瓜性凉，可清热，二者合用，对痔疮有效。

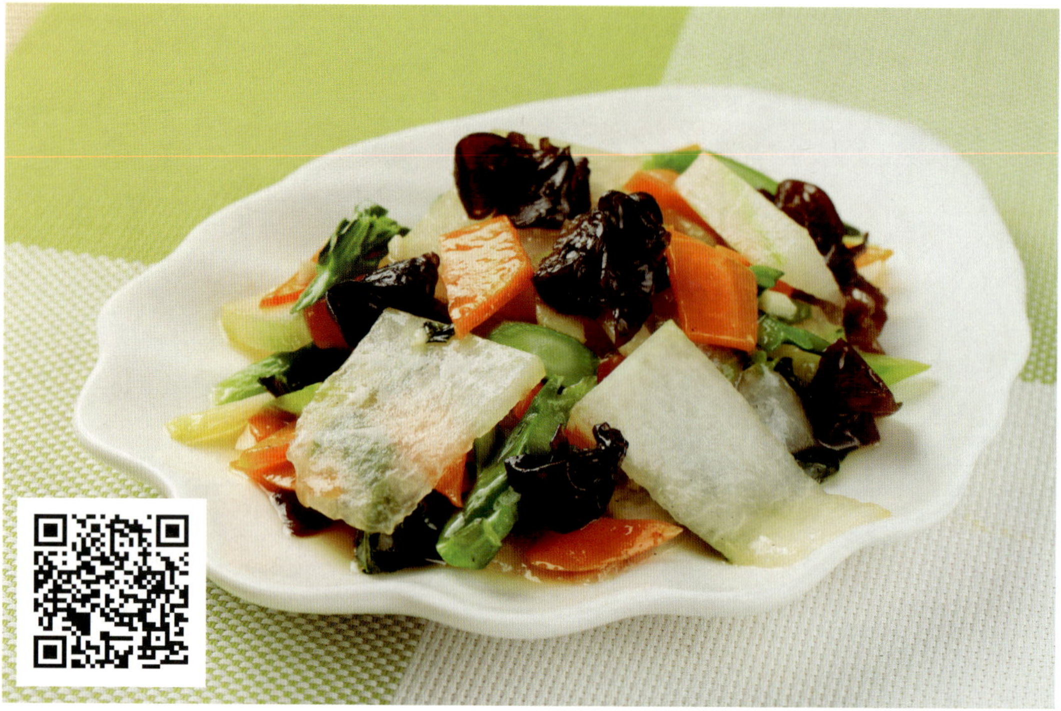

特效食谱 ❷ 芥蓝炒冬瓜

原料
芥蓝80克，冬瓜100克，胡萝卜40克，木耳35克，姜片、蒜末、葱段各少许

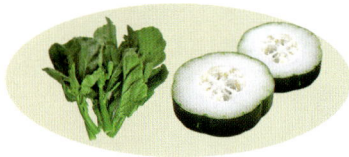

调料
盐4克，鸡粉2克，料酒4毫升，水淀粉、食用油各适量

做法
① 胡萝卜去皮洗净切片；木耳泡发切片。
② 冬瓜去皮切片；芥蓝洗净切成段。
③ 锅中注水烧开，放食用油，加入2克盐。
④ 放入胡萝卜、木耳搅匀，煮半分钟。
⑤ 倒入芥蓝搅匀，再放入冬瓜煮1分钟。
⑥ 把焯好的食材捞出待用。
⑦ 用油起锅，放入姜片、蒜末、葱段，爆香。
⑧ 倒入焯好的食材翻炒，放入盐、鸡粉、料酒炒匀。
⑨ 加水淀粉快速炒匀，菜盛出装入盘中即可。

营养分析
芥蓝有降低胆固醇、软化血管、消暑解热等功效；冬瓜可清热解毒、利水消痰、除烦止渴、祛湿解暑，适合痔疮患者食用。

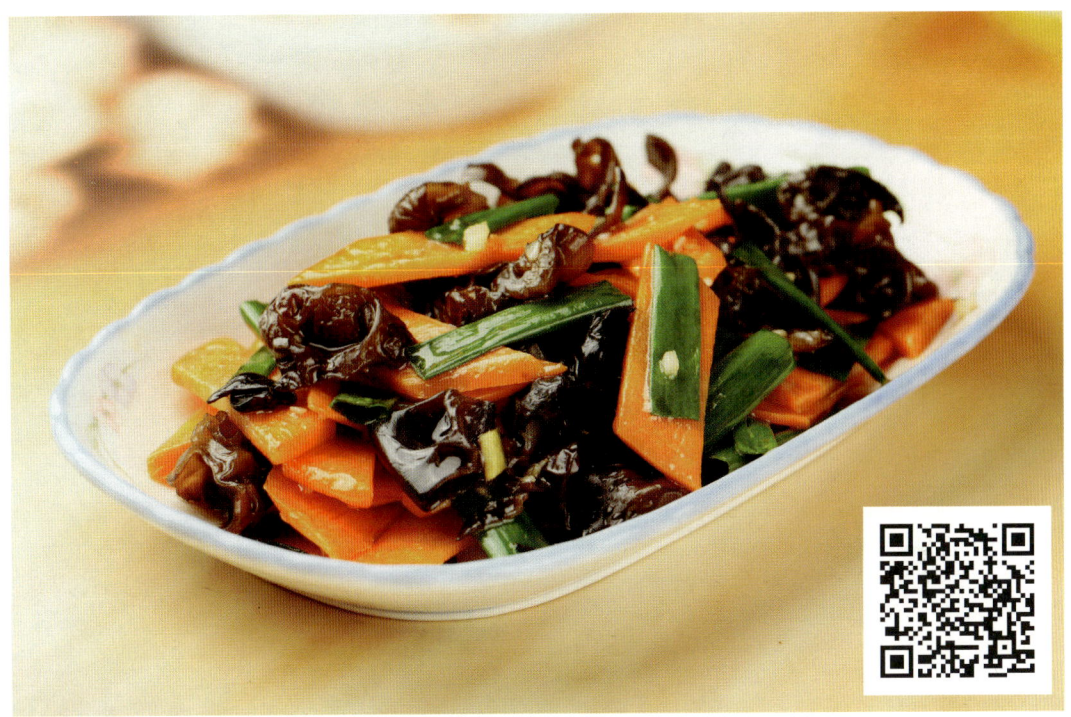

特效食谱 ❸ 胡萝卜炒木耳

原料
胡萝卜100克，水发木耳70克，葱段、蒜末各少许

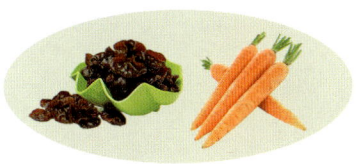

调料
盐3克，鸡粉4克，蚝油10克，料酒5毫升，水淀粉7毫升，食用油适量

做法
① 将洗净的木耳切成小块；洗净去皮的胡萝卜切成片。
② 锅中注入适量清水烧开，加入少许盐、鸡粉，倒入切好的木耳，淋入少许食用油，搅拌匀，略煮一会儿。
③ 再放入胡萝卜片，拌匀，煮约半分钟，至其断生。
④ 捞出焯煮好的食材，沥干水分，待用。
⑤ 用油起锅，放入蒜末，爆香。
⑥ 倒入焯过水的木耳和胡萝卜，快速翻炒匀。淋入少许料酒，炒匀提味。
⑦ 放入适量蚝油，翻炒一会儿，至食材八成熟。加入少许盐、鸡粉，炒匀调味，倒入适量水淀粉勾芡。
⑧ 撒上葱段，用中火翻炒至食材熟透、入味。
⑨ 关火后盛出炒好的食材，装入盘中即成。

营养分析
黑木耳含蛋白质、纤维素、甘露聚糖、木糖及卵磷脂等营养物质，有益气、充饥、轻身强智、止血止痛、补血活血等功效，适用于痔疮出血、疼痛等症。

◎ wei ai ▶▶▶

胃癌

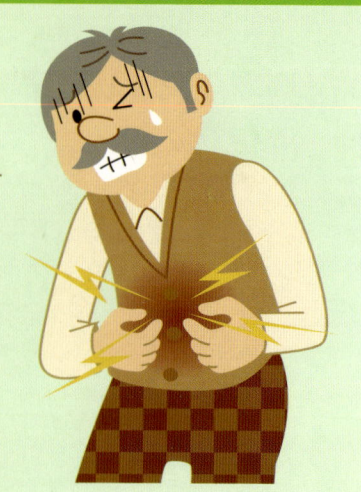

病症简介

胃癌是常见的恶性肿瘤，也是最常见的消化道恶性肿瘤。分为肠型胃癌、胃型胃癌。有慢性胃炎、慢性胃溃疡等癌前病变患者，饮食习惯不良、长期酗酒及吸烟者，有胃癌或食管癌家族史者均为本病的易发人群。

健康诊所

胃癌的发病原因有：①个体因素，即体质因素，如血型因素中，A型血发病率高；胃癌有家庭聚集性；精神因素；患有慢性萎缩性胃炎、胃溃疡、胃息肉等疾病。②环境因素，如化学性因素中的微量元素缺乏或过高；微生物污染因素。胃脘疼痛是胃癌最早出现的症状，早期不明显，仅有上腹部不适、饱胀感或重压感。到一定程度还有恶心、呕吐、呕血、便血、食欲减退、腹泻。

生活保健

首先要注意心理调节，胃癌早期的治愈率很高，没有必要紧张和悲观，而对于晚期患者，虽然治愈率较低，但是也应该保持良好的心情，这样有助于增强免疫力，而紧张和悲观的精神状态只会对病情产生不利的影响。其次应注意保持生活规律，不可过度劳累。

饮食宜忌

宜吃食物

✓ 宜吃能增强免疫力、抗胃癌作用的药材和食物，如大白菜、西蓝花、夏枯草、白鲜皮、洋葱、山豆根、黄连、白芍、山药、扁豆、薏米、菱角、黄花菜、蘑菇、猕猴桃、沙丁鱼、蜂蜜、牛奶、牡蛎、甲鱼等。

✓ 宜吃高营养食物，如乌鸡、鸽子、鹌鹑、牛肉、猪肉、蛋、鸭肉、豆腐、鲢鱼、鳡鱼、刀鱼、泥鳅、黄鱼、鲫鱼、鲳鱼等。

忌吃食物

✗ 忌辛辣刺激性食物，如葱、蒜、姜、辣椒等。

✗ 忌吃霉变、污染、坚硬、粗糙、多纤维、油腻、黏滞不易消化的食物，如压缩饼干、糙米、糯米等。

✗ 忌吃煎、炸、烟熏、生拌的食物，如腊肉、烤鸭、酸菜、炸鸡等。

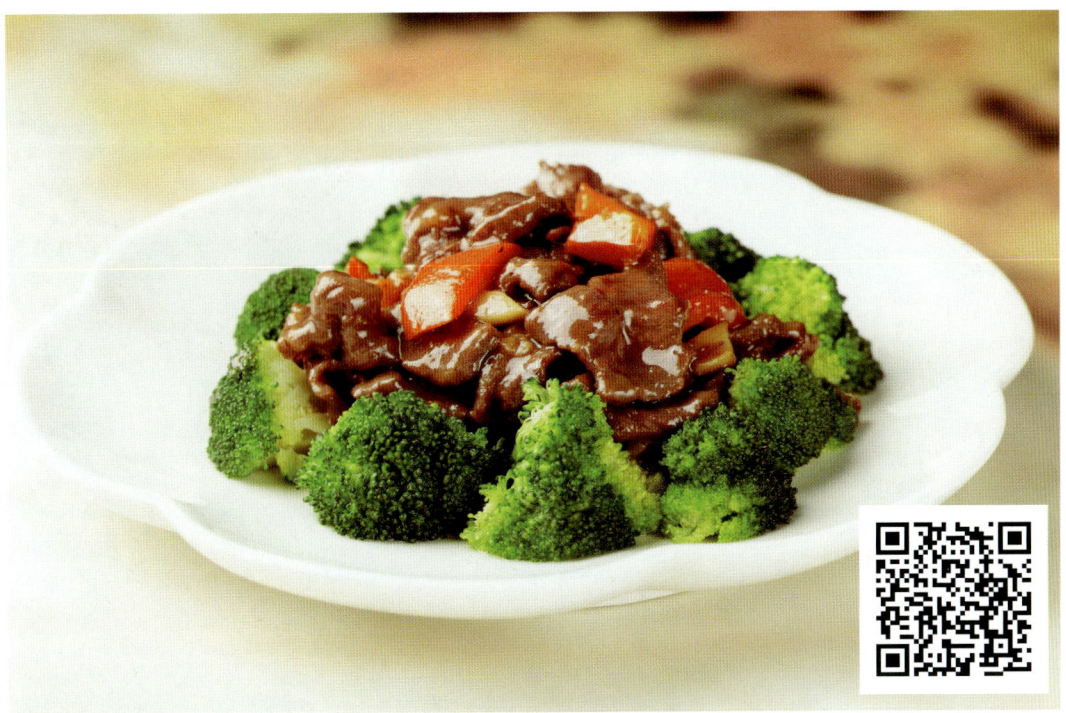

特效食谱 ❶ 西蓝花炒牛肉

原料
西蓝花300克，牛肉200克，彩椒40克，姜片、蒜末、葱段各少许

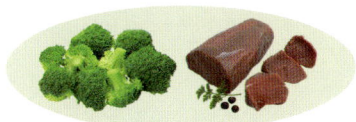

调料
盐4克，鸡粉4克，生抽10毫升，蚝油10克，水淀粉9克，料酒10毫升，食粉、食用油各适量

做法
① 西蓝花洗净切小块，彩椒洗净去籽切小块。
② 牛肉洗净切片装碗，放生抽、盐、鸡粉、食粉搅匀。
③ 倒入适量水淀粉，搅拌均匀，加适量食用油腌渍。
④ 锅中注水烧开，放盐、食用油，倒入西蓝花搅匀。
⑤ 将煮好的西蓝花捞出，装入盘中，备用。
⑥ 用油起锅，入姜片、蒜末、葱段、彩椒炒匀，倒牛肉快速翻炒。
⑦ 淋入料酒，炒匀提鲜，加入适量生抽、蚝油、鸡粉、盐，炒匀调味。
⑧ 倒入少许水淀粉。快速翻炒均匀。
⑨ 把炒好的牛肉片盛出，放在西蓝花上即可。

营养分析
牛肉含有丰富的蛋白质、脂肪、维生素B族、烟酸、钙、磷、铁、胆甾醇等成分，能安中益气、养脾胃、补虚壮健、强筋骨、消水肿、除湿气。

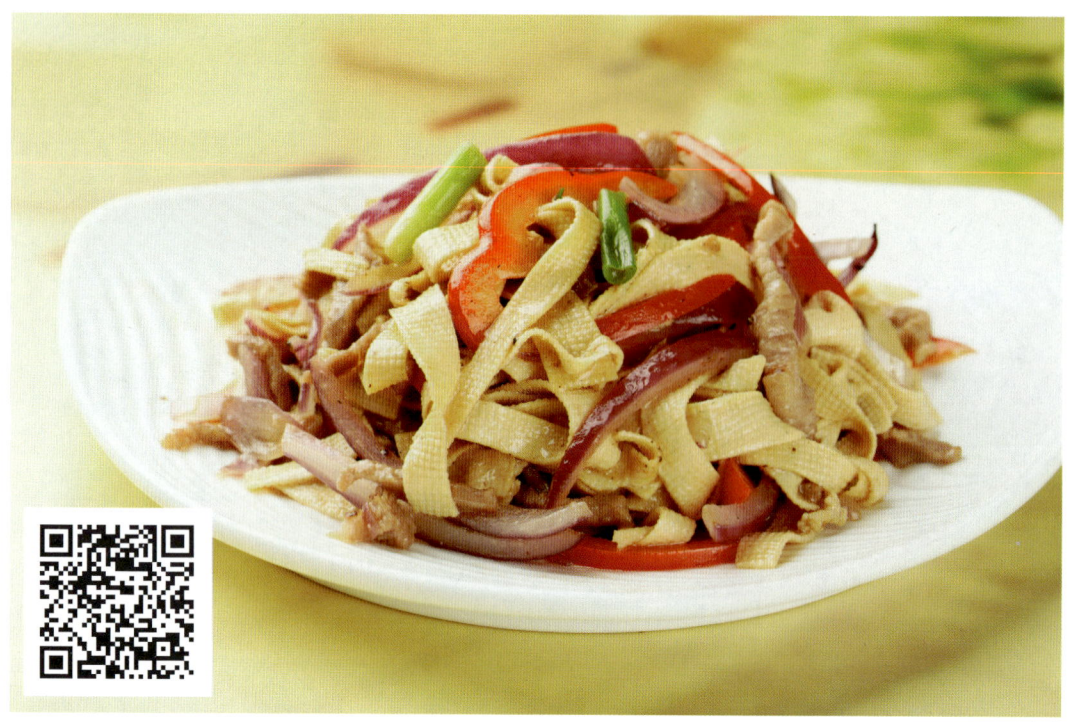

特效食谱❷ 洋葱炒豆腐皮

原料

豆腐皮230克，彩椒50克，洋葱70克，瘦肉130克，葱段少许

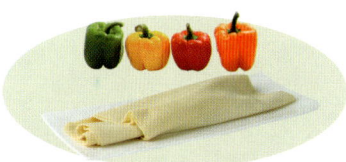

调料

盐4克，生抽13毫升，料酒10毫升，芝麻油2毫升，水淀粉9毫升，食用油适量

做法

① 彩椒洗净去籽切丝，洋葱去皮洗净切丝，豆腐皮切条。
② 瘦肉洗净切成丝装碗，放入少许盐、生抽搅拌均匀。
③ 倒入水淀粉搅拌匀，加入食用油，腌渍10分钟。
④ 锅中加水烧开，放盐、食用油，放豆皮焯煮后捞出。
⑤ 锅中倒入适量食用油，放入瘦肉丝，翻炒至变色。淋入料酒，炒匀提鲜。
⑥ 倒入切好的洋葱、彩椒，翻炒至食材变软。加入适量盐、生抽，炒匀调味。
⑦ 倒入焯过水的豆腐皮，炒匀。放葱段翻炒。
⑧ 倒入水淀粉快速炒匀，淋入芝麻油拌炒均匀，盛出装盘即可。

营养分析

洋葱含有葱蒜辣素，能提高胃肠道张力，促进胃肠蠕动，从而起到开胃作用，对萎缩性胃炎、胃动力不足、消化不良等引起的食欲不振有明显效果。

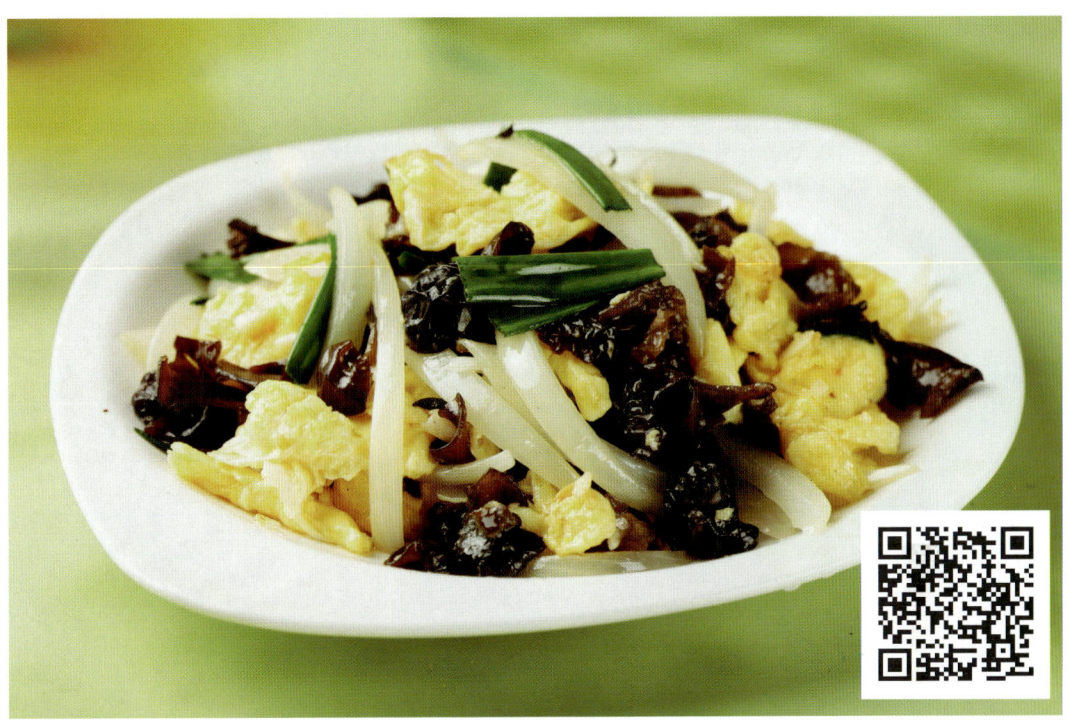

特效食谱 ❸ 洋葱木耳炒鸡蛋

原料

鸡蛋2个,洋葱45克,水发木耳40克,蒜末、葱段各少许

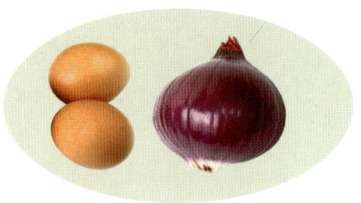

调料

盐3克,料酒5毫升,水淀粉、食用油各适量

做法

① 洋葱洗净切细丝,木耳泡发切成小块,焯水备用。
② 把鸡蛋打入碗中,加入少许盐、水淀粉打散调匀,制成蛋液待用。
③ 用油起锅,倒入备好的蛋液,翻炒至七成熟盛出。
④ 锅底留油,放入蒜末,用大火爆香。倒入洋葱丝,翻炒至其变软。
⑤ 再放入焯煮过的木耳,翻炒,淋少许料酒,炒香、炒透,加入适量盐,炒匀调味。
⑥ 倒入炒好的蛋液,翻炒片刻,至全部食材熟透。
⑦ 撒上葱段,快速炒匀,至散出葱香味。
⑧ 倒入适量水淀粉勾芡,使食材入味即成。

营养分析

洋葱含有胡萝卜素、咖啡酸、柠檬酸盐、多糖及多种氨基酸,有健胃、发汗、杀菌的功效。适用于萎缩性胃炎、胃动力不足、消化不良等症,常食可预防胃癌的发生。

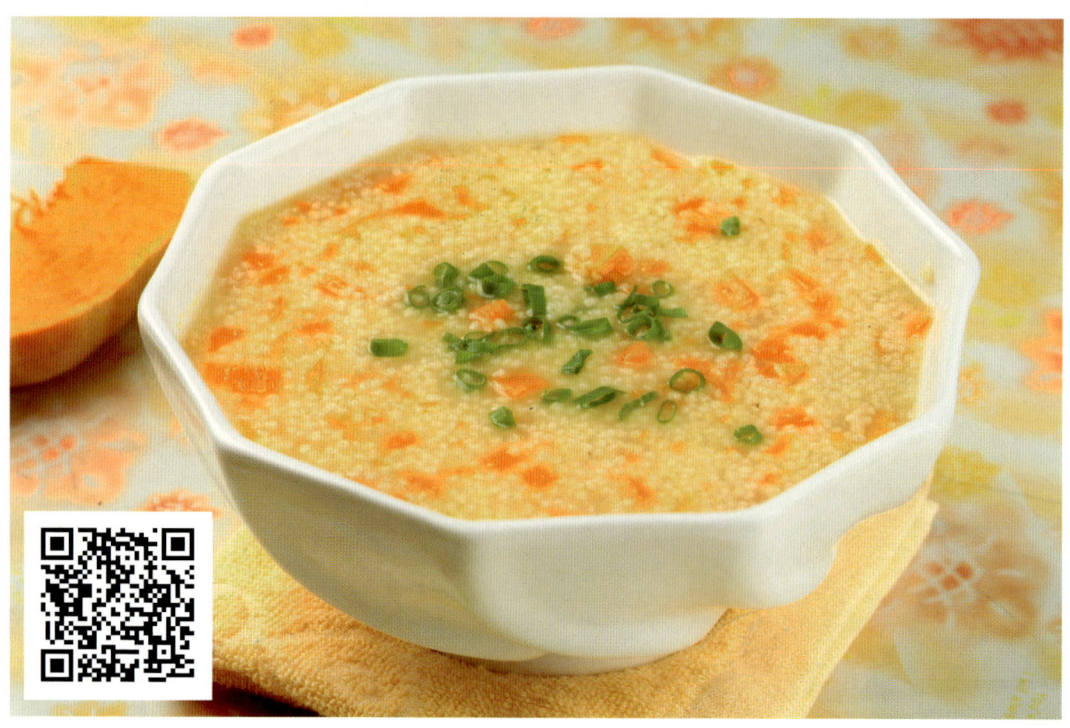

特效食谱 ❹ 小米南瓜粥

原料

水发小米90克，南瓜110克，葱花少许

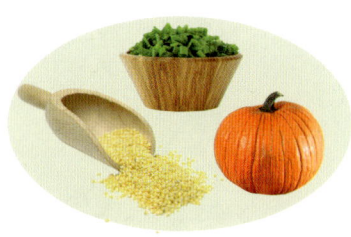

调料

盐2克，鸡粉2克

做法

① 将洗净去皮的南瓜切厚片，再切条，改切成粒。
② 把南瓜装入盘中，待用。
③ 锅中注清水烧开，倒入洗好的小米，搅匀。
④ 盖上盖，烧开后用小火煮30分钟，至小米熟软。
⑤ 揭盖，倒入南瓜，拌匀。
⑥ 盖上盖，用小火煮15分钟，至食材熟烂。
⑦ 揭盖，放入适量鸡粉、盐，用勺搅匀调味。
⑧ 盛出煮好的粥，装入碗中，再撒上葱花即可。

营养分析

小米营养丰富，具有健脾和胃、补益虚损、和中益肾、除热解毒之效。可治脾胃虚热、反胃呕吐、消渴、泄泻等症，对胃癌有预防作用。

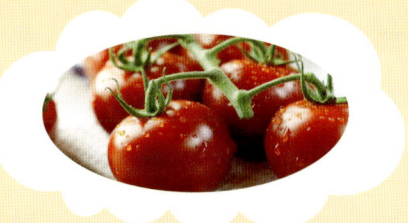
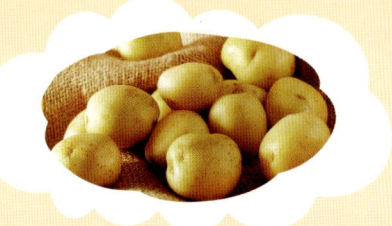
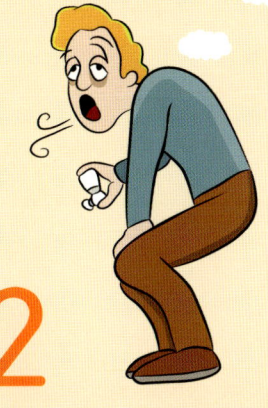

Part 2
呼吸内科常见病特效食谱

"呼吸"是生物机体和外界进行气体交换的活动。通过呼吸，机体从大气摄取新陈代谢所需要的氧气，排出所产生的二氧化碳。呼吸如此重要，如果呼吸器管出现问题，对健康的影响是巨大的，所以更应引起重视。

呼吸内科常见病包括咳嗽、感冒、哮喘等，最严重的要属肺癌。这里针对这些呼吸内科常见病推荐了相应的特效食谱，对于一般的咳嗽、感冒，要分型调理。如风寒型感冒患者，可选择具有发散风寒、辛温解表作用的食物，而风热型感冒患者，应选择具有清热利咽、辛凉解表作用的食物。

ke sou

咳嗽

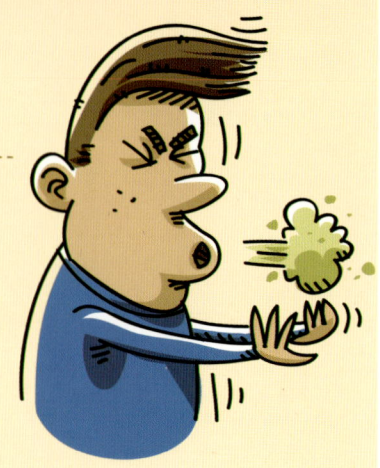

病症简介

咳嗽是人体的一种保护性呼吸反射动作,是常见肺部疾病的主要症状,如肺炎、支气管炎、肺气肿、感冒等。

健康诊所

咳嗽常分为六种。风寒咳嗽:咳嗽咽痒,咳痰清稀,鼻塞流清涕等,治疗宜宣肺散寒止咳。风热咳嗽:咳嗽痰黄黏稠,鼻流浊涕,咽红口干等,治宜疏风清热,化痰止咳。痰湿咳嗽:咳嗽痰多,痰液清稀,早晚咳重,常伴有食欲不振、口水较多等症,治宜燥湿化痰。痰热咳嗽:咳嗽吐黄痰,伴口渴、唇红、尿黄便干,治宜清热化痰。气虚咳嗽:咳嗽日久不愈,咳声无力,痰液清稀,面白多汗等,治宜健脾益气,补肺止咳。阴虚咳嗽:干咳少痰,咳久不愈,常伴形体消瘦、口干咽燥、手足心热,治宜滋阴润肺止咳。

生活保健

对于风热咳嗽,并同时伴有咽痛、扁桃体发炎的宝宝可以采用脚底按摩的方法。先上下来回搓宝宝的脚心,每只脚搓30下,然后每个脚趾都上下按摩20~40下,可很快缓解咳嗽症状。

饮食宜忌

宜吃食物

✓ 初咳者实证居多,治疗应以止咳化痰为主,可多食用杏仁、核桃、雪梨、桔梗、柚子、银杏、鱼腥草等食物。

✓ 久咳易耗伤肺气及肺阴,可多食用粳米、山药、党参、玉竹、麦冬、百合、银耳、香菇、鸽肉等补肺气、滋肺阴的食物。

忌吃食物

✗ 咳嗽患应忌食油腻和味甘醇厚的食物,如肥猪肉、红烧肉、酱肉、猪蹄等,以免聚湿生痰。

✗ 忌食辛辣刺激性食物,如辣椒、花椒、羊肉、八角等,饮食应宜清淡。

✗ 感冒引起的咳嗽者忌食用补药,影响病症的恢复。

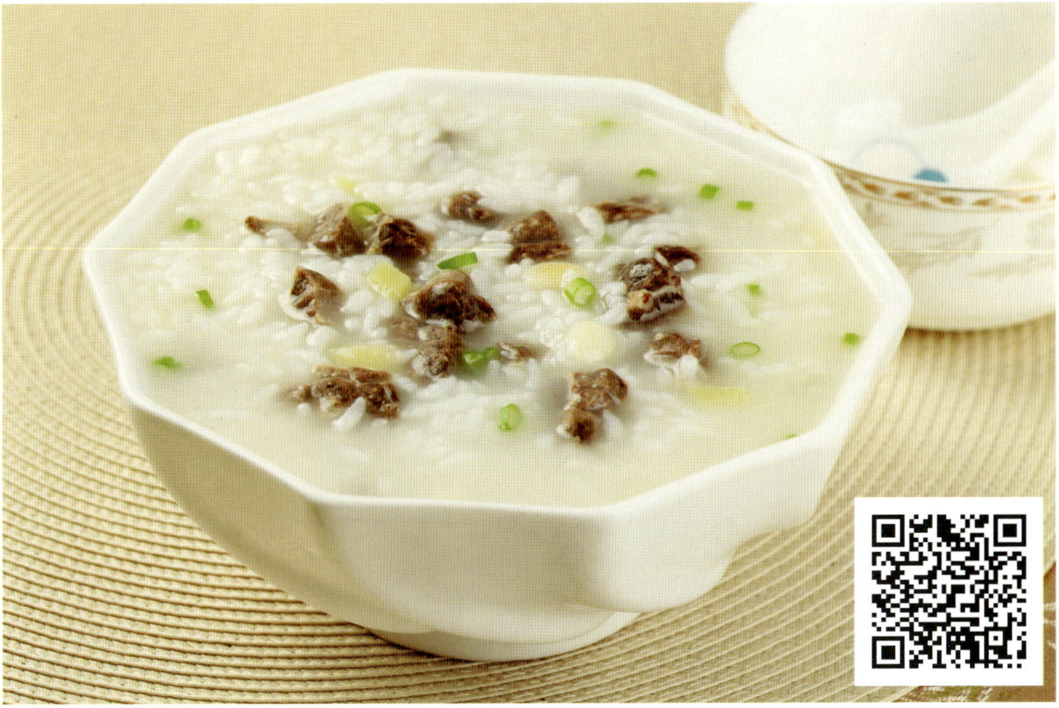

特效食谱❶ 杏仁猪肺粥

原料

猪肺150克，北杏仁10克，水发大米100克，姜片、葱花各少许

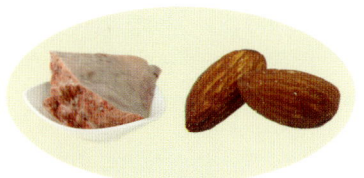

调料

盐3克，鸡粉2克，芝麻油2毫升，料酒3毫升，胡椒粉适量

做法

① 猪肺洗净切小块，入清水中加盐抓洗干净。
② 锅中注水烧开，加入料酒，倒入猪肺，略煮后捞出。
③ 砂锅注水烧开，放入洗好的北杏仁。
④ 倒入洗好的大米搅匀，烧开后用小火煮至熟软。
⑤ 倒入猪肺搅匀，放入少许姜片，拌匀。
⑥ 小火续煮至食材熟透，放入适量鸡粉、盐、胡椒粉，搅匀调味。
⑦ 淋入少许芝麻油，搅匀，放入少许葱花，搅拌匀。
⑧ 将煮好的粥盛出，装入碗中即可。

营养分析

杏仁富含蛋白质、脂肪、糖类、胡萝卜素、B族维生素、维生素P以及钙、磷、铁等营养成分，具有生津止渴、润肺定喘的功效，常用于肺燥喘咳等患者的保健与治疗。

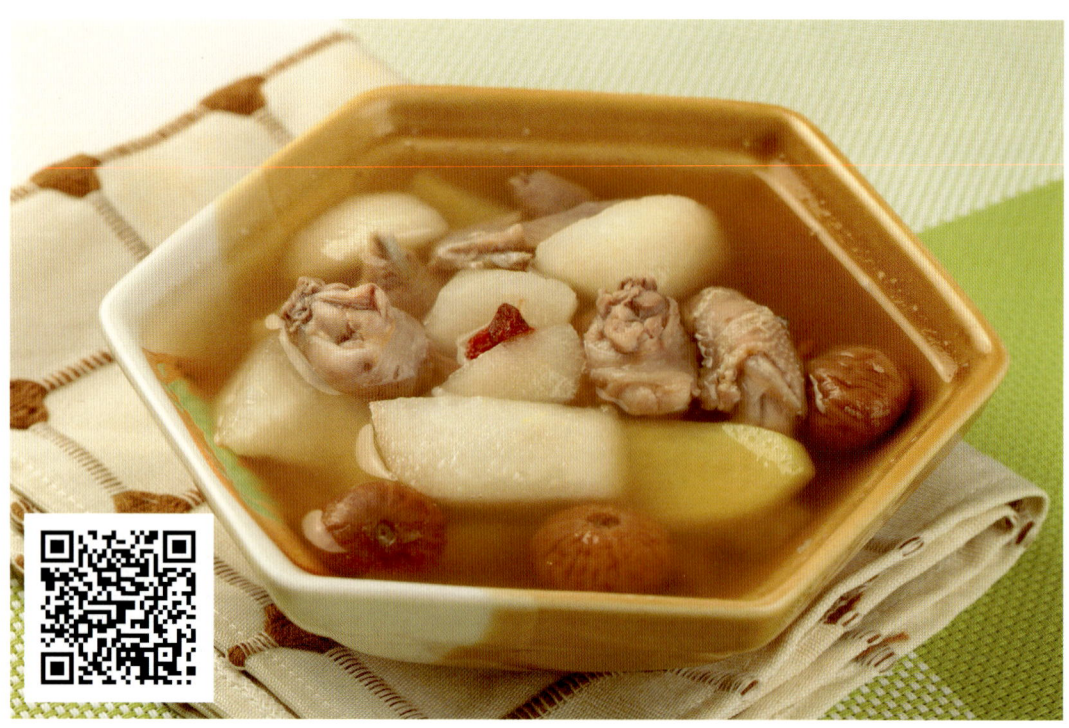

特效食谱❷ 雪梨无花果鹧鸪汤

原料

雪梨1个，鹧鸪200克，无花果20克，姜片少许

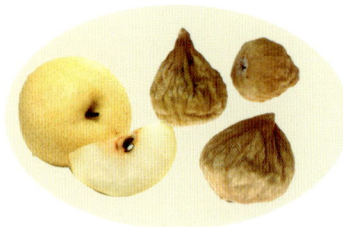

调料

盐、鸡粉各2克，料酒4毫升

做法

① 洗净去皮的雪梨对半切开，去除果核，切成小块。
② 处理干净的鹧鸪切成小块。
③ 锅中注入适量清水烧开，倒入鹧鸪块，搅匀，去除血渍后捞出，沥干。
④ 砂锅中注入适量清水烧开，放入洗净的无花果、姜片，再倒入氽过水的鹧鸪块，淋入少许料酒提味。
⑤ 烧开后用小火炖煮约40分钟至食材熟软。
⑥ 倒入雪梨块，续煮约15分钟，至全部食材熟透。
⑦ 加入盐、鸡粉调味，略煮片刻，至汤汁入味即成。

营养分析

雪梨含有苹果酸、柠檬酸、维生素B_1、维生素B_2、胡萝卜素，具有生津润燥、清热化痰、降低血压、养阴清热的功效，适宜咳嗽患者食用。

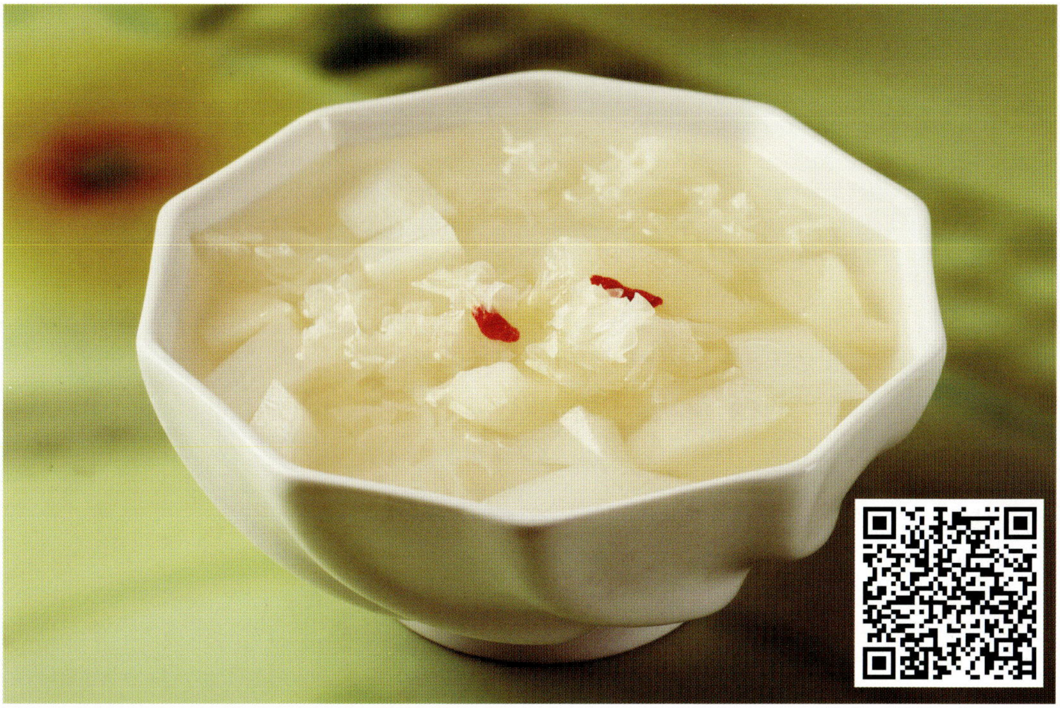

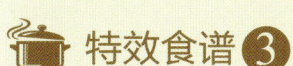

特效食谱❸ 银耳雪梨白萝卜甜汤

原料

水发银耳120克，雪梨100克，白萝卜180克，冰糖40克

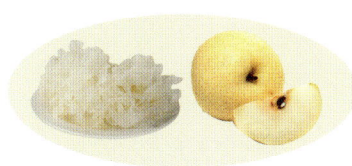

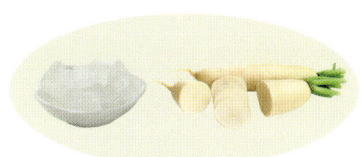

做法

① 去皮洗净的雪梨切瓣，去核，再切成小块。
② 洗好去皮的白萝卜对半切开，切条，改切成小块。
③ 洗净的银耳切去黄色根部，再切成小块。
④ 砂锅中注入适量清水烧开。
⑤ 放入切好的白萝卜，加入雪梨块，倒入切好的银耳。
⑥ 盖上盖，烧开后，用小火炖30分钟，至食材熟软。
⑦ 揭开盖，放入冰糖。
⑧ 搅拌均匀。
⑨ 盖上盖，煮5分钟，至冰糖溶化。
⑩ 揭盖，盛出煮好的甜汤，装入汤碗中即可。

营养分析

白萝卜含膳食纤维、芥子油、淀粉酶、钙、铁、锌、镁等成分，能下气消食、润肺生津、利尿通便，主治肺痿、肺热咳嗽、便秘、气胀、食滞、消化不良、痰多等症。

◎ gan mao

感冒

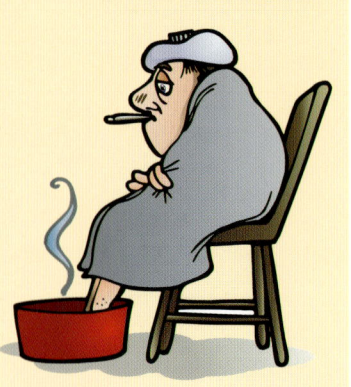

📋 病症简介

感冒中医称"伤风",是一种呼吸道常见病。感冒主要的致病病毒为冠状病毒和鼻病毒,当人们有受凉、过度疲劳、营养不良、烟酒过度或者其他全身性疾病等,引起机体抵抗力下降时就容易发作。

🔬 健康诊所

每种类型的感冒症状有所不同。风寒感冒:畏寒发热、鼻塞、流清涕、咳嗽、头痛、无汗、肌肉酸痛、吐稀薄白色痰、口不渴或渴喜热饮、小便清长、舌苔薄白。风热感冒:发热较轻、不恶寒、头痛较轻、有汗、鼻塞流涕、咳嗽、痰液黏稠呈黄色、伴咽喉痛、口干喜冷饮、小便黄、大便秘结、舌质红、舌苔薄黄。暑湿感冒:此类型感冒多发生在夏季,多表现为畏寒、发热、口淡无味、头痛、腹泻、呕吐等症状。时行感冒(流感):时行感冒与风热感冒的症状相似,但时行感冒的症状较重。

⏳ 生活保健

患感冒后要适当休息,减少户外活动。室内要保持清洁,多通风,使空气新鲜。风寒感冒患者可捂被闷头一觉,待汗出后,洗个热水澡,这一方法也可治愈感冒。

🔺 饮食宜忌

■ 宜吃食物

✅ 风寒型感冒患者应选择具有发散风寒、辛温解表作用的药材和食物,如白芷、桑叶、砂仁、紫苏、葱白、姜、蒜、辣椒、花椒等。

✅ 风热型感冒患者应选择具有清热利咽、辛凉解表作用的药材和食物,如菊花、金银花、枇杷、豆腐等。

✅ 暑湿型感冒患者应选择具有清暑祛湿解表作用的药材和食物,如藿香、茯苓、白扁豆、绿豆、苦瓜等。

■ 忌吃食物

❌ 暑湿型感冒患者勿食辛辣燥热、香燥助火的食物。

❌ 流行性感冒患者忌食辛辣刺激、油腻含油脂的食物。

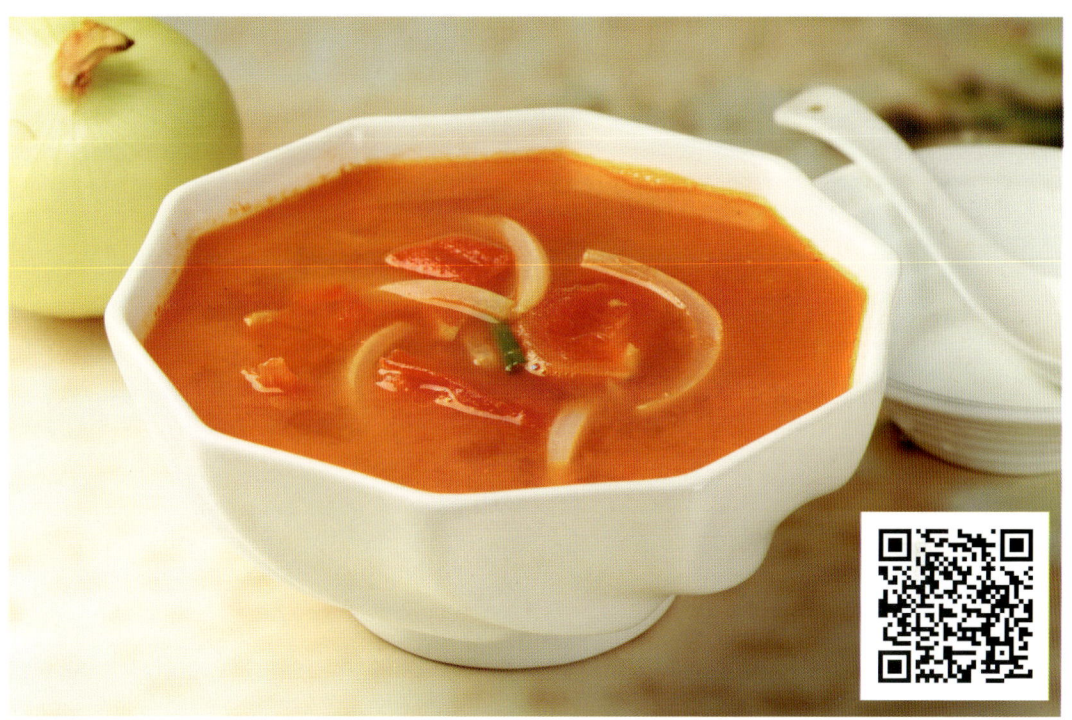

特效食谱 ❶ 西红柿洋葱汤

原料
西红柿150克，洋葱100克

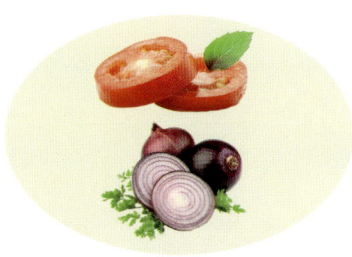

调料
盐2克，番茄酱15克，鸡粉、食用油各适量

做法
① 去皮洗净的洋葱切成丝。
② 洗好的西红柿对半切开，再切成小块，备用。
③ 锅中倒入适量食用油烧热，放入洋葱丝，快速翻炒匀。
④ 倒入切好的西红柿，翻炒片刻。
⑤ 注入适量清水。
⑥ 盖上锅盖，烧开后煮2分钟至食材熟透。
⑦ 揭开锅盖，加入适量鸡粉、盐、番茄酱。
⑧ 用勺搅匀调味。
⑨ 关火后盛出煮好的汤料，装入碗中即可。

营养分析
西红柿中维生素A、维生素C的比例合适，常吃可增强小血管功能，预防血管老化；洋葱具有发散风寒的作用。此汤能加快感冒进程，让感冒快好。

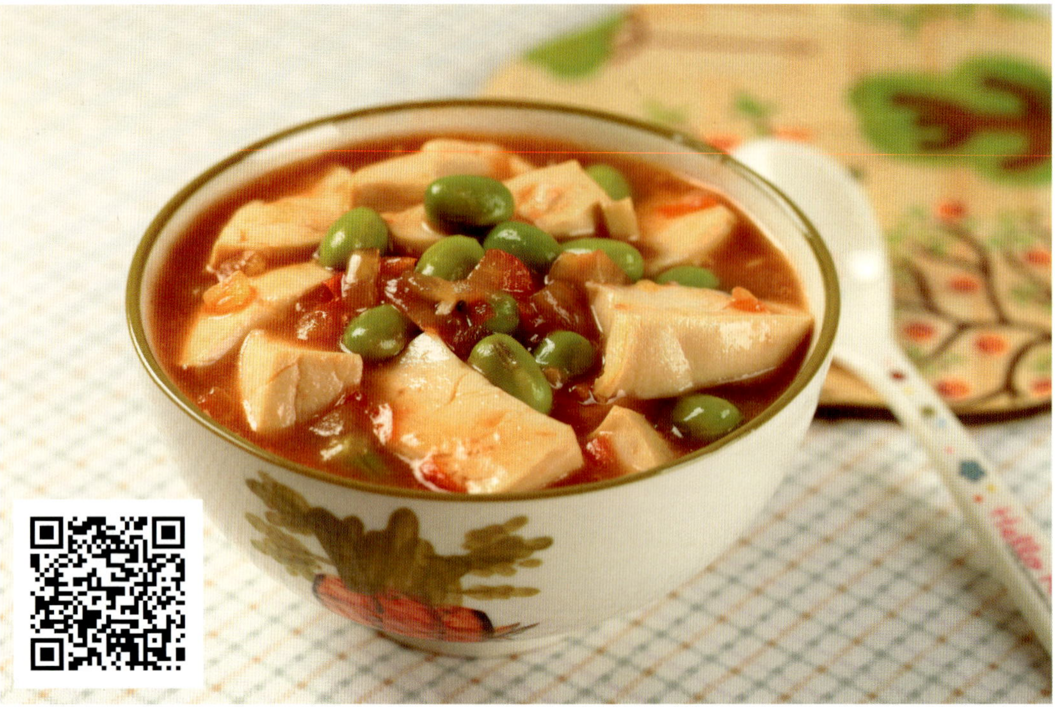

特效食谱❷ 素烧豆腐

原料
豆腐100克，西红柿60克，青豆55克

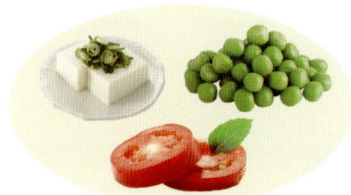

调料
盐3克，生抽3毫升，老抽2毫升，水淀粉、食用油各适量

做法
① 把洗净的豆腐、西红柿切成小方块。
② 锅中注入适量清水烧开，加入少许盐。
③ 放入洗净的青豆，焯煮约3分钟至青豆颜色呈深绿色，捞出，沥干。
④ 倒入豆腐块，焯煮约1分钟，捞出，沥干水分。
⑤ 用油起锅，倒入西红柿丁，翻炒出汁水。加入焯煮过的青豆，翻炒匀。
⑥ 注入少许清水，调入盐、生抽，再倒入焯过水的豆腐块，拌匀，用中火煮至汤汁沸腾。
⑦ 淋上少许老抽，拌匀上色，转大火收浓汁水，倒入适量水淀粉勾芡即成。

营养分析
豆腐含铁、镁、钾、烟酸、铜、钙、锌、磷、叶酸、维生素B_{16}，有益气和中、生津润燥、清热解毒的功效。适于热性体质、口臭口渴、风热感冒、热病后调养者食用。

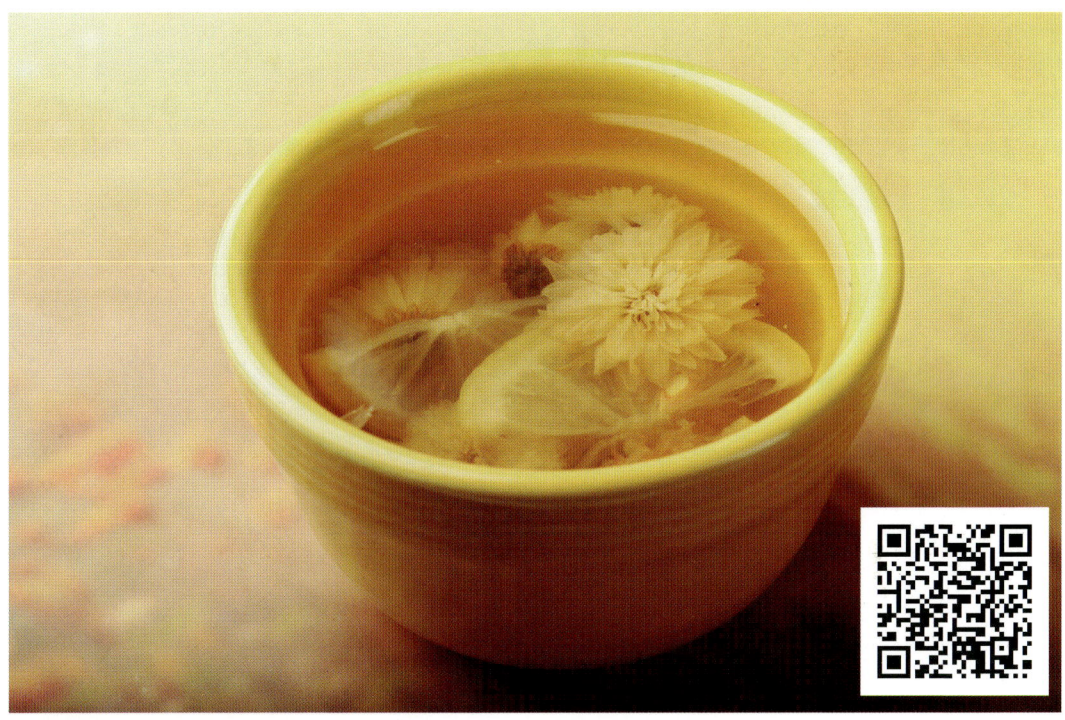

特效食谱 ❸ 蜂蜜柠檬菊花茶

原料

柠檬70克，菊花8克

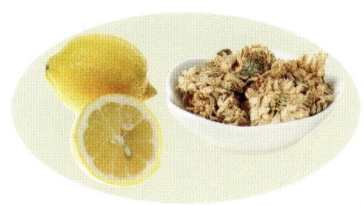

调料

蜂蜜12克

做法

① 将洗净的柠檬切成片，备用。
② 砂锅中注入适量清水，用大火烧开。
③ 倒入洗净的菊花，撒上柠檬片，搅拌匀。
④ 盖上盖，煮沸后用小火煮约4分钟。
⑤ 揭盖，轻轻搅拌一会儿。
⑥ 关火后盛出煮好的茶水，装入碗中。
⑦ 趁热淋入少许蜂蜜即成。

营养分析

菊花具有散风清热、平肝明目的功效。可用于风热感冒、头痛眩晕、目赤肿痛、眼目昏花等症。风热感冒患者可多饮用。

xiao chuan

哮喘

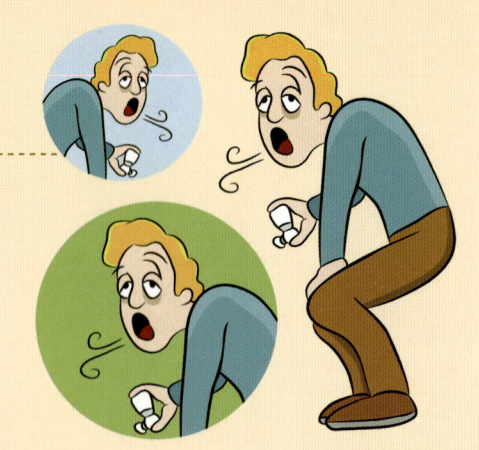

病症简介

哮喘是一种慢性支气管疾病，病者的气管因为发炎而肿胀，呼吸管道变得狭窄，因而导致呼吸困难。分为内源性哮喘和外源性哮喘。

健康诊所

引发哮喘病的原因很多，猫狗的皮屑、霉菌等过敏源的侵入、微生物感染、过度疲劳、情绪波动大、气候寒冷导致呼吸道感染、天气突然变化或气压降低都可能导致哮喘病发作。外源性哮喘常伴有发作先兆，如发作前先出现鼻痒、咽痒、流泪、喷嚏、干咳等，发作期出现喘息、胸闷、气短、平卧困难等；内源性哮喘一般先有呼吸道感染，咳嗽、吐痰、低热等，后逐渐出现喘息、胸闷、气短，多数病程较长，缓解较慢。

生活保健

鼓励患者多饮水，保证每日摄入一定的水量，给患者翻身拍背，帮其排除痰液等。患者呼吸困难时，宜取半卧位。保持房间的安静和整洁，居室内禁放花、草、地毯等，减少不良刺激。避免刺激性气体、烟雾、灰尘和油烟。

饮食宜忌

宜吃食物

✓ 哮喘患者宜选用有松弛气道平滑肌作用的中药材和食材，如麻黄、当归、陈皮、佛手、青皮、茶叶等。

✓ 宜选择有抗过敏反应作用的中药材和食材，如黄芩、防风、人参、西洋参、红枣、五味子、田七、芝麻等。

✓ 宜吃蛋白质含量高的食物，如鸡肉、牛奶、瘦肉、豆腐等。

✓ 宜吃补肾纳气、化痰止喘的中药材和食物，如款冬花、柑橘、枇杷、蜂蜜、丝瓜、梨、白果、猪肺等。

忌吃食物

✗ 辛辣食物助火生痰应忌食，如辣椒、韭菜、大葱、蒜等。

✗ 酒精、碳酸饮料及冷饮进入血液会使心跳加快，肺呼吸功能降低，应忌食。如酒、碳酸饮料、冷饮等。

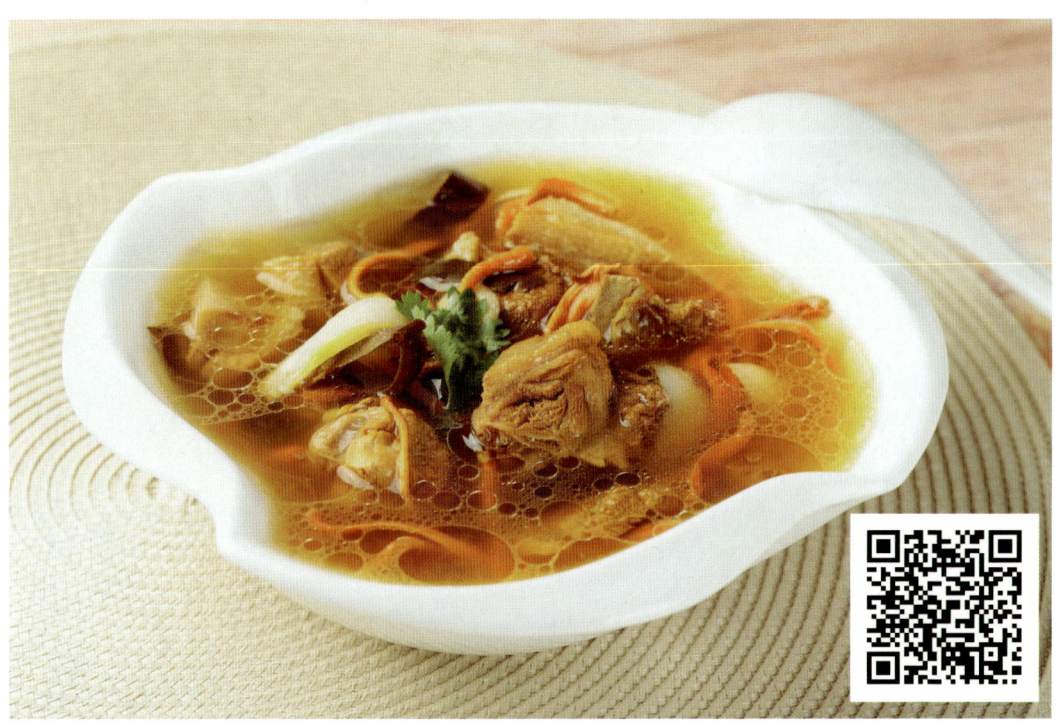

特效食谱 ❶ 枇杷虫草花老鸭汤

原料

鸭肉500克，虫草花30克，百合40克，枇杷叶7克，南杏仁25克，姜片25克

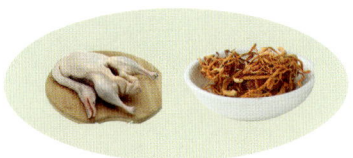

调料

盐2克，鸡粉2克，料酒20毫升

做法

① 洗净的鸭肉斩成小块，备用。
② 锅中注入适量清水烧热，放入鸭块，搅匀。
③ 加入少许料酒，煮至沸，氽去血水。
④ 把氽煮好的鸭块捞出，待用。
⑤ 砂锅中注入适量清水烧开，倒入氽过水的鸭块。
⑥ 放入枇杷叶、百合、南杏仁、姜片。加入虫草花，搅拌均匀，再放入适量料酒。
⑦ 烧开后用小火炖1小时，放入少许盐、鸡粉。
⑧ 撇去汤中浮沫，搅拌匀，煮至入味。
⑨ 将炖好的汤料盛出，装入碗中即可。

营养分析

枇杷叶所含的苦杏仁苷在消化道被微生物酶分解出微量氢氰酸，对呼吸中枢有镇静作用，具有清肺热、平喘镇咳等功效。

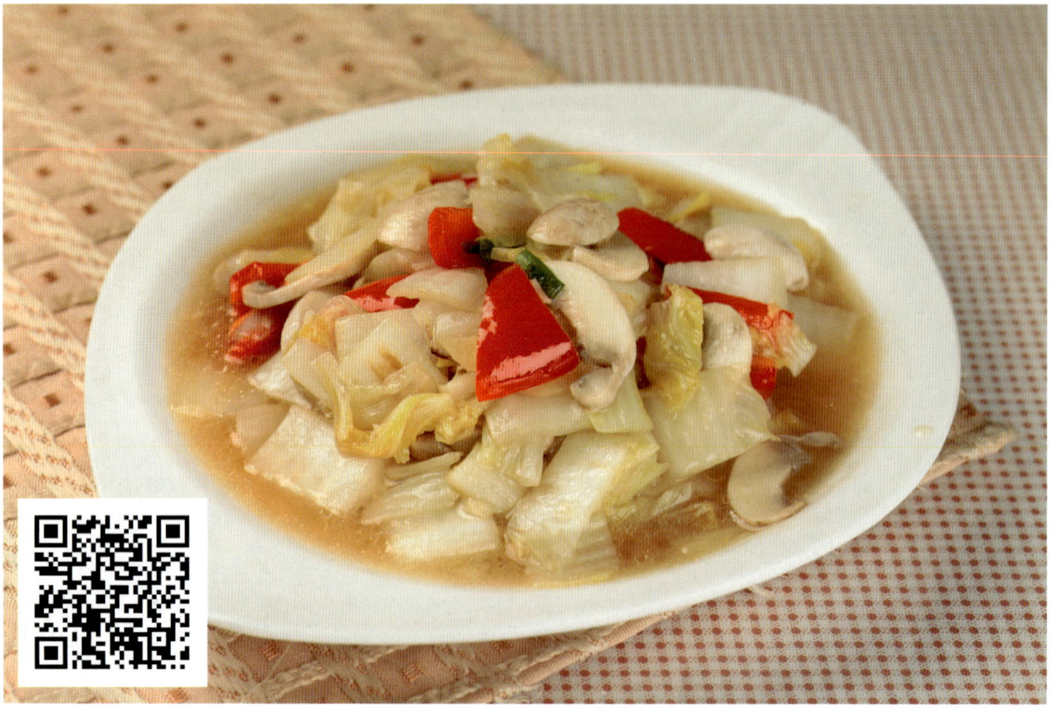

特效食谱 ❷ 口蘑烧白菜

原料
口蘑90克，大白菜120克，红椒40克，姜片、蒜末、葱段各少许

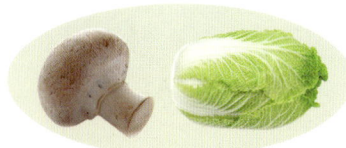

调料
盐3克，鸡粉2克，生抽2毫升，料酒4毫升，水淀粉、食用油各适量

做法
① 洗净的口蘑切成片；洗好的大白菜、红椒切成小块。
② 锅中注入适量清水烧开，加入少许鸡粉、盐。
③ 倒入口蘑，搅匀，煮约1分钟，再倒入大白菜、红椒，搅匀，续煮约半分钟。
④ 至全部食材断生后捞出，沥干水分，待用。
⑤ 用油起锅，放入姜片、蒜末、葱段爆香。倒入焯煮好的食材，翻炒均匀。
⑥ 淋入少许料酒，加入鸡粉、盐，翻炒匀，再倒入少许生抽，翻炒至食材入味。
⑦ 倒入适量水淀粉，翻炒至食材熟透即成。

营养分析
白菜含有蛋白质、B族维生素、钙、磷、粗纤维等成分，还含有丰富维生素C，具有益胃生津、清热除烦的功效，尤其适合肺热咳嗽、哮喘、便秘、肾病患者食用。

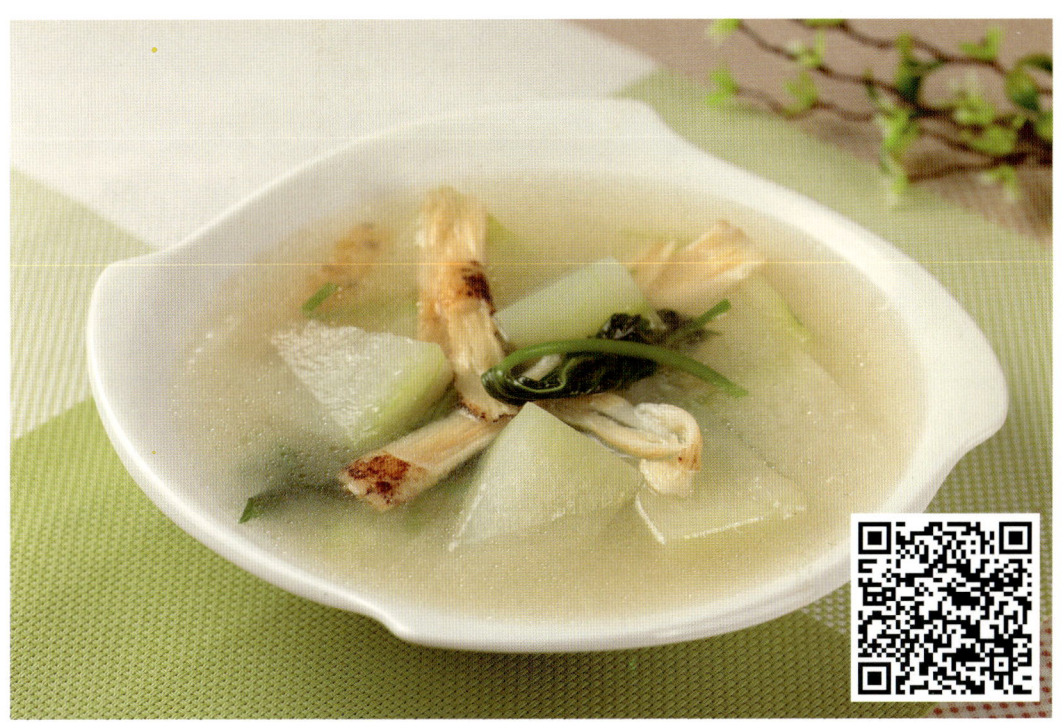

特效食谱 ❸ 黄芪红薯叶冬瓜汤

原料

黄芪15克，冬瓜200克，红薯叶40克

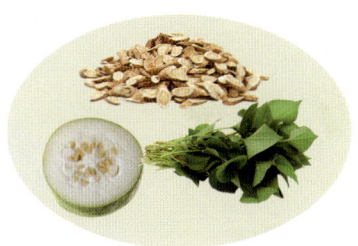

调料

盐2克，鸡粉2克，食用油适量

做法

① 将洗净去皮的冬瓜切小块。
② 把冬瓜块装入盘中，待用。
③ 砂锅中注入适量清水，用大火烧开。
④ 放入洗好的黄芪。
⑤ 倒入切好的冬瓜，搅拌匀。
⑥ 盖上盖，煮沸后再用小火煮，至全部食材熟透。
⑦ 取下盖子，加入适量盐、鸡粉。
⑧ 倒入洗好的红薯叶，淋入少许食用油。
⑨ 轻轻搅拌匀，再续煮片刻，至红薯叶断生。
⑩ 关火后盛出煮好的冬瓜汤，装入碗中即可。

营养分析

冬瓜含蛋白质、钙、铁、镁、磷、钾以及多种维生素，具有润肺生津、化痰止渴、利尿消肿、清热祛暑、解毒的功效，黄芪补气，此品很适合气虚哮喘患者食用。

肺癌 ◎ fei ai ▶▶▶

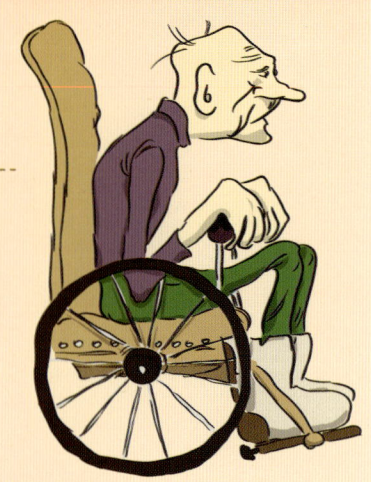

病症简介

肺癌是指原发生于支气管上皮细胞的恶性肿瘤，肺癌扩散转移的方式可归纳为局部浸润、血道转移、淋巴道转移和种植转移四种。肺癌的四大主要症状是咳嗽、咯血、发热、胸痛。

健康诊所

肺癌的发病原因主要为：①吸烟，有吸烟习惯者肺癌发病率比不吸烟者高10倍。②大气污染，工业发达国家肺癌的发病率高，城市比农村高，厂矿区比居住区高。③职业因素，长期接触铀、镭等放射性物质及其衍化物均可诱发肺癌。④肺部慢性疾病，肺结核、硅肺、尘肺等可与肺癌并存。⑤人体内的因素，也可能对肺癌的发病起一定的促进作用。

生活保健

疼痛是晚期肺癌患者的主要症状，在使用止痛药之前可先尝试以下三种止痛方案：①按摩、涂清凉止痛药、热敷疼痛周围皮肤；②播放一些轻快的音乐，或让病人看一些笑话、小说等以转移注意力；③闭眼、放松，做慢而深的呼气与吸气。

饮食宜忌

宜吃食物

- ✅ 肺癌患者宜选用具有补肺气、止咳嗽作用的中药材和食材，如北沙参、百合、泽泻、白芨、玉竹、西瓜、黄瓜、麦冬等。
- ✅ 宜吃具有增强机体免疫、抗肺癌作用的食物，如薏米、粳米、薏米、菱角、牡蛎、海蜇、黄鱼、鸭肉、海参、山药、青枣、绿茶、猕猴桃、葡萄、花菜、红枣、冬虫夏草、四季豆、香菇、核桃、甲鱼、燕窝等。

忌吃食物

- ❌ 忌吃油煎、烧烤类食物，如烤鸭、炸鸡、油条、薯片等。
- ❌ 忌吃辛辣、刺激性食物，如葱、姜、花椒、辣椒等。
- ❌ 忌吃油腻、黏腻生痰的食物，如肥肉、香肠、糯米、甜点等。

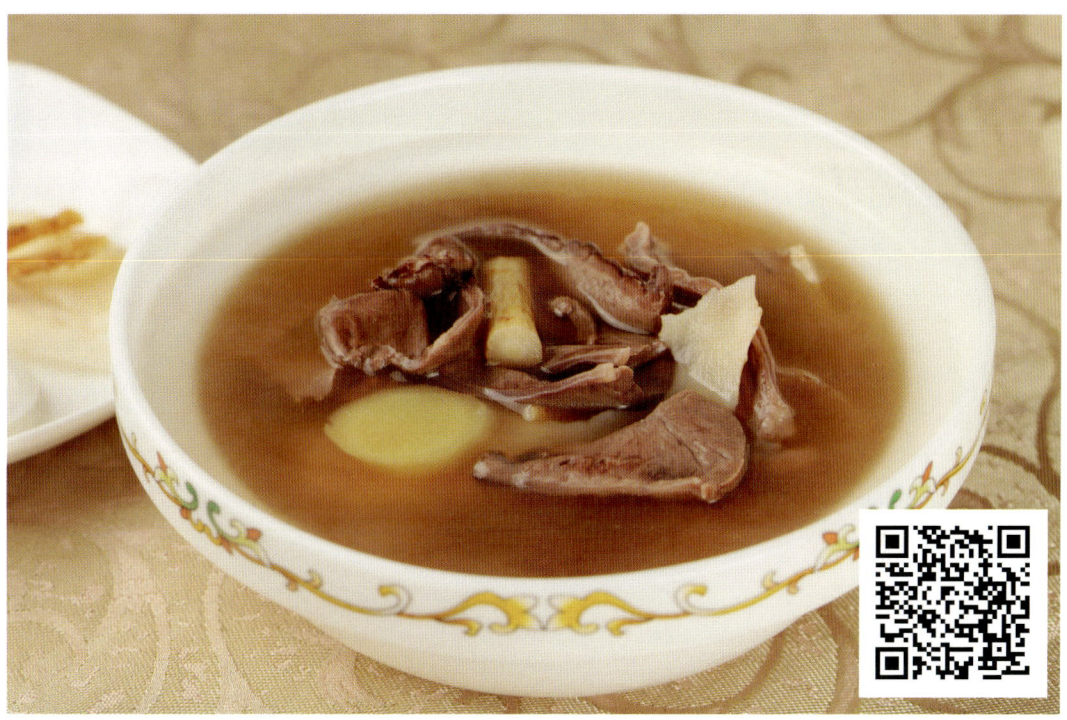

特效食谱 ❶ 玉竹参归炖猪心

原料

玉竹10克，党参12克，当归12克，猪心180克，姜片少许

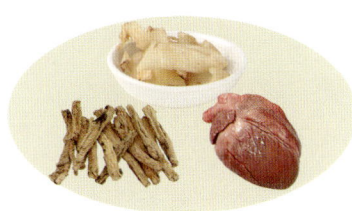

调料

盐2克，鸡粉2克，料酒10毫升

做法

① 将洗净的猪心切成片。
② 锅中注入适量清水烧开，倒入猪心，汆去血水。
③ 把汆煮好的猪心捞出，待用。
④ 砂锅中注入清水烧开，放入洗好的玉竹、党参、当归。
⑤ 撒入姜片，倒入汆过水的猪心，加适量料酒，拌匀。
⑥ 盖上盖子，用小火炖30分钟。
⑦ 揭盖，放入少许盐、鸡粉。
⑧ 拌匀调味。
⑨ 关火后将煮好的汤料盛出，装入碗中即可。

营养分析

玉竹含有黄酮、生物碱、多糖、甾醇、鞣质、黏液质和强心苷等有效成分，可养阴、润燥、除烦、止渴，治热病阴伤、咳嗽烦渴、虚劳发热、消谷易饥、小便频数。

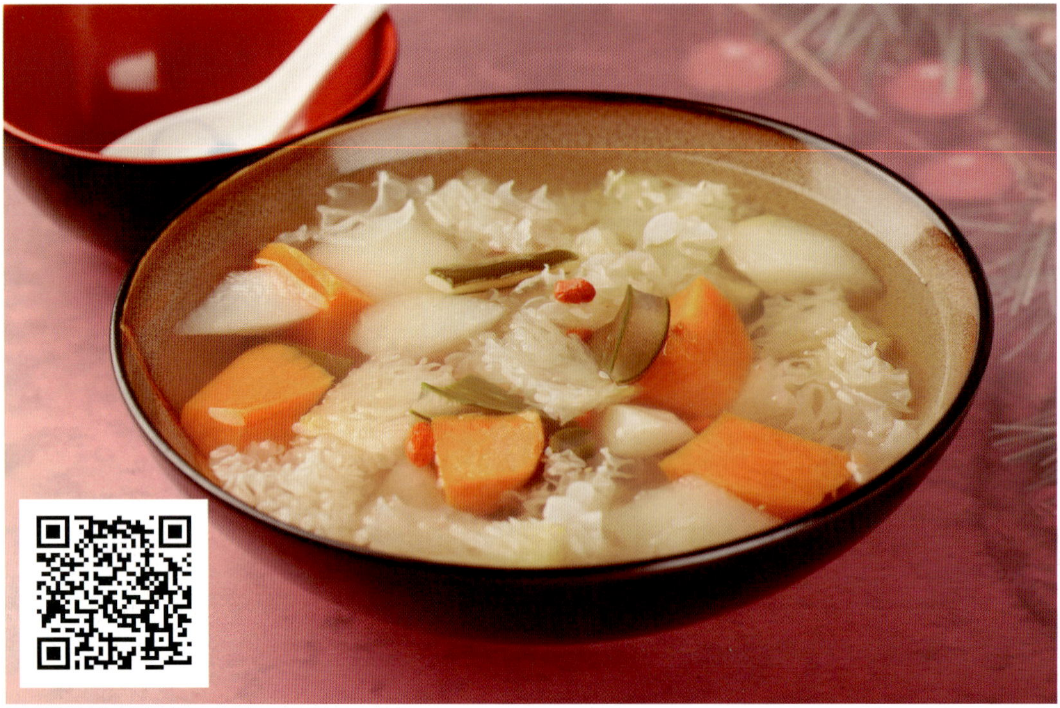

特效食谱 ❷ 芦荟银耳炖雪梨

原料

芦荟85克，水发银耳130克，红薯100克，雪梨110克，冰糖40克，枸杞10克

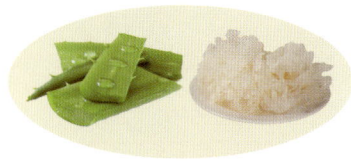

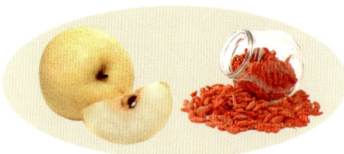

做法

① 洗净去皮的雪梨切成四瓣，去核，切成小块。
② 洗好去皮的红薯切成粗条，再切成小块。
③ 洗净的芦荟切成小块。
④ 洗好的银耳切去黄色根部，再切成小块。
⑤ 砂锅中注水烧开，倒入红薯、银耳、雪梨，拌匀。
⑥ 盖上盖，用小火煮20分钟，至食材熟软。
⑦ 揭开盖，加冰糖，倒入洗净的枸杞，放入芦荟搅匀。
⑧ 再盖上盖，用小火续煮5分钟。
⑨ 揭开盖，搅匀，使其更入味。
⑩ 关火后盛出煮好的甜汤，装入碗中即可。

营养分析

银耳含有较多的膳食纤维、植物蛋白、胶质，可以滋补生津、润肺养胃、补肺益气。治虚劳咳嗽、痰中带血、津少口渴、病后体虚、气短乏力等症，常食可预防肺癌。

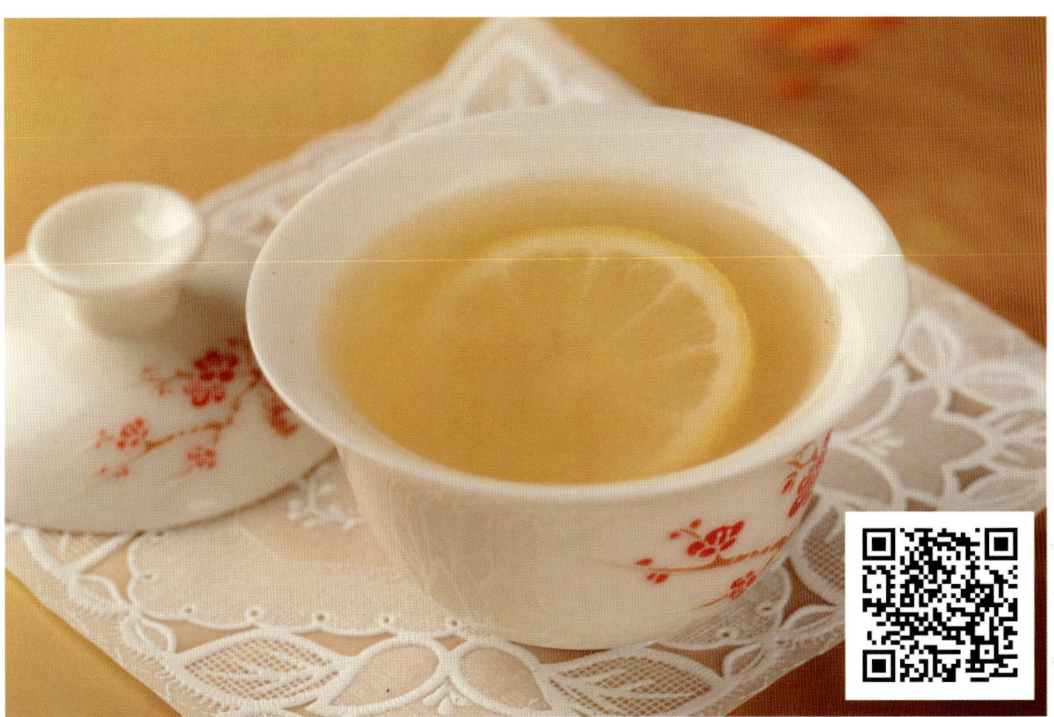

特效食谱 ❸ 柠檬蜂蜜绿茶

原料

柠檬片45克，绿茶10克，蜂蜜30毫升

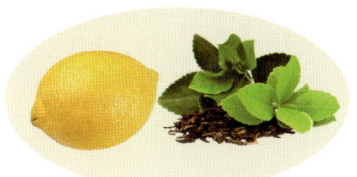

做法

① 砂锅中注入适量清水烧开。
② 放入备好的柠檬片。
③ 加入绿茶。
④ 拌匀，煮1分钟。
⑤ 把煮好的茶水盛出，滤入杯中。
⑥ 加入蜂蜜即可。

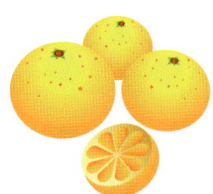

营养分析

蜂蜜含有多种无机盐、维生素、铁、钙、铜、锰、钾、磷等多种有机酸和有益人体健康的微量元素，能滋阴润燥、润肠通便，对少年儿童咳嗽治疗效果很好。

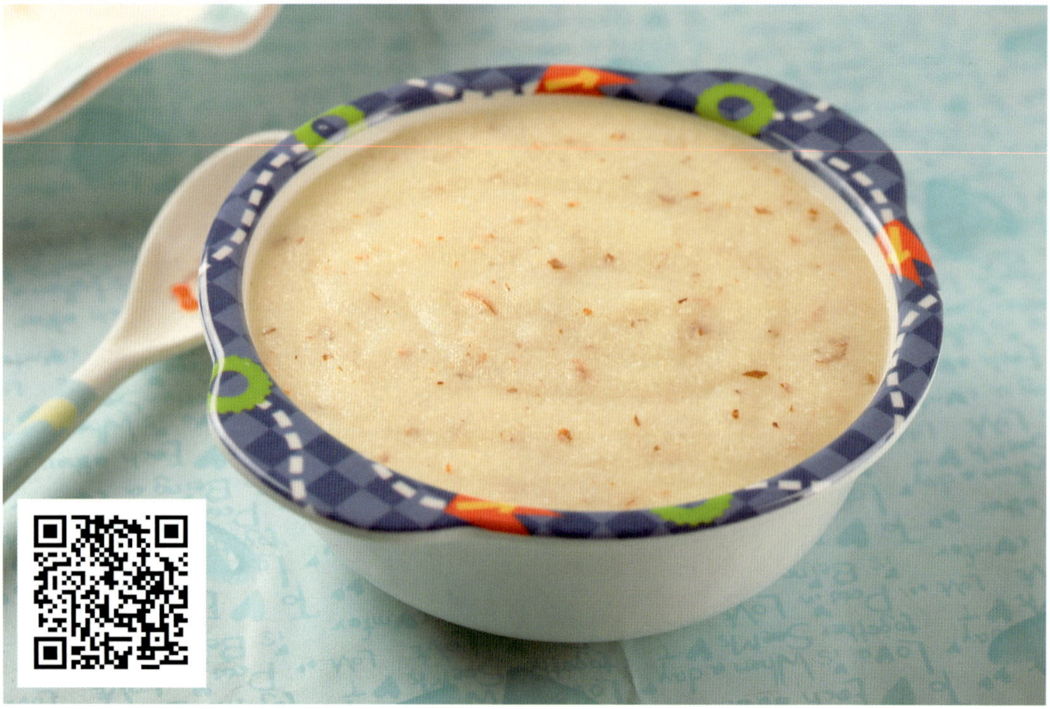

特效食谱 ④ 山药杏仁糊

原料

山药180克，小米饭170克，杏仁30克

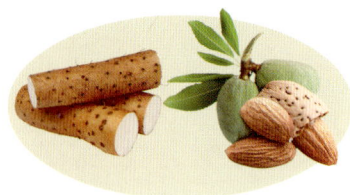

调料

白醋少许

做法

① 将去皮洗净的山药切成丁。
② 锅中注入适量清水烧开，倒入切好的山药，加入少许白醋，拌匀，煮2分钟至熟透，捞出。
③ 取榨汁机，选搅拌刀座组合，再倒入山药。
④ 加入小米饭、杏仁，倒入适量清水，榨成糊。
⑤ 将山药杏仁糊倒入汤锅中，用勺子持续搅拌匀。
⑥ 再用小火煮约1分钟。
⑦ 把煮好的山药杏仁糊盛出，装入碗中即可。

营养分析

杏仁富含蛋白质、脂肪、糖类、胡萝卜素、B族维生素、维生素P以及钙、磷、铁等成分，能润肺、止咳、滑肠，对干咳无痰、肺虚久咳等症有一定的缓解作用。

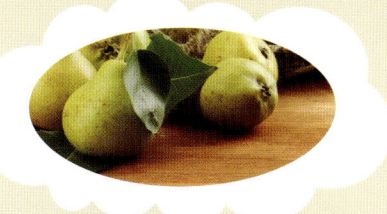
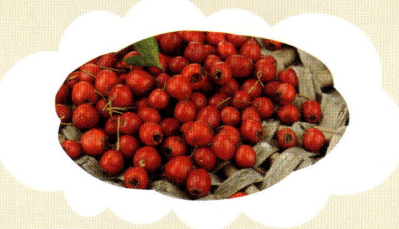
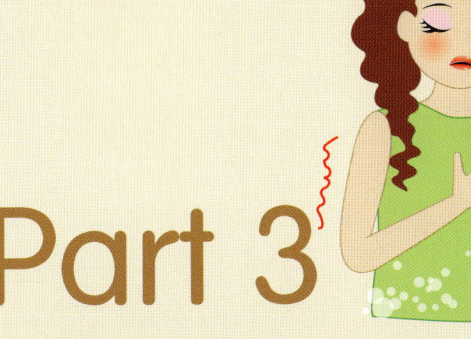

Part 3
心血管内科常见病特效食谱

　　心血管是由心和血管组成，血管又包括动脉、静脉和毛细血管，在功能上主要是把机体从外界摄取的氧气和营养物质输送至全身的各个组织和器官，促进新陈代谢，同时将代谢产物运送至肺、肾、皮肤等处排出体外。

　　心血管内科疾病具有"发病率高、致残率高、死亡率高、复发率高、并发症多"即"四高一多"的特点。心血管内科常见病包括高血压、冠心病、糖尿病、贫血、高血脂症、痛风等。通过食疗的方式调理这些心血管内科的常见病，能起到很好的作用，可多食用如山楂、红枣、洋葱、海鱼、木耳、大蒜、荞麦、油菜、西红柿等食物，也可结合中药材，如玉竹、牛膝、天麻、西洋参、菊花、丹参、红花、枸杞、田七、天麻等，制成药膳，调治病症。

糖尿病

◎ tang niao bing ▶▶▶

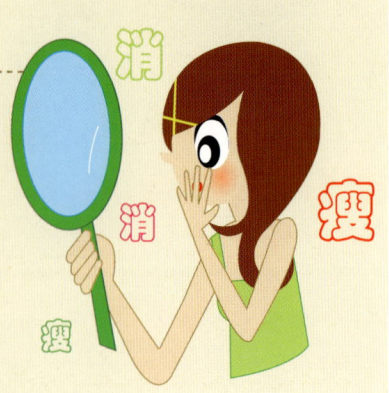

病症简介

糖尿病是由遗传因素、免疫功能紊乱等各种致病因子作用于机体，导致胰岛功能减退、胰岛素抵抗等而引发的系列代谢紊乱综合症。分为1型糖尿病、2型糖尿病、妊娠糖尿病、继发性糖尿病。

健康诊所

导致糖尿病的原因有很多种，除了遗传因素以外，大多数都是由不良的生活和饮食习惯造成的，如饮食习惯的变化、肥胖、体力活动过少和紧张焦虑都是糖尿病的致病原因。年龄大于45岁、有糖尿病家族史、有高血脂、高血压、妊娠、运动不足、长期使用糖皮质激素者，都是糖尿病的易发人群。

生活保健

糖尿病患者生活要有规律，身体情况许可的可进行适当的运动，以促进碳水化合物的利用，减少胰岛素的需要量。注意个人卫生，预防感染。糖尿病患者常因脱水和抵抗力下降，皮肤容易干燥发痒，也易合并皮肤感染，应定时给予擦身或沐浴，以保持皮肤清洁。此外，应避免袜紧、鞋硬，以免血管闭塞而发生坏疽或皮肤破损而致感染。按时测量体重以作计算饮食和观察疗效的参考。

饮食宜忌

宜吃食物

✓ 糖尿病患者宜选用具有降低血糖浓度功能的中药材和食材，如苦瓜、黄瓜、洋葱、南瓜、荔枝、番石榴、银耳、木耳、玉米、牡蛎、菜心、花生米、鸭肉、大蒜、柚子、黄精、葛根、玉竹、枸杞、白术、何首乌等。

✓ 宜选用具有对抗肾上腺素，促进胰岛素分泌功能的中药材和食材，如女贞子、桑叶、淫羊藿、黄芩、芹菜、柚子、番石榴、芝麻、葡萄、梨、鱼、香菇、白菜、芹菜、花菜等。

忌吃食物

✗ 忌吃容易使血糖升高的食物，如蜂蜜、果脯、果酱、粉条、热茶等。

✗ 忌吃辛辣、刺激、肥腻的食物，如牛油、肥肉、酒、油炸食品等。

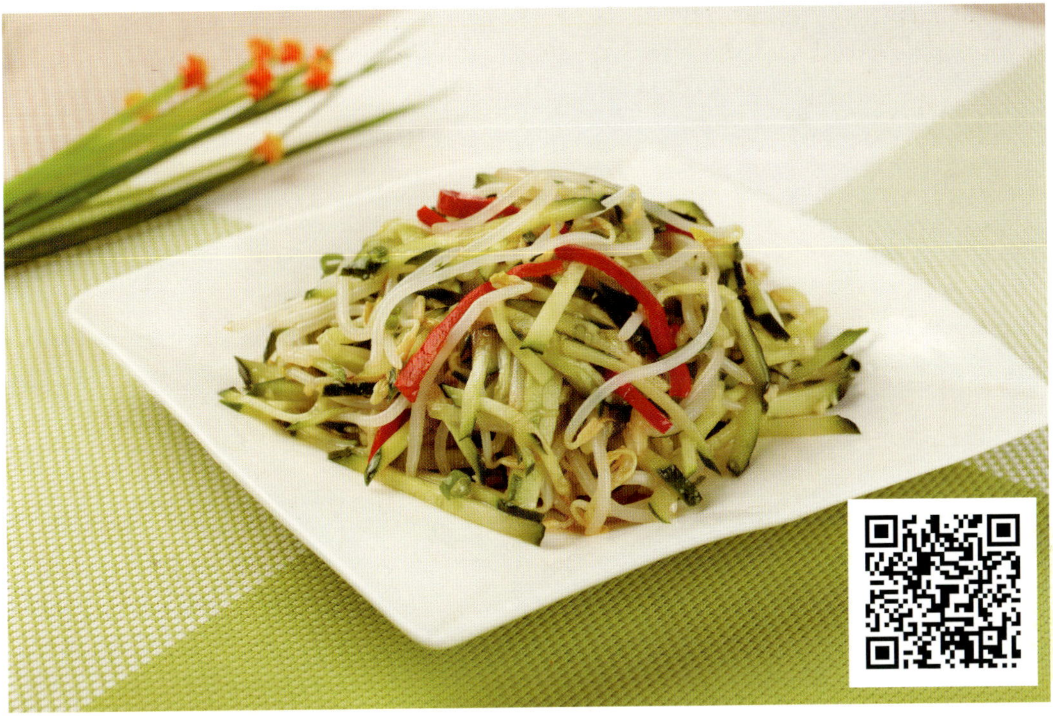

特效食谱 ❶ 黄瓜拌绿豆芽

原料
黄瓜200克，绿豆芽80克，红椒15克，蒜末、葱花各少许

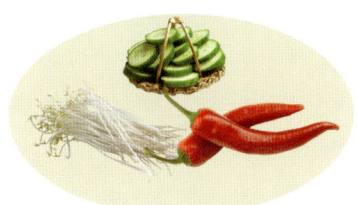

调料
盐2克，鸡粉2克，陈醋4毫升，芝麻油、食用油各适量

做法
① 将洗净的黄瓜切片，改切成丝。
② 洗好的红椒切开，去籽，切成丝。
③ 锅中注入适量清水烧开，加入少许食用油，放入洗好的绿豆芽、切好的红椒，拌匀，煮约半分钟至熟。
④ 把焯煮好的绿豆芽和红椒捞出，沥干后装碗。
⑤ 再放入切好的黄瓜丝。
⑥ 加入适量盐、鸡粉。
⑦ 放入少许蒜末、葱花。
⑧ 倒入适量陈醋。
⑨ 用筷子拌匀至入味。
⑩ 淋入少许芝麻油，把碗中的食材搅拌匀即成。

营养分析
绿豆芽含有维生素C、核黄素、纤维素，能清除血管壁中堆积的胆固醇和脂肪，预防心血管疾病。常食绿豆芽还可清热解毒，利尿除湿，糖尿病患者可以多食。

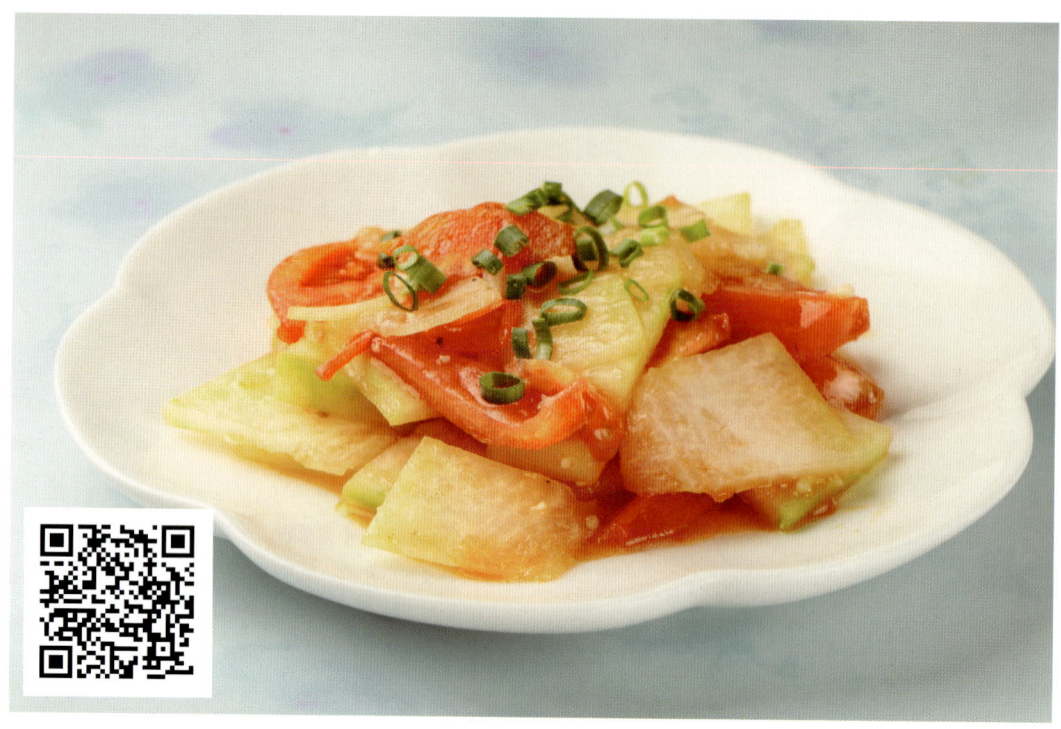

特效食谱❷ 西红柿炒冬瓜

原料
西红柿100克，冬瓜260克，蒜末、葱花各少许

调料
盐2克，鸡粉2克，食用油适量

做法
①洗净去皮的冬瓜切成片。
②洗好的西红柿切成小块。
③锅中注入适量清水烧开，倒入切好的冬瓜，搅匀，煮半分钟，至其断生。
④将焯好的冬瓜捞出，沥干水分，备用。
⑤用油起锅，放入蒜末，翻炒出香味。
⑥倒入西红柿，快速翻炒匀。
⑦放入焯过水的冬瓜，炒匀。
⑧加入适量盐、鸡粉，炒匀调味。
⑨倒入少许水淀粉，快速翻炒均匀。
⑩盛出炒好的食材，装入盘中，撒上葱花即可。

营养分析
冬瓜含有丙醇二酸，能防止体内脂肪堆积，消耗多余的脂肪，对高血压、动脉粥样硬化、糖尿病等有良好的食疗效果，适合糖尿病患者食用。

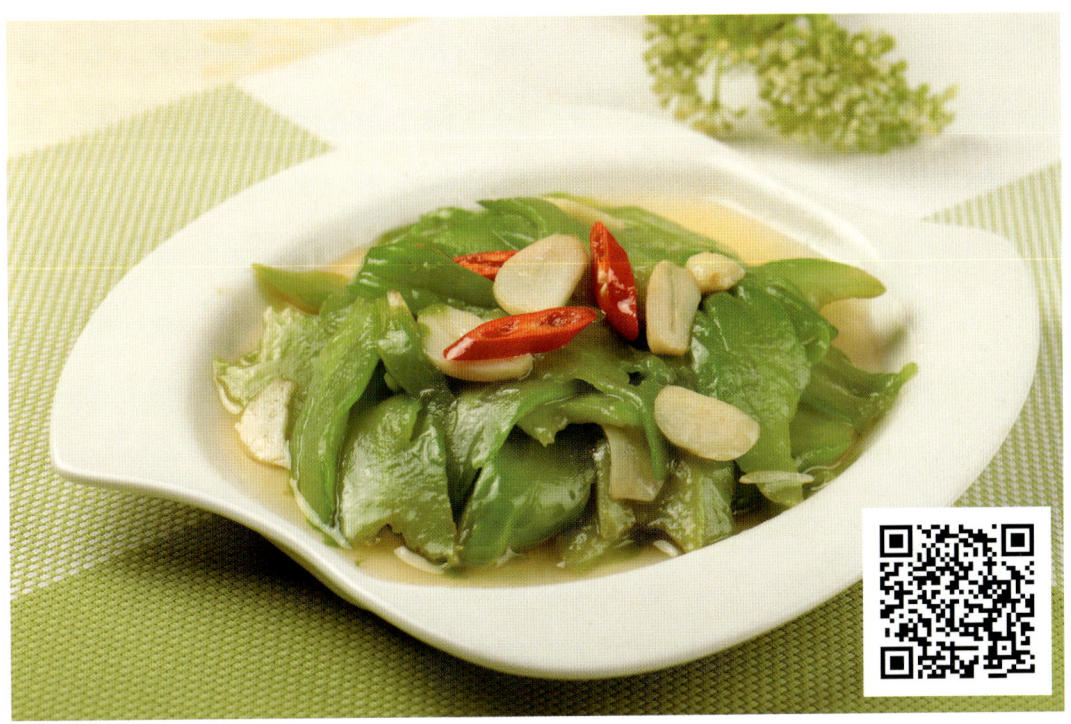

特效食谱 ❸ 蒜片苦瓜

原料
苦瓜200克，大蒜25克，红椒10克

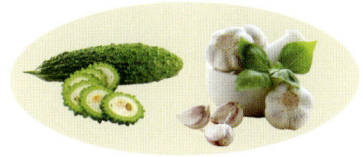

调料
盐2克，鸡粉、食粉各少许，白糖3克，蚝油4克，水淀粉、食用油各适量

做法
①将洗净的苦瓜对半切开，去瓤，切成小块。
②洗好的红椒切圈；去皮洗净的大蒜切成片。
③锅中注入适量清水烧开，撒上少许食粉。
④放入苦瓜片，搅拌匀，再煮约半分钟。捞出，沥干水分，待用。
⑤用油起锅，放入蒜片，用大火爆香。
⑥倒入焯煮过的苦瓜，翻炒匀。
放入少许蚝油，再加入盐、鸡粉，撒上适量白糖，翻炒至食材入味。
⑦倒入切好的红椒，用大火快炒几下。
⑧倒入少许水淀粉勾芡即可。

营养分析
苦瓜所含的生物碱类物质奎宁，有利尿活血、消炎退热、清心明目的功效。此外，苦瓜还含有蛋白质、维生素C，能提高糖尿病患者的免疫功能。

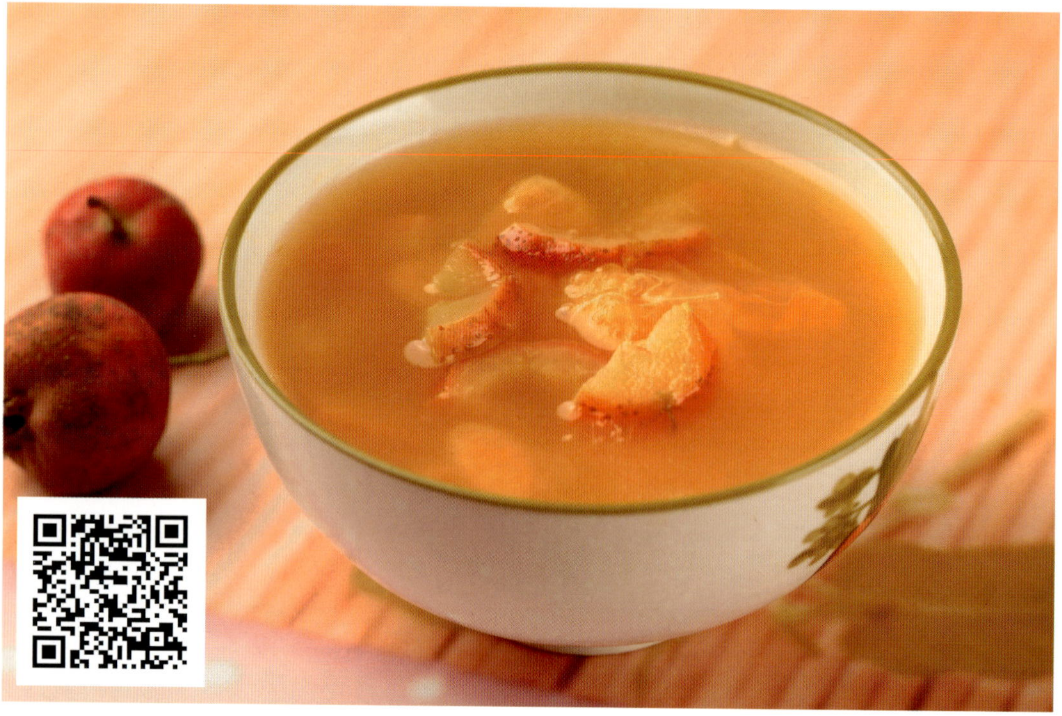

特效食谱 ④ 柑橘山楂饮

原料

柑橘100克，山楂80克

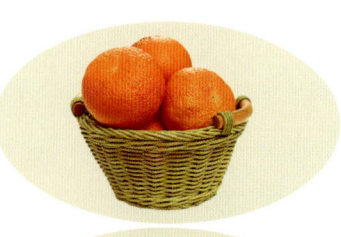

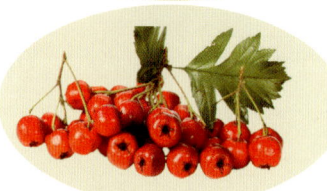

做法

① 将柑橘成去皮，果肉分成瓣。
② 洗净的山楂对半切开，去核，果肉切成小块。
③ 砂锅中注入适量清水烧开，倒入柑橘、山楂。
④ 盖上盖，用小火煮15分钟，至其析出有效成分。
⑤ 揭盖，略微搅动片刻。
⑥ 将煮好的柑橘山楂饮盛出，装入碗中即可。

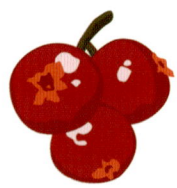

营养分析

柑橘含有较多的维生素C，其所含的挥发油能增强人体的代谢功能，有调节血糖的作用，适合糖尿病患者食用。

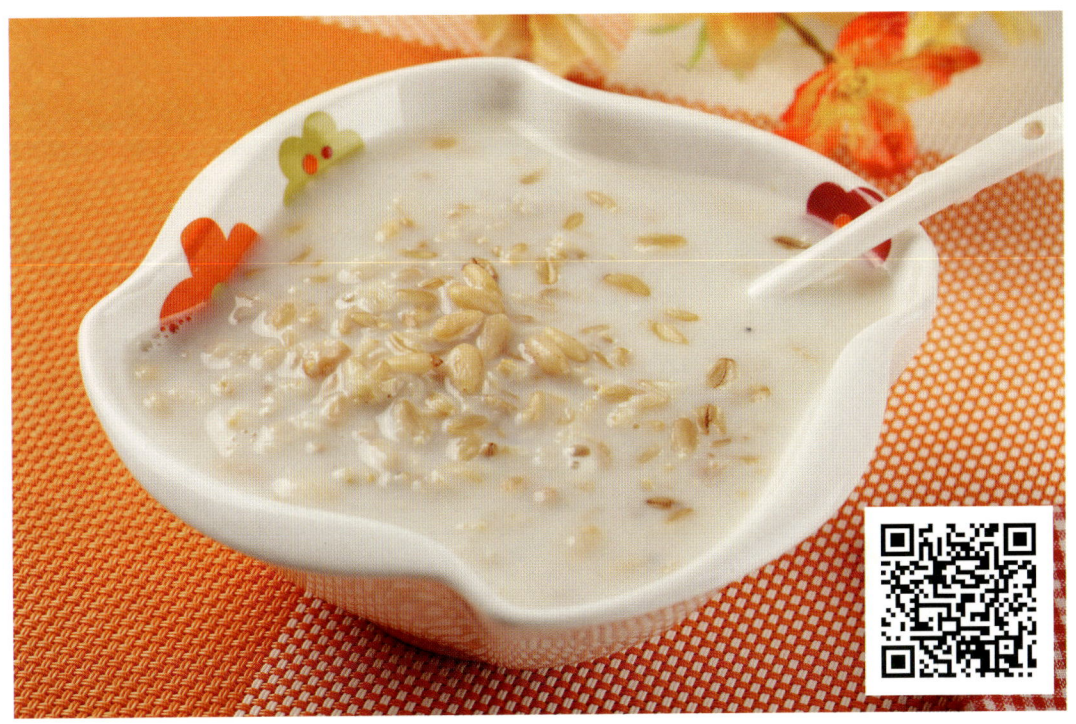

特效食谱 ❺ 奶香燕麦粥

原料

燕麦片75克，松仁20克，配方奶粉30克

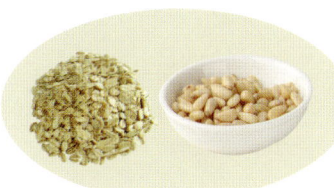

做法

① 汤锅中注入适量清水，用大火烧开。
② 倒入准备好的燕麦片。
③ 再放入适量松仁。
④ 用锅勺搅拌均匀。
⑤ 盖上盖，用小火煮30分钟至食材熟烂。
⑥ 揭盖，放入适量配方奶粉。
⑦ 搅拌均匀，用大火煮开。
⑧ 把煮好的粥盛出，装入碗中即可。

燕麦片富含蛋白质、维生素、钙等成分，是一种低糖、高营养、高能食品，非常适合糖尿病患者食用。

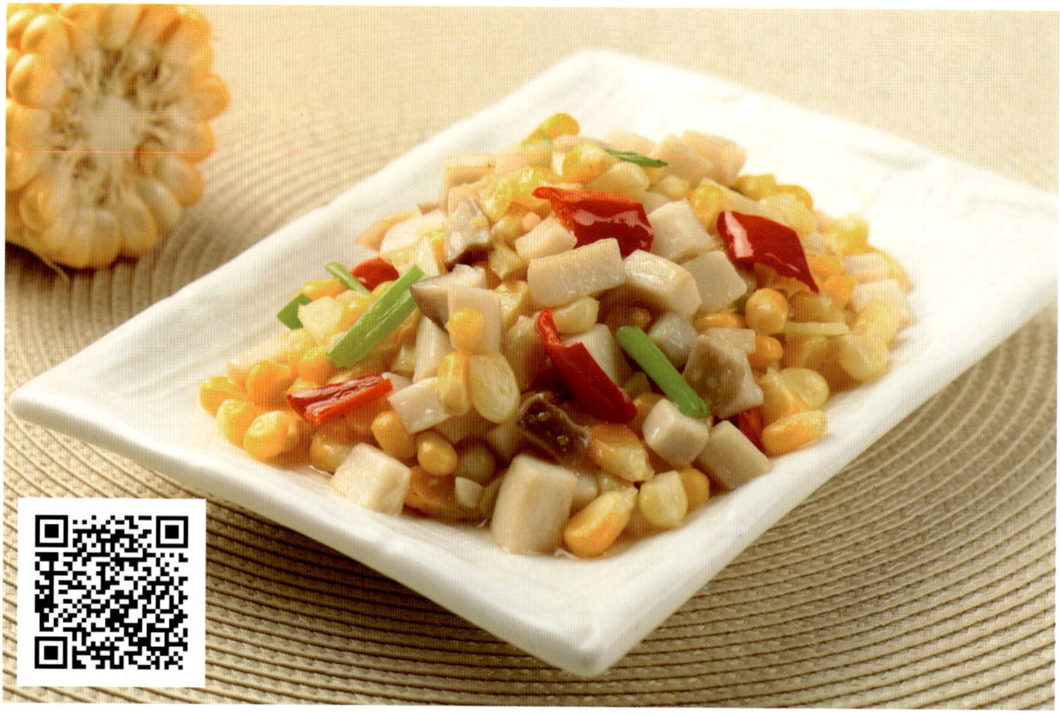

特效食谱 ❻ 杏鲍菇炒甜玉米

原料

杏鲍菇100克，鲜玉米粒150克，胡萝卜50克，姜片、蒜末各少许

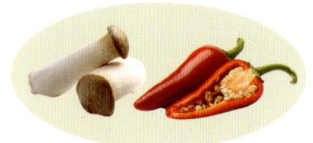

调料

盐5克，鸡粉2克，白糖3克，料酒3毫升，水淀粉10毫升，食用油少许

做法

① 把去皮洗净的胡萝卜切厚片，切条形，再改切成丁。
② 洗净的杏鲍菇切开，切长条形，改成丁。
③ 锅中倒入500毫升的清水，大火煮沸，放入3克盐和少许食用油。倒入切好的杏鲍菇，拌匀，煮约1分钟。
④ 再倒入胡萝卜丁和洗好的玉米粒，再煮约1分钟至食材断生。捞出煮好的食材，沥干水分，待用。
⑤ 用油起锅，倒入姜片、蒜末，大火爆香。放入焯煮过的食材，翻炒匀。
⑥ 淋上少许料酒，炒匀炒香。加入盐、鸡粉、白糖，炒匀调味。
⑦ 用少许水淀粉勾芡，翻炒至食材熟软。出锅，盛入盘中即成。

营养分析

玉米所含的镁可加强肠壁蠕动，促进机体废物的排泄。糖尿病患者食用玉米，能补充维生素B_1，提高人体对糖类物质的消化能力。

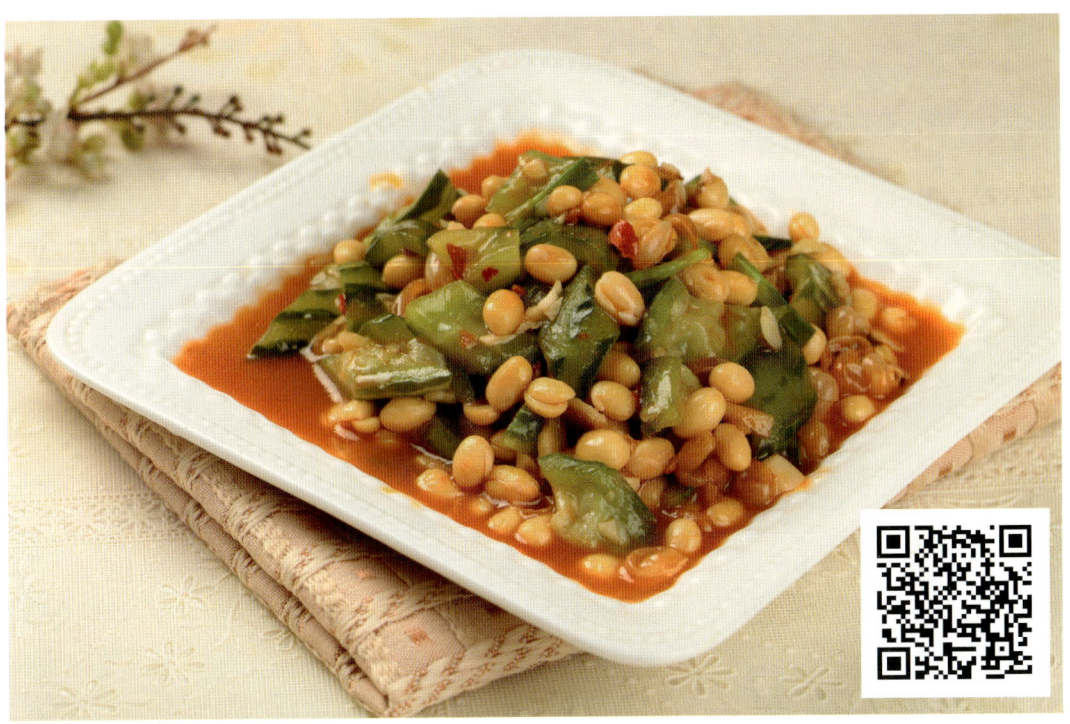

特效食谱 7　丝瓜焖黄豆

原料

丝瓜180克，水发黄豆100克，姜片、蒜末、葱段各少许

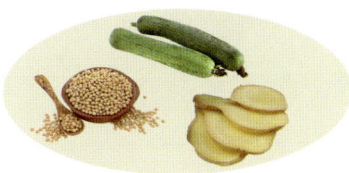

调料

生抽4毫升，鸡粉2克，豆瓣酱7克，水淀粉2毫升，盐、食用油各适量

做法

① 洗净去皮的丝瓜对半切开，切长条，斜切成小块。
② 锅中注入适量清水烧开，加入少许盐。
③ 倒入泡好的黄豆，搅匀，煮至沸腾，捞出，备用。
④ 用油起锅，放入姜片、蒜末，爆香，倒入焯好的黄豆，炒匀。
⑤ 注入适量清水，放入生抽、盐、鸡粉。
⑥ 盖上盖，烧开后用小火焖15分钟，至黄豆熟软。
⑦ 揭开锅盖，倒入切好的丝瓜，炒匀。
⑧ 再盖上锅盖，焖5分钟至全部食材熟透。
⑨ 揭开盖，放入葱段，加入豆瓣酱，炒匀，焖煮片刻。
⑩ 用大火收汁，倒入适量水淀粉，快速搅拌均匀即可。

营养分析

黄豆含有矿物质、卵磷脂、维生素、大豆蛋白质、豆固醇，能明显改善和降低血脂和胆固醇。黄豆还含有可溶性纤维素，有助于防止血糖升高，糖尿病患者可适量食用。

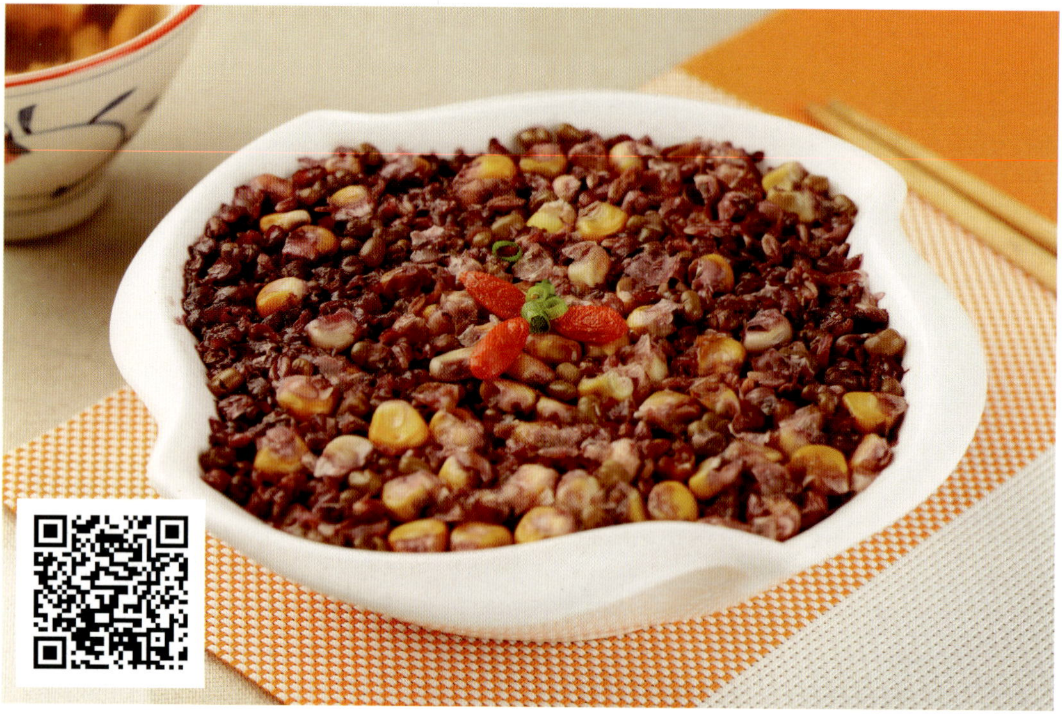

特效食谱 ❽ 黑米杂粮饭

原料

黑米、荞麦、绿豆各50克，燕麦40克，鲜玉米粒90克

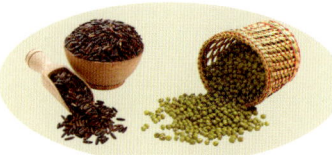
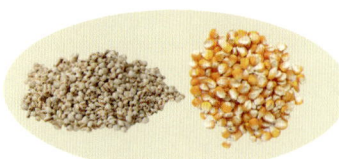

做法

①把准备好的食材放入碗中，加入清水，清洗干净。
②将洗好的杂粮捞出，装入另一个碗中，倒入适量清水。
②将装有食材的碗放入烧开的蒸锅中。
③盖上盖，用中火蒸40分钟，至食材熟透。
④揭盖，把蒸好的杂粮饭取出。
⑤放上熟枸杞点缀，稍放凉即可食用。

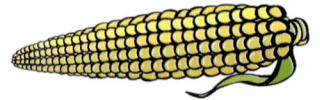

营养分析

黑米含有粗蛋白、维生素C、叶绿素、花青素、胡萝卜素及强心苷等营养成分，有很好的利尿功效，有助于稳定血糖。

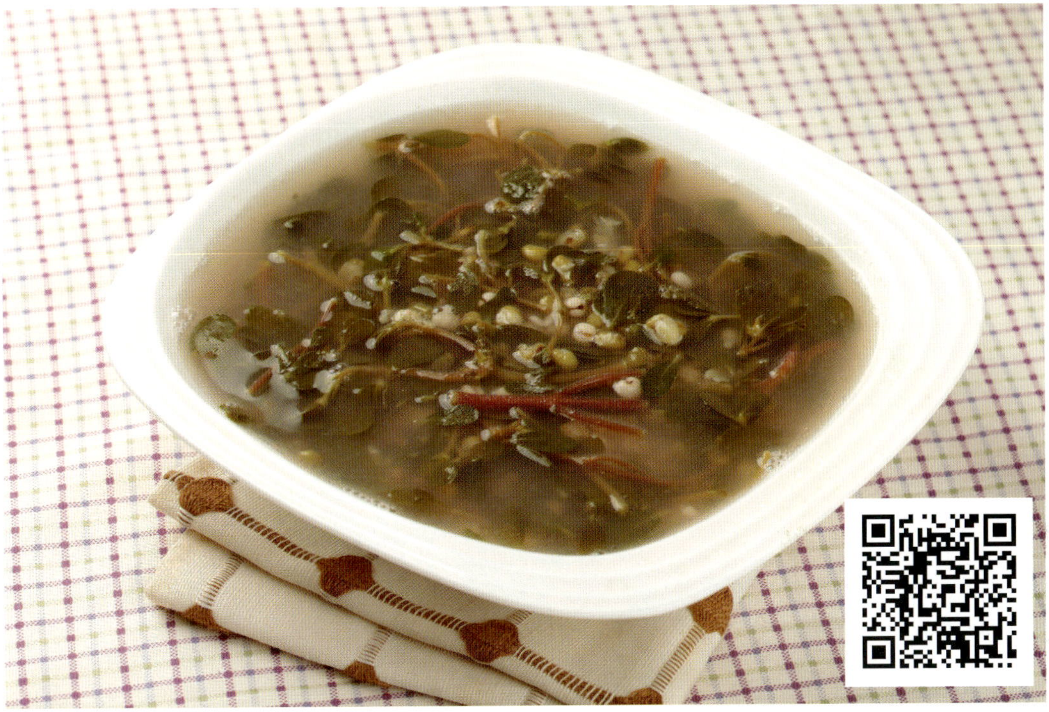

特效食谱 ❾ 马齿苋绿豆汤

原料

马齿苋90克，水发绿豆70克，水发薏米70克

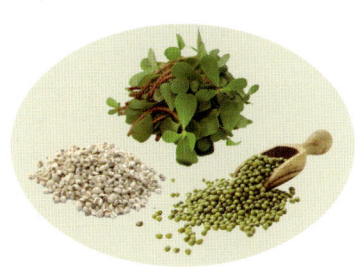

调料

盐2克，食用油2毫升

做法

① 将洗净的马齿苋切成段。
② 砂锅中注入适量清水，用大火烧开。
③ 倒入泡好的薏米，搅匀。
④ 放入水发好的绿豆，搅拌匀。
⑤ 盖上盖，烧开后用小火炖煮30分钟，至食材熟软。
⑥ 揭盖，放入马齿苋，搅匀。
⑦ 盖上盖，用小火煮10分钟，至食材熟透。
⑧ 揭盖，放入适量食用油、盐。
⑨ 用锅勺拌匀调味。
⑩ 把煮好的汤料盛出，装入碗中即可。

营养分析

马齿苋含有的钾有良好的利水消肿作用，还可直接作用于血管壁上，使血管壁扩张，阻止动脉管壁增厚。常食马齿苋，有利于糖尿病患者减轻症状。

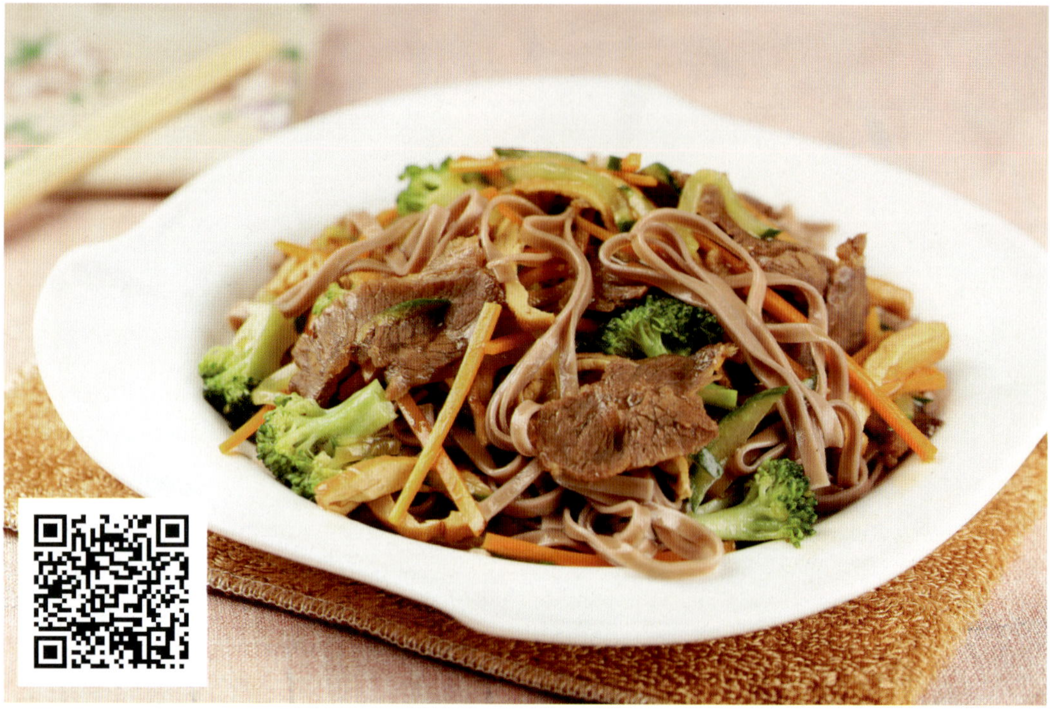

特效食谱⑩ 荞麦凉面

原料

荞麦面条100克，熟牛肉60克，胡萝卜45克，西蓝花40克，黄瓜35克，豆干30克

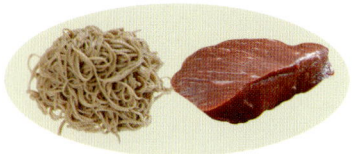

调料

盐2克，鸡粉2克，生抽2毫升，老抽2毫升，料酒3毫升，水淀粉、食用油各适量

做法

①将洗净的黄瓜切成丝；豆干切成丝；洗好的胡萝卜切成丝；熟牛肉切成片；洗好的西蓝花切成小块，待用。
②锅中加水烧开，放适量盐、鸡粉，放入面条搅匀。
③淋适量食用油，煮至面条熟透，捞出过凉水，装盘。
④用油起锅，倒入胡萝卜、西蓝花、黄瓜炒匀，淋入少许料酒，炒出香味。
⑤加入适量清水，放入牛肉、豆干，拌炒一会儿。
⑥加入鸡粉、盐，再加入少许生抽，炒匀调味。加入适量老抽，拌炒匀。再加少许水淀粉，翻炒至食材入味。
⑦起锅，将炒好的食材盛出，再放入装有凉面的盘中即成。

营养分析

牛肉脂肪含量较低，有利于防止肥胖，预防动脉硬化、高血压和冠心病。糖尿病患者可以适量食用牛肉，以达到控制体内热量的目的。

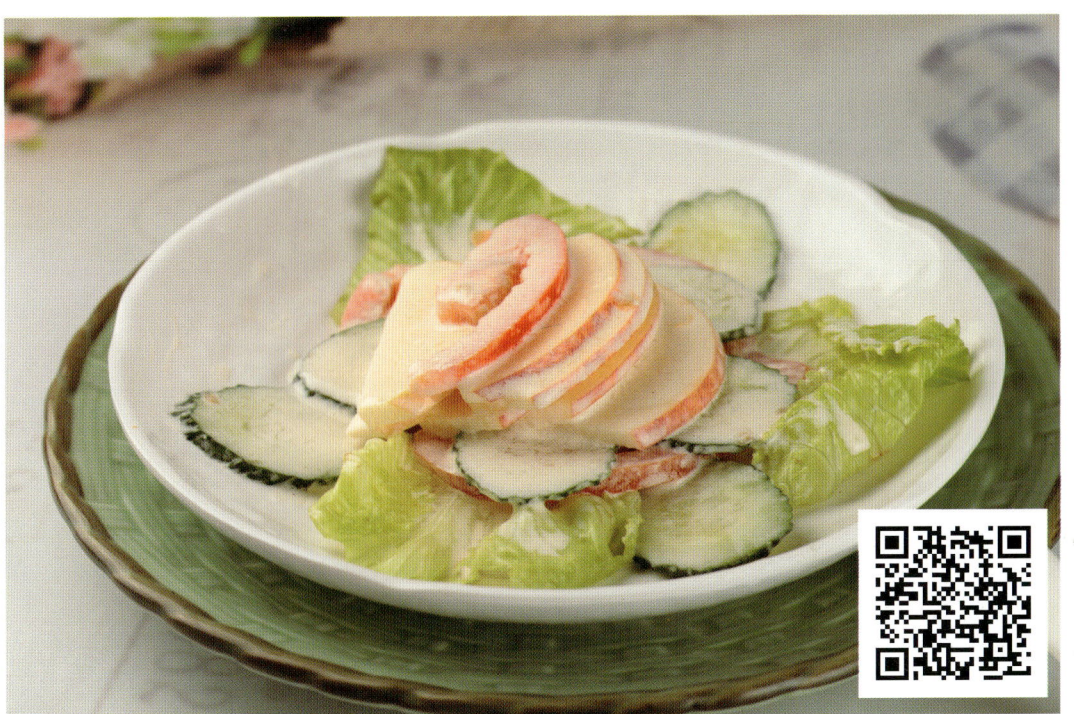

特效食谱 ⑪ 苹果蔬菜沙拉

原料

苹果100克，西红柿150克，黄瓜90克，生菜50克，牛奶30毫升

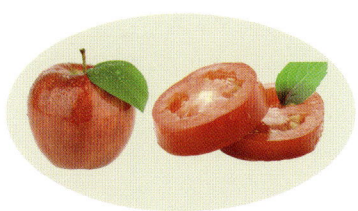

做法

① 洗净的西红柿对半切开，切成片。
② 洗好的黄瓜切成片。
③ 洗净的苹果切开，去核，再切成片，备用。
④ 将切好的食材装入碗中，倒入牛奶。
⑤ 加入沙拉酱，拌匀。
⑥ 继续搅拌片刻，使食材入味。
⑦ 把洗好的生菜叶垫在盘底。
⑧ 装入做好的果蔬沙拉即可。

调料

沙拉酱10克

营养分析

黄瓜含有蛋白质、维生素B_2、维生素C、葡萄糖苷、铬等营养成分，有降血糖的作用，糖尿病人可用黄瓜代替淀粉类食物充饥，不会引起血糖值上升。

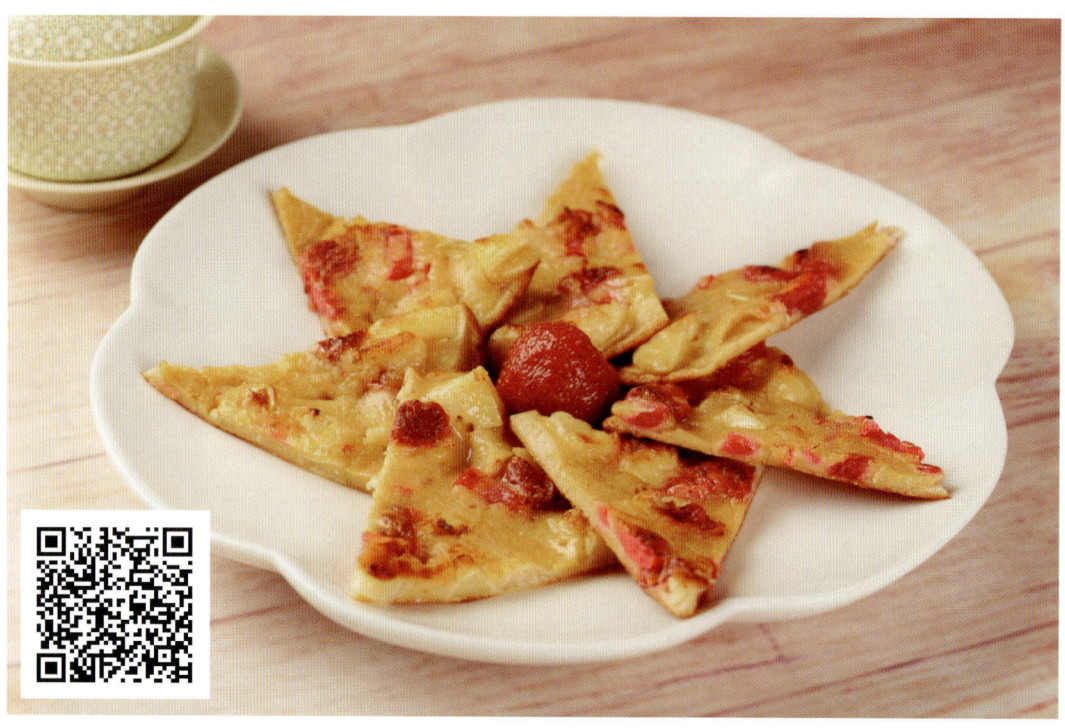

特效食谱 ⑫ 草莓樱桃苹果煎饼

原料

草莓80克，樱桃60克，苹果90克，鸡蛋1个，玉米粉、面粉各60克

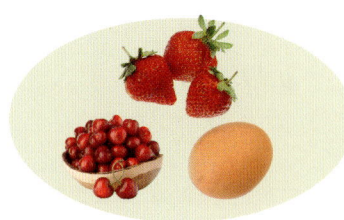

调料

橄榄油5毫升

做法

① 将洗净的草莓、苹果均切小块；把樱桃切碎。
② 鸡蛋打开，取蛋清装入碗中，备用。
③ 将面粉倒入碗中，加入玉米粉，倒入蛋清，搅匀。
④ 加入适量清水，继续搅拌。
⑤ 放入切好的水果，拌匀。
⑥ 煎锅中注入橄榄油烧热，倒入拌好的水果面糊。
⑦ 摊成饼状，用小火煎至成形，散出焦香味。翻面，煎至焦黄色。
⑧ 把煎好的饼取出，用刀切成小块。
⑨ 把切好的煎饼装入盘中即可。

营养分析

草莓中含有丰富的维生素和矿物质，有辅助降低血糖的作用，而且草莓的热量很低，适合糖尿病患者食用，不会增加胰腺的负担。

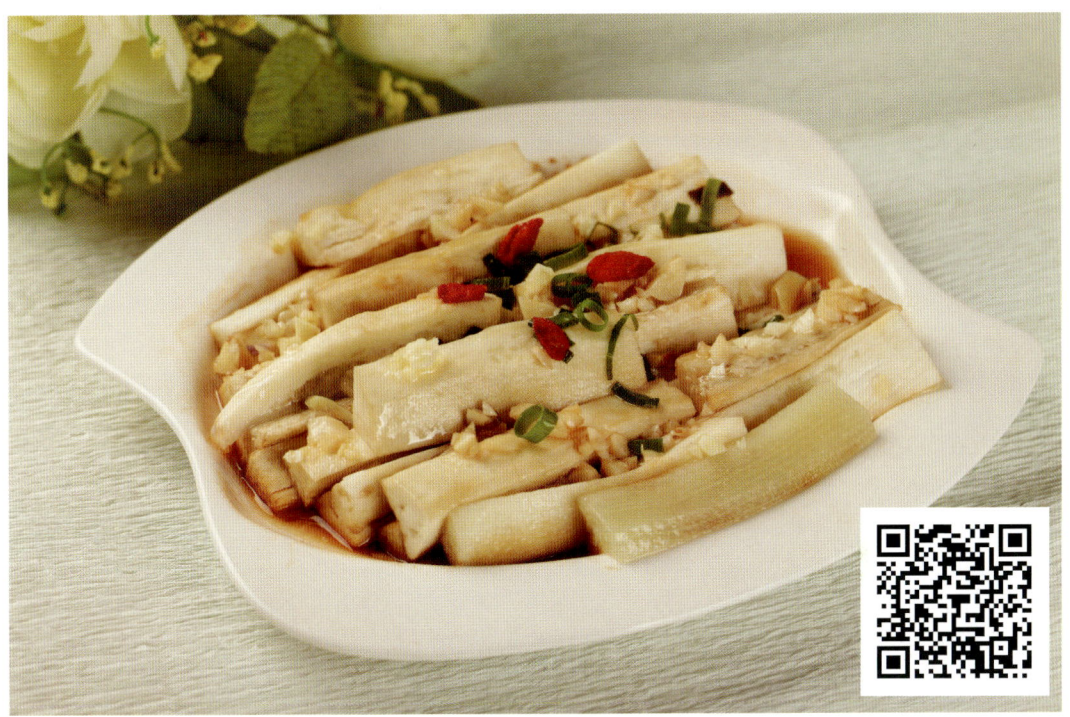

特效食谱 ⑬ 醋香蒸茄子

原料

茄子200克，蒜末、葱花各少许

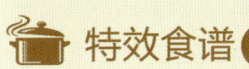

调料

盐2克，生抽5毫升，陈醋5毫升，芝麻油2毫升，食用油适量

做法

① 将洗净的茄子去皮，切成段，对半切开，再切成条。
② 把切好的茄子放入盘中，摆放整齐。
③ 将蒜末倒入碗中。
④ 加入适量盐、生抽、陈醋、芝麻油。
⑤ 拌匀，制成味汁。
⑥ 把调好的味汁浇在茄子上。
⑦ 把加工好的茄子放入烧开的蒸锅中。
⑧ 盖上盖，用大火蒸10分钟至熟透。
⑨ 揭开盖，取出蒸好的茄子。
⑩ 趁热撒上葱花，浇上少许热油即可。

营养分析

糖尿病患者的饮食应以清淡为主，但要注意及时补充对维生素。而茄子含有B族维生素、维生素C、维生素P、维生素E，对糖尿病患者来说是一种比较优质的保健食材。

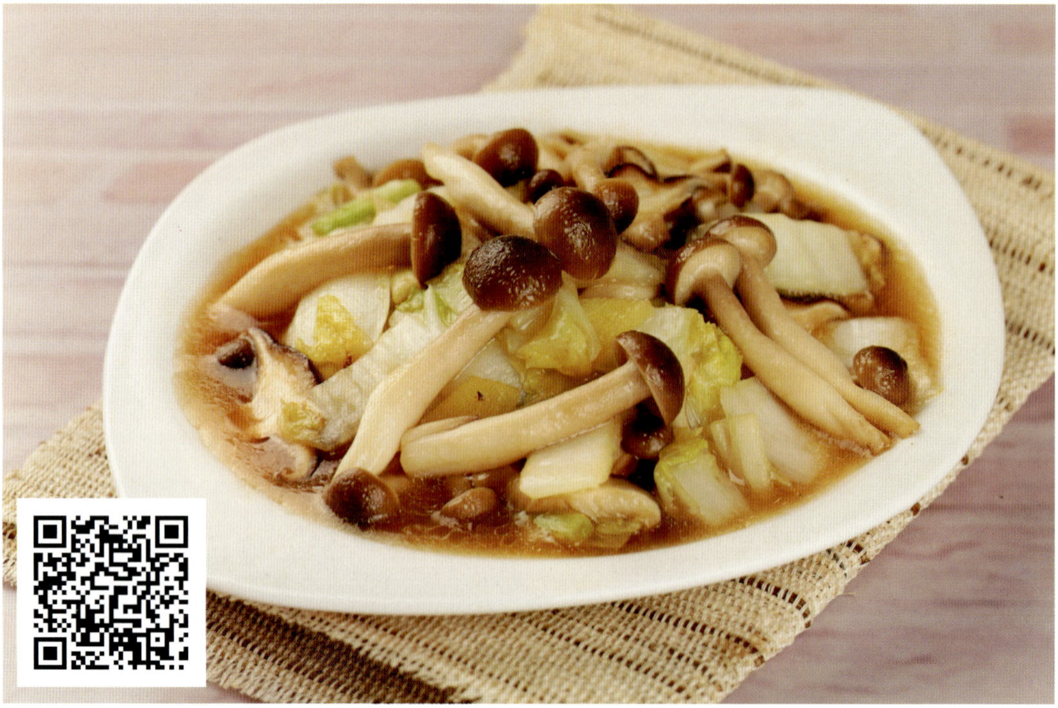

特效食谱 ⑭ 白菜炒菌菇

原料

大白菜200克，蟹味菇60克，香菇50克，姜片、葱段各少许

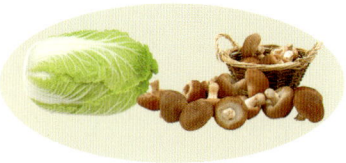

调料

盐3克，鸡粉少许，蚝油5克，水淀粉、食用油各适量

做法

①将洗净的蟹味菇切去老茎；洗好的香菇切成片；洗净的大白菜切成小块。
②锅中注入适量清水烧开，加入少许盐、食用油。
③倒入白菜块，再放入切好的香菇、蟹味菇，搅拌匀，煮约半分钟。捞出焯煮好的食材，沥干水分，待用。
④用油起锅，放入姜片、葱段爆香。
⑤倒入食材，再加入适量蚝油、鸡粉、盐调味。
⑥倒入少许水淀粉，转中火，快速翻炒至食材入味。
⑦关火后盛出炒好的食材，装入盘中即成。

营养分析

白菜含有蛋白质、钙、磷、铁、锌及多种维生素，有通利肠胃、止咳化痰的功效。此外，白菜还含有较多的膳食纤维，有降血糖的作用，比较适合糖尿病患者食用。

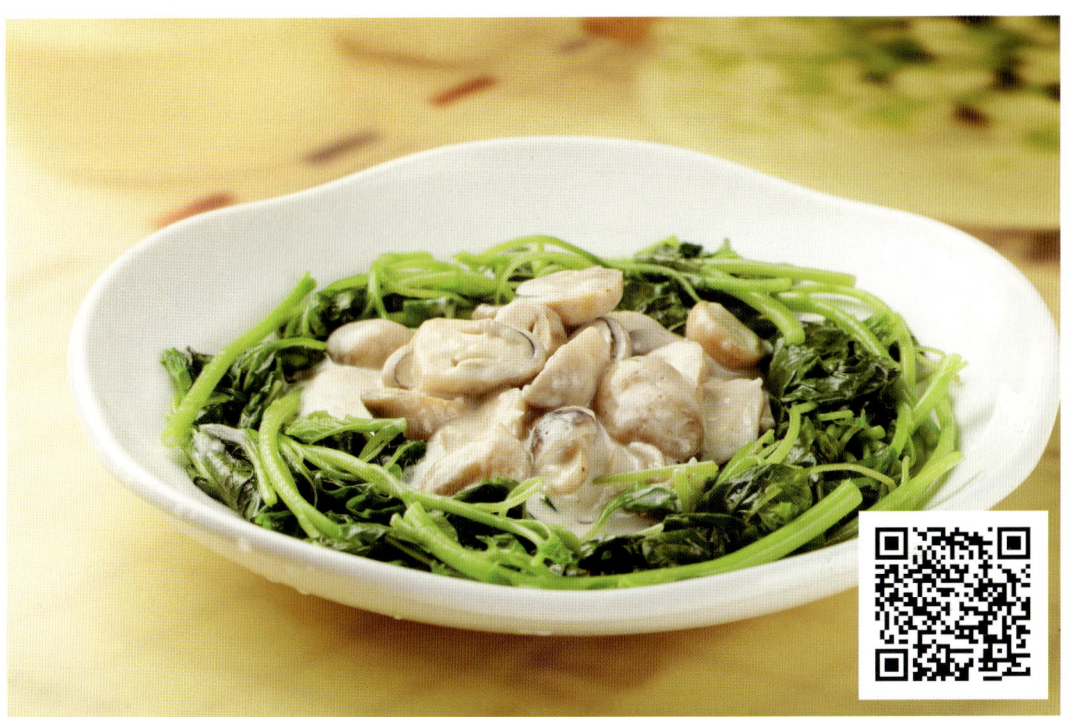

特效食谱 ⑮ 椰汁草菇扒苋菜

原料

苋菜200克，草菇150克，椰汁90毫升，姜末、蒜末各少许

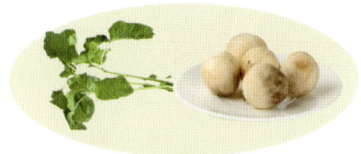

调料

茄子200克，鸡粉2克，水淀粉、芝麻油、食用油各适量

做法

①将洗净的苋菜切成段；洗好的草菇对半切开。
②锅中注入适量清水烧开，加入少许食用油、盐。
③放入切好的苋菜，搅匀，煮约1分钟，捞出沥干。
④锅中再倒入切好的草菇，煮约1分钟，捞出沥干。
⑤用油起锅，放姜末、蒜末爆香，放焯好的草菇翻炒。
⑥注入少许清水，加入盐、鸡粉、椰汁炒匀。
⑦倒入少许水淀粉勾芡，淋入适量芝麻油，翻炒匀，至食材入味后关火，待用。
⑧取一个干净的盘子，放入焯煮好的苋菜，摆好。
⑨再盛出锅中的菜肴，摆好盘即成。

营养分析

草菇含有维生素C、糖分、脂肪、氨基酸、磷、钙等营养成分，有消食祛热、补脾益气的作用。草菇的钾含量较多，能降压降糖，适合高血压病及糖尿病患者食用。

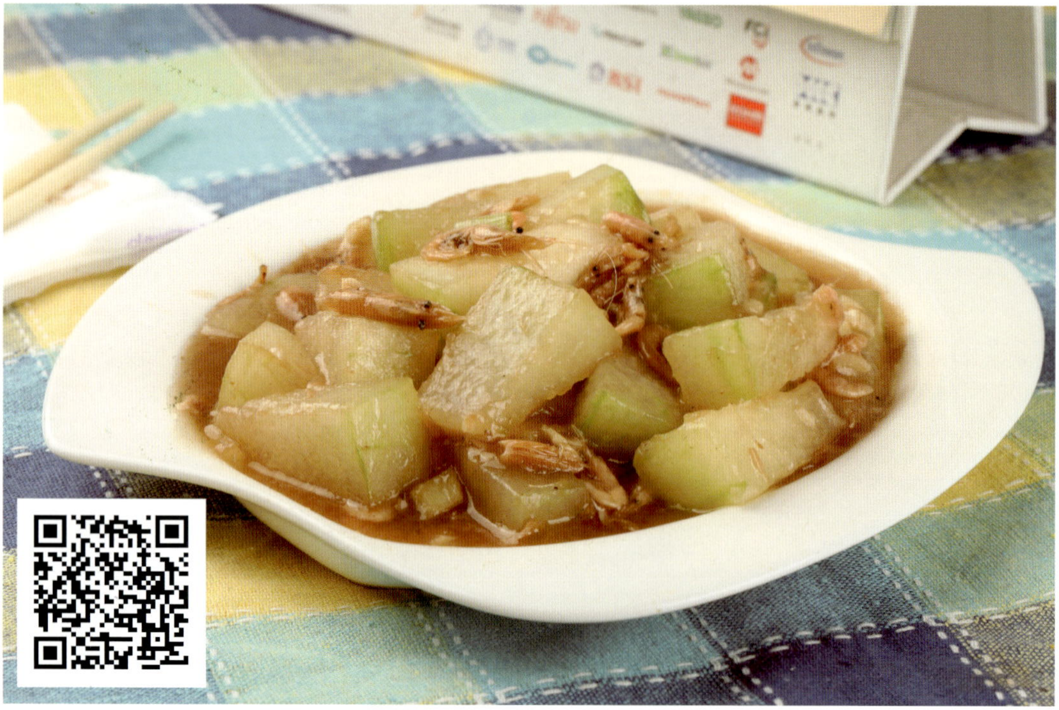

特效食谱 16 虾皮蚝油焖冬瓜

原料

冬瓜250克，虾皮60克，姜片、蒜末、葱段各少许

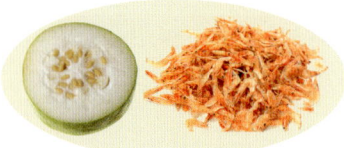

调料

盐2克，鸡粉2克，蚝油8克，料酒、水淀粉、食用油各适量

做法

①将洗净去皮的冬瓜切成小块。
②把切好的冬瓜装入盘中，待用。
③用油起锅，放入姜片、蒜末、葱段，爆香。
④倒入虾皮，炒匀，淋入适量料酒，炒香。
⑤倒入冬瓜，翻炒匀。
⑥加入蚝油，炒匀，注入适量清水，拌匀。
⑦盖上盖，用小火焖煮3分钟，至食材熟透。
⑧揭盖，放入适量盐、鸡粉，炒匀调味。
⑨用大火收汁，倒入适量水淀粉勾芡。
⑩将锅中材料盛出，装入盘中即成。

营养分析

冬瓜中的膳食纤维含量很高，研究表明膳食纤维含量高的食物对改善血糖水平效果好，人的血糖指数与食物中食物纤维的含量成负相关。

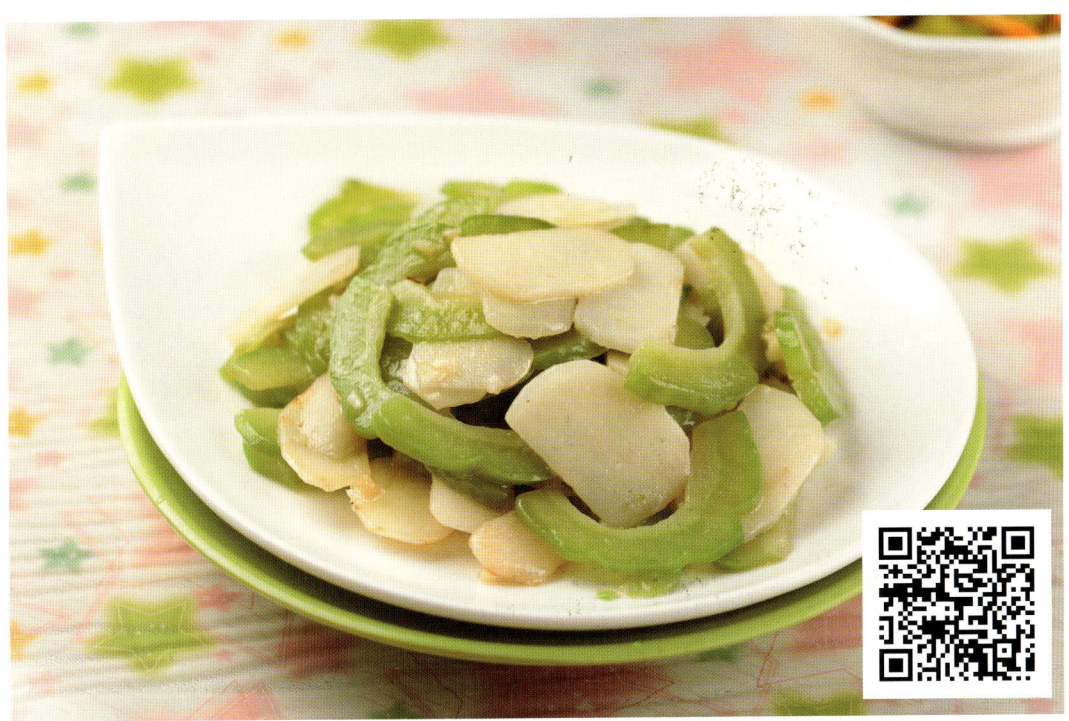

特效食谱 17 苦瓜炒马蹄

原料

苦瓜120克，马蹄肉100克，蒜末、葱花各少许

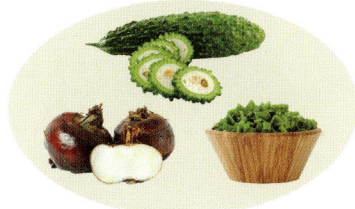

调料

盐3克，鸡粉2克，白糖3克，水淀粉、食用油各适量

做法

①将洗好的马蹄肉切成薄片；洗净的苦瓜切成片。
②把苦瓜片放入碗中，加入少许盐，搅拌一会至其肉质变软，腌渍20分钟。
③锅中注入适量清水烧开，倒入腌好的苦瓜，搅拌匀，煮约1分钟至其断生，捞出，沥干。
④用油起锅，下入蒜末，用大火爆香，放入切好的马蹄肉，翻炒几下。
⑤再倒入焯煮过的苦瓜，快速炒一会至食材断生。
⑥加入盐、鸡粉，撒上少许白糖，炒匀调味。
⑦再淋上适量水淀粉，翻炒几下至食材入味。
⑧撒上葱花，炒至断生，盛出菜肴放在盘中即成。

营养分析

苦瓜含有蛋白质、脂肪、钙、磷、铁、胡萝卜素、矿物质，具有清热祛暑、解劳清心之功效。此外，苦瓜还含有丰富的维生素C，含糖少，适合糖尿病患者食用。

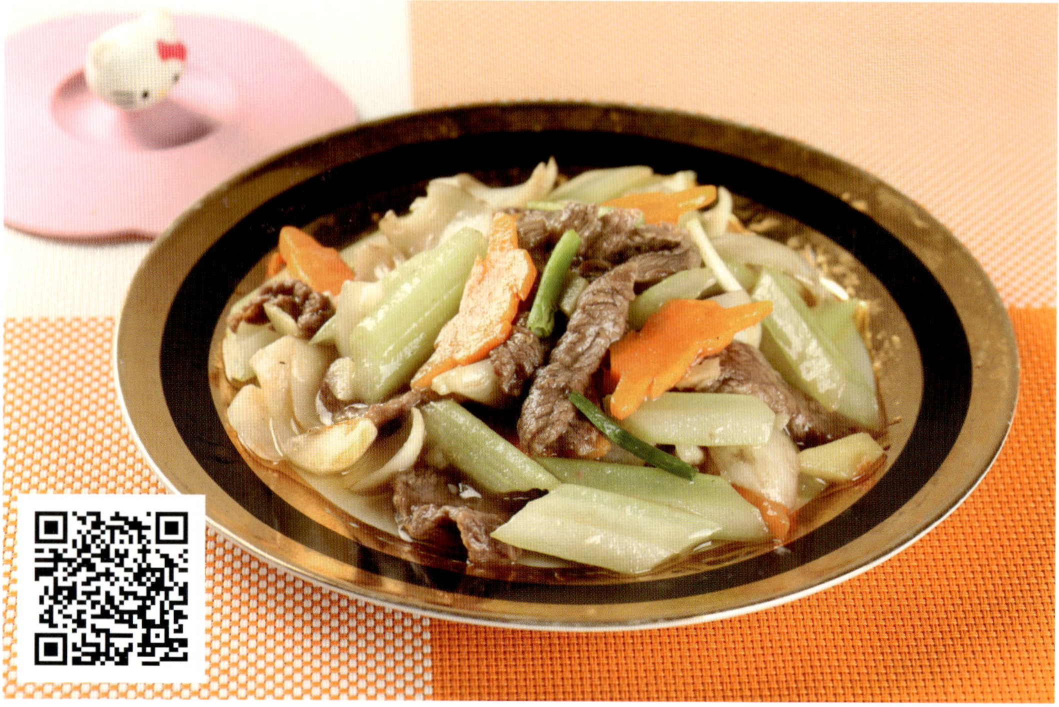

特效食谱⑱ 牛肉炒百合

原料

牛肉180克，西芹80克，胡萝卜100克，鲜百合60克，姜片、蒜末、葱段各少许

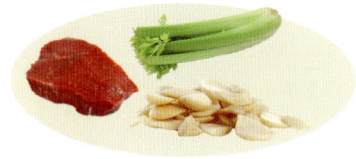

调料

盐3克，鸡粉3克，生抽2毫升，水淀粉、料酒、食用油各适量

做法

① 将洗好的西芹切成段；洗净去皮的胡萝卜切成片。
② 洗净的牛肉切片装碗，放许盐、鸡粉、生抽抓匀。倒入水淀粉拌匀，加少许食用油，腌渍10分钟至入味。
③ 锅中注水烧开，放入适量食用油、盐，倒入胡萝卜、西芹，煮半分钟至其断生。
④ 放入洗好的百合，拌匀，再煮半分钟。
⑤ 把焯过水的胡萝卜、西芹和百合捞出，备用。
⑥ 用油起锅，放姜片、蒜末、葱段爆香，放牛肉炒匀。
⑦ 淋入适量料酒，炒香，放入焯好的食材，拌炒匀。
⑧ 放入适量盐、鸡粉，炒匀调味。
⑨ 倒入适量水淀粉勾芡即可。

营养分析

牛肉属高蛋白、低脂肪的食品，还含有多种矿物质和维生素B_6，可补脾胃、益气血、强筋骨。可调理因糖尿病引起的虚损羸瘦、消渴、脾弱不运、水肿等症。

高血压

◎ gao xue ya ▶▶▶

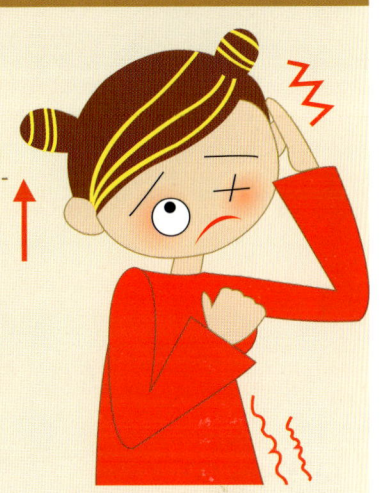

病症简介

高血压是指在静息状态下动脉收缩压和（或）舒张压增高，常伴有心、脑、肾、视网膜等器官功能性或者器质性改变以及脂肪和糖代谢紊乱等现象。分为原发性高血压和继发性高血压。

健康诊所

高血压的常见症状为：①头晕，有些是一过性的，常在突然下蹲或起立时出现，有些是持续性的。②头痛，多为持续性钝痛或搏动性胀痛，甚至有炸裂样剧痛。③烦躁、心悸、失眠。④注意力不集中，记忆力减退。⑤肢体麻木，常见手指、足趾麻木或皮肤如蚁行感或项背肌肉紧张、酸痛。有家族病史、肥胖、过分摄取盐分、过度饮酒、过度食用油腻食物者都是高血压的易发人群。

生活保健

高血压的发生一方面与遗传因素有关，另一方面也可以是由于后天的环境、饮食、药物等因素使高级神经中枢调节血压功能紊乱所引起。高血压患者在生活中还应改善生活习惯，尽量减轻体重，并减少钠盐摄入，适当补充钙和钾盐，减少脂肪摄入，增加运动，在生活上还应戒烟、限制饮酒。

饮食宜忌

宜吃食物

✅ 高血压病患者宜选用具有降低胆固醇作用的中药材和食材，如黑芝麻、黄豆、南瓜、黄精、决明子、山楂、灵芝、枸杞、杜仲、玉米须、大黄、何首乌、兔肉等。

✅ 宜选用具有清除氧自由基作用的中药材和食材，如苍耳子、女贞子、丹参、五加皮、芦笋、洋葱、芹菜、蘑菇、禽蛋等。

✅ 维生素、钾等矿物质含量高的食物有降血压的功效，高血压病患者可多食，如莴笋、苹果、梨、西瓜等。

忌吃食物

❌ 勿食容易产气及性热的食物，如红薯、白萝卜、狗肉。

❌ 可少食高热量、高纳的肉蛋类食物，如动物肝脏、腊肉、熏肉、咸鸭蛋等。

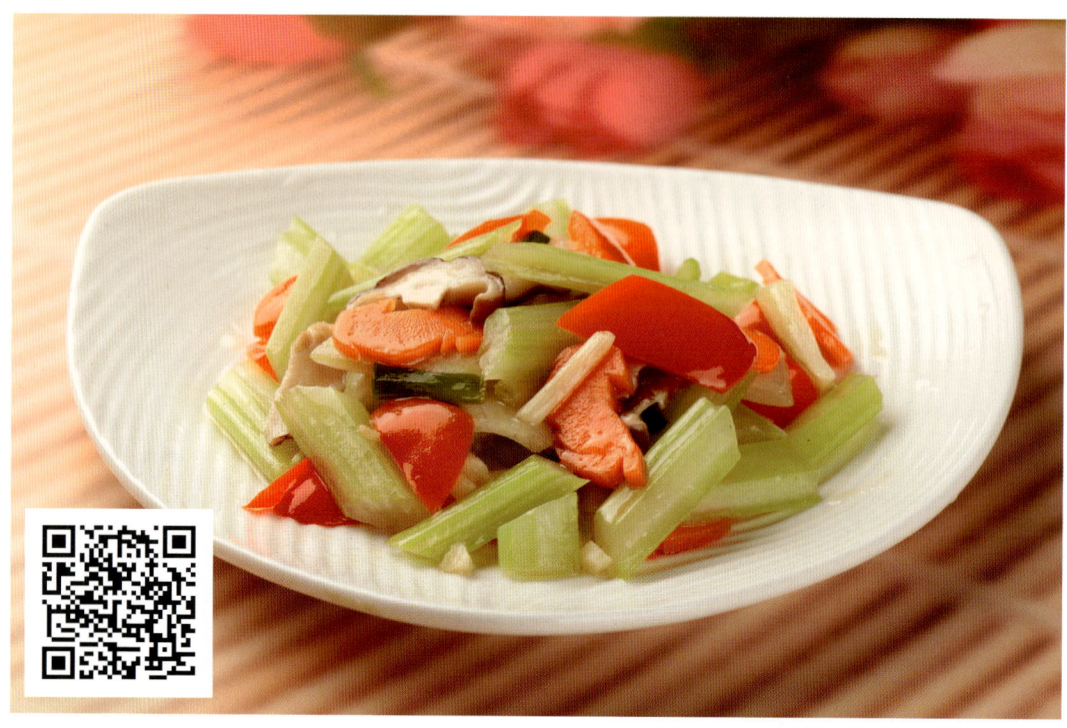

特效食谱 ① 素炒香菇芹菜

原料

西芹95克，鲜香菇30克，彩椒45克，胡萝卜片、蒜末、葱段各少许

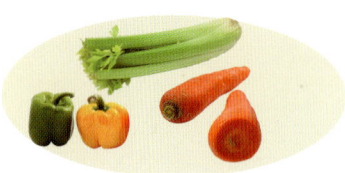

调料

盐3克，鸡粉、水淀粉、食用油各适量

做法

① 将洗净的彩椒切开，再切成小块。
② 洗好的香菇切粗丝。
③ 洗净的西芹切成条形，改切成小段。
④ 锅中注入适量清水烧开，加入少许盐、食用油。
⑤ 放入胡萝卜片、香菇丝、西芹段，再放入切好的彩椒，搅拌匀，煮约1分钟。
⑥ 至全部食材断生后捞出，沥干水分，待用。
⑦ 用油起锅，放入蒜末、葱段，爆香。
⑧ 再倒入焯过水的食材，翻炒匀。
⑨ 加入适量盐、鸡粉，炒匀调味。
⑩ 倒入少许水淀粉，翻炒至食材熟软、入味即成。

营养分析

香菇含有蛋白质、钙、磷、铁、烟酸、香菇多糖等营养物质，有透疹解毒、化痰理气的作用。此外，香菇还含有香菇素，有软化血管、降低血压的食疗作用。

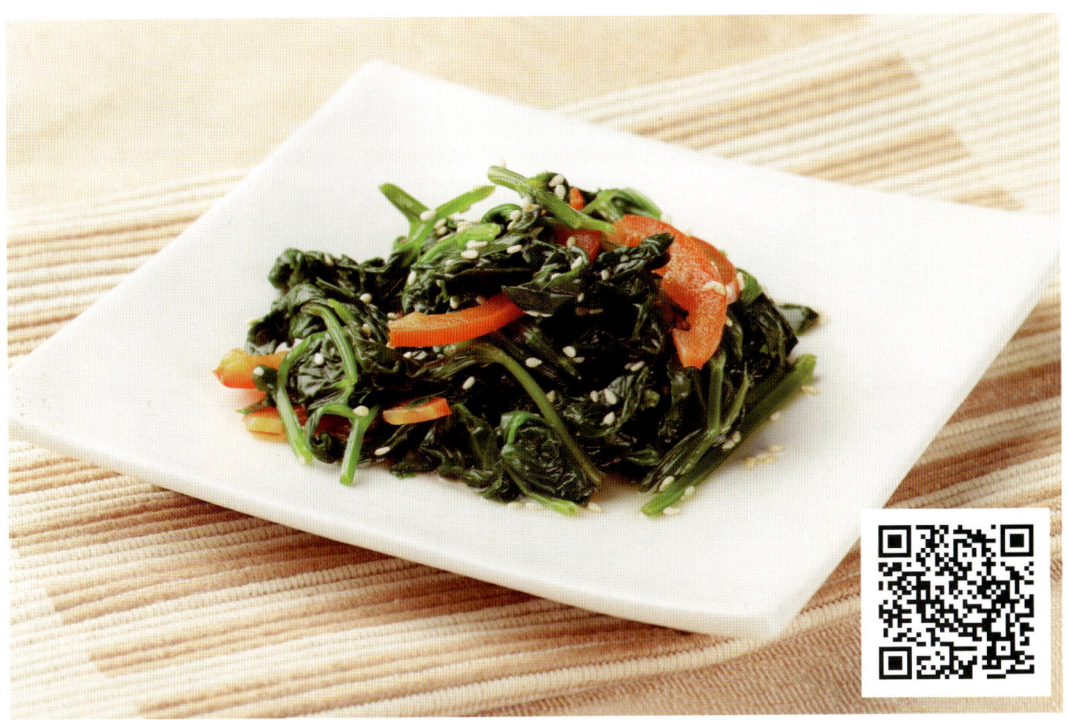

特效食谱 ❷ 凉拌芹菜叶

原料
芹菜叶100克，彩椒15克，白芝麻20克

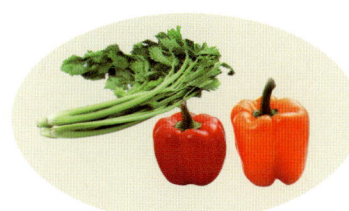

调料
盐3克，鸡粉2克，陈醋10毫升，食用油少许

原料
① 洗净的彩椒切成粗丝，炒锅置于火上，烧干水分。
② 倒入备好的白芝麻，用小火翻炒片刻，至其色泽微黄，盛出，备用。
③ 另起锅，注入适量清水烧开，加入少许食用油、盐。
④ 放入洗净的芹菜叶，搅匀，煮约半分钟至食材断生后捞出，沥干水分，待用。
⑤ 沸水锅中再倒入彩椒丝，轻轻搅拌匀，煮约半分钟至食材熟软后捞出，沥干水分，待用。
⑥ 将焯煮好的芹菜叶装碗，倒入煮熟的彩椒丝。加盐、适量陈醋，再放入鸡粉，搅拌至食材入味，盛入干净的盘子，盛入拌好的食材，撒上炒熟的白芝麻即成。

营养分析
白芝麻含有脂肪、维生素A、维生素E、卵磷脂、钙、铁、镁等成分，能祛风润肠、益肝养发。白芝麻还含有较多亚油酸，能降胆固醇，有助于降低血压。

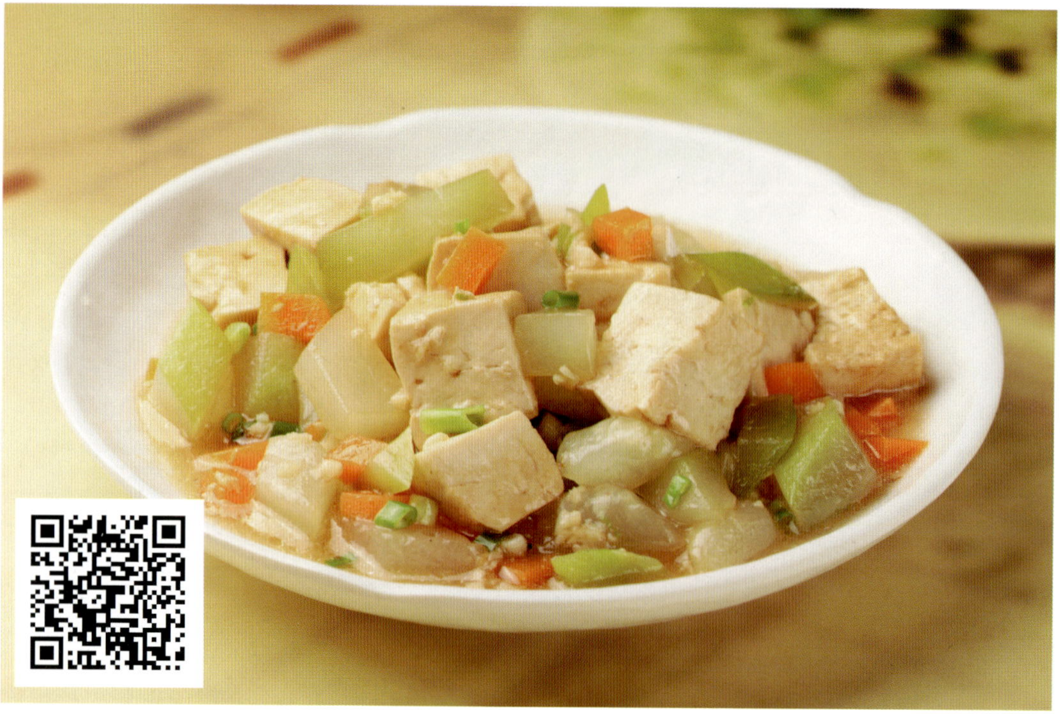

特效食谱 ❸ 葫芦瓜炖豆腐

原料

葫芦瓜150克，豆腐200克，胡萝卜30克，蒜末、葱花各少许

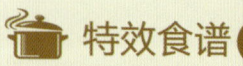

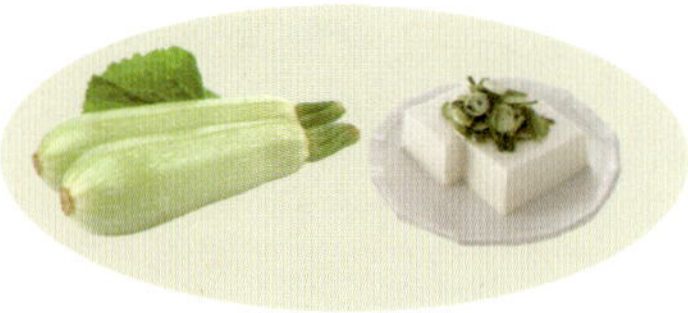

调料

盐3克，蚝油10克，鸡粉2克，生抽5毫升，水淀粉5毫升，食用油适量

做法

① 豆腐切成小方块；洗净去皮的胡萝卜切成粒；去皮洗好的葫芦瓜切成丁。
② 锅中注入适量清水烧开，加盐、食用油，放入切好的葫芦瓜、胡萝卜拌匀，煮至断生，捞出待用。
③ 将豆腐放入沸水锅中煮沸，捞出待用。
④ 用油起锅，放入蒜末爆香，倒入焯过水的葫芦瓜、胡萝卜，翻炒匀。
⑤ 加入适量清水，倒入豆腐，放入少许盐、蚝油、鸡粉、生抽，炒匀调味。
⑥ 转小火，焖2分钟。用大火收汁，倒入水淀粉勾芡。
⑦ 放入葱花，翻炒均匀即可。

营养分析

豆腐含有的大豆蛋白经酶水解后能产生具有抗氧化、降血压及提高免疫力作用的多肽，具有降血糖、降血压、预防动脉硬化的功效。常食豆腐有助于降低血压。

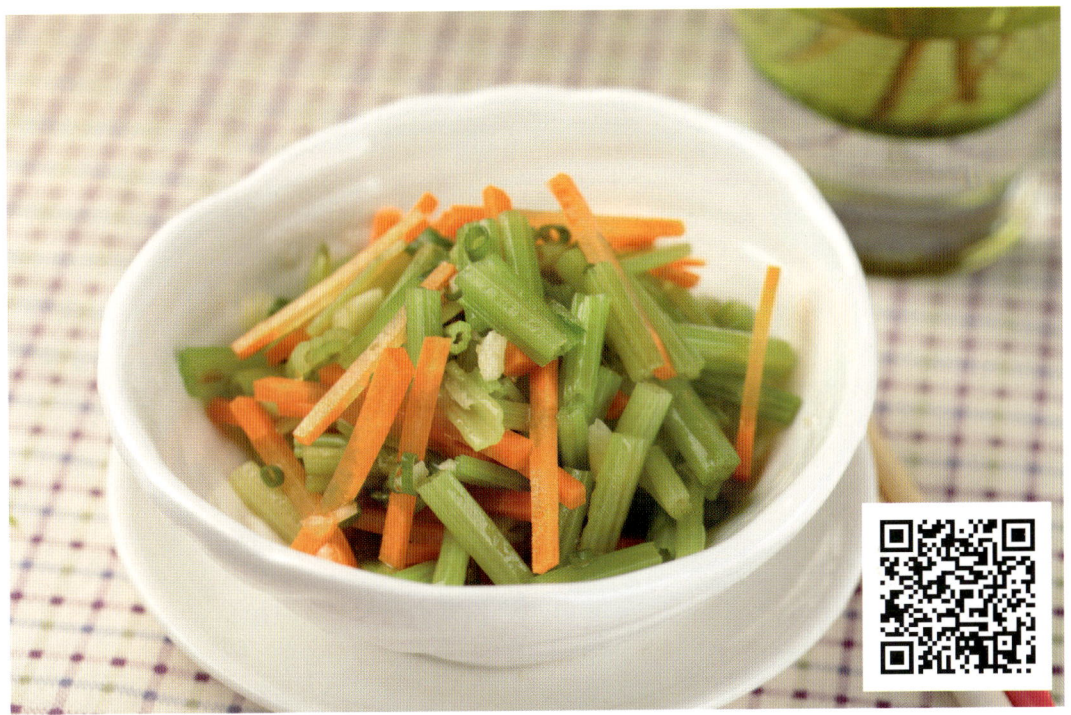

特效食谱 ❹ 凉拌嫩芹菜

原料

芹菜80克，胡萝卜30克，蒜末、葱花各少许

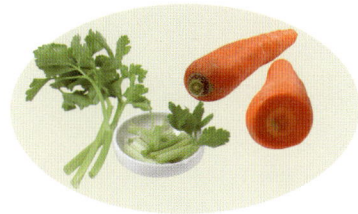

调料

盐3克，鸡粉少许，芝麻油5毫升，食用油适量

原料

①把洗好的芹菜切成小段；去皮洗净的胡萝卜切成细丝。
②锅中注入适量清水，用大火烧开，放入食用油、盐，再下入胡萝卜片、芹菜段，搅拌匀，续煮约1分钟至全部食材断生，捞出，沥干水分，待用。
③将沥干水的食材放入碗中。
④加入盐、鸡粉，撒上备好的蒜末、葱花。
⑤再淋入少许芝麻油，搅拌约1分钟至食材入味。
⑥将拌好的食材装在碗中即可。

营养分析

芹菜含有丰富的维生素A、B族维生素、维生素C、维生素P、钙、铁、磷，还有蛋白质、甘露醇和食物纤维等成分，能为人体补充所需的营养物质。

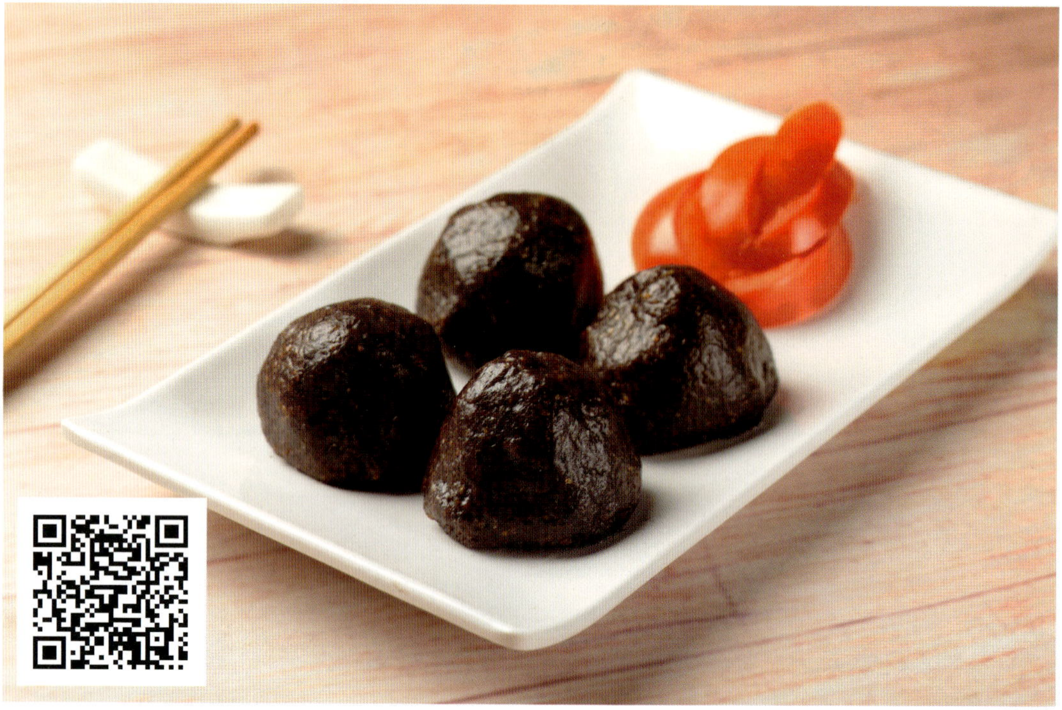

特效食谱 5 黑米杂粮小窝头

原料

黑米粉100克，玉米粉90克，黄豆粉100克，酵母5克

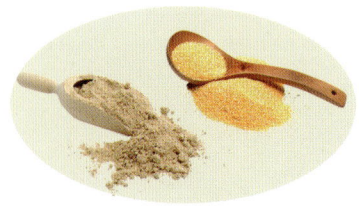

调料

盐1克

做法

①把黑米粉倒入碗中，加入玉米粉、酵母，搅均匀。
②倒入少许温水，搅匀，揉搓成面团。
③取一个蒸盘，刷上一层食用油。
④取适量面团，揉搓成圆锥状，底部掏出一个小孔，制成小窝头生坯，置于蒸盘上。
⑤将蒸盘放入水温为30℃的蒸锅中。
⑥盖上盖，发酵20分钟，开大火蒸10分钟，至生坯熟透。
⑦揭盖，把蒸好的小窝头取出。
⑧装入盘中即可。

营养分析

黑米含有蛋白质、膳食纤维、B族维生素、钙、磷、钾、镁等营养成分，有抗菌、降低血压、抑制癌细胞生长的功效。

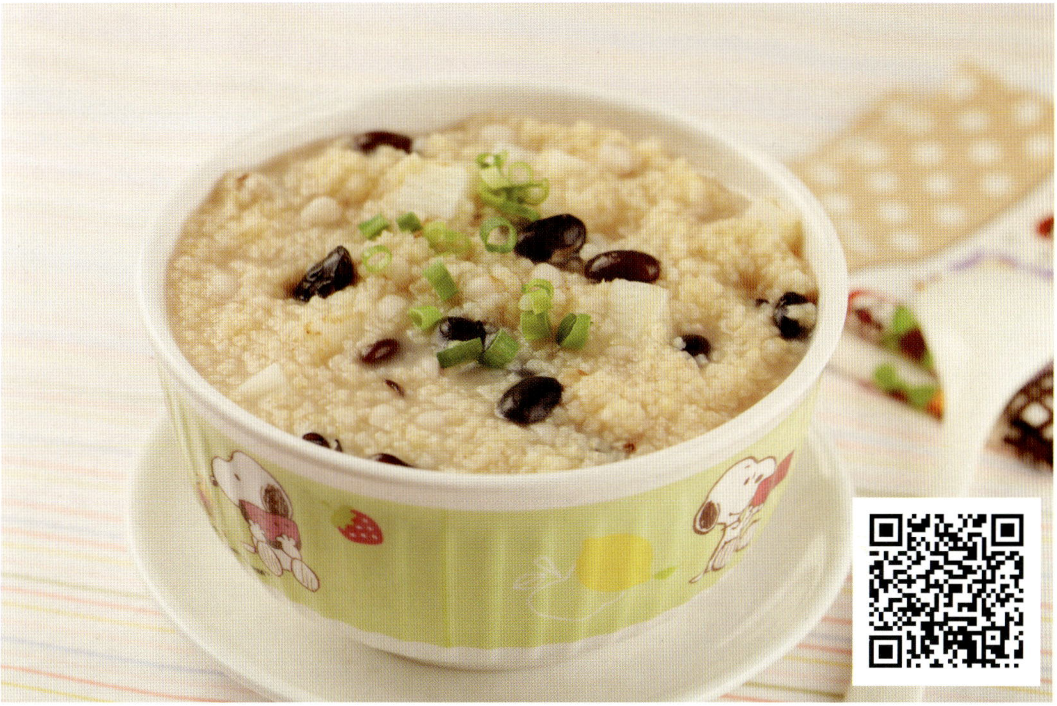

特效食谱 ❻ 山药黑豆粥

原料
小米70克，山药90克，水发黑豆80克，水发薏米45克，葱花少许

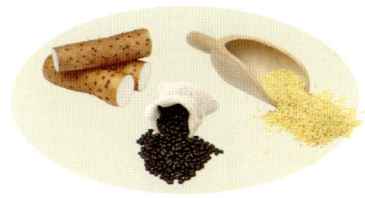

调料
盐2克

做法
① 将洗净去皮的山药切片，再切条，改切成丁。
② 锅中注入适量清水，用大火烧开，倒入黑豆、薏米，用锅勺搅拌均匀。
③ 倒入备好的小米。
④ 将食材快速搅拌均匀。
⑤ 盖上锅盖，烧开后用小火煮30分钟，至食材熟软。
⑥ 揭开锅盖，放入山药。
⑦ 搅拌均匀。
⑧ 盖上盖，续煮15分钟，至全部食材熟透。
⑨ 揭开锅盖，放入盐，快速拌匀至入味。
⑩ 关火，将煮好的粥盛出，装入碗中，放上葱花即可。

营养分析
黑豆具有高蛋白、低热量的特性。其所含的钙、镁等矿物质能缓解内脏平滑肌的紧张，有扩张血管、促进血液流通的作用，从而对高血压起到缓解作用。

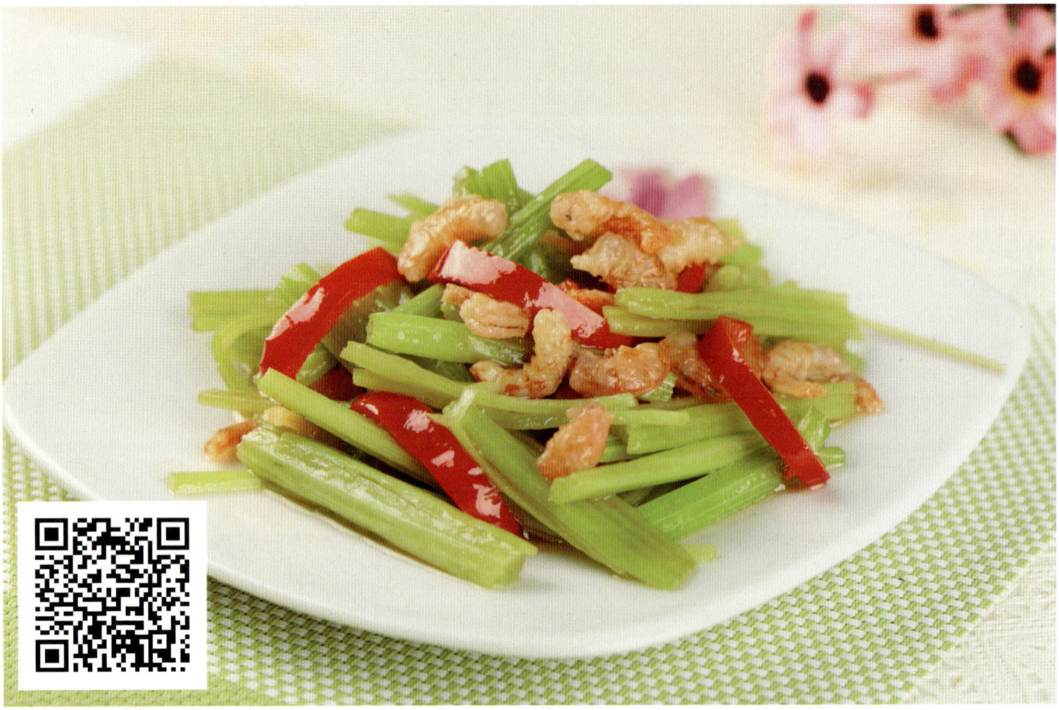

特效食谱 ⑦ 清炒海米芹菜丝

原料
海米20克，芹菜150克，红椒20克

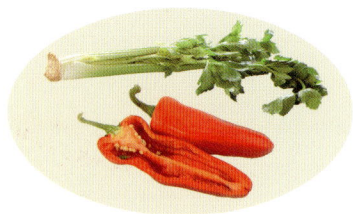

调料
盐2克，鸡粉2克，料酒8毫升，水淀粉、食用油各适量

做法
① 将洗净的芹菜切成段。
② 洗好的红椒对半切开，去籽，切成丝。
③ 锅中注入适量清水烧开，放入海米、料酒煮1分钟。
④ 把氽过水的海米捞出，待用。
⑤ 用油起锅，放入海米爆香，淋入适量料酒炒匀。
⑥ 倒入芹菜、红椒，拌炒匀。
⑦ 加入适量盐、鸡粉，炒匀调味。
⑧ 倒入适量水淀粉，快速翻炒均匀。
⑨ 将炒好的食材盛出，装入盘中即可。

营养分析
芹菜含铁量较高，对血管硬化、神经衰弱也有食疗作用。此外，芹菜还含有芹菜素，对降低血糖有很好的作用。糖尿病、高血压患者可以经常食用。

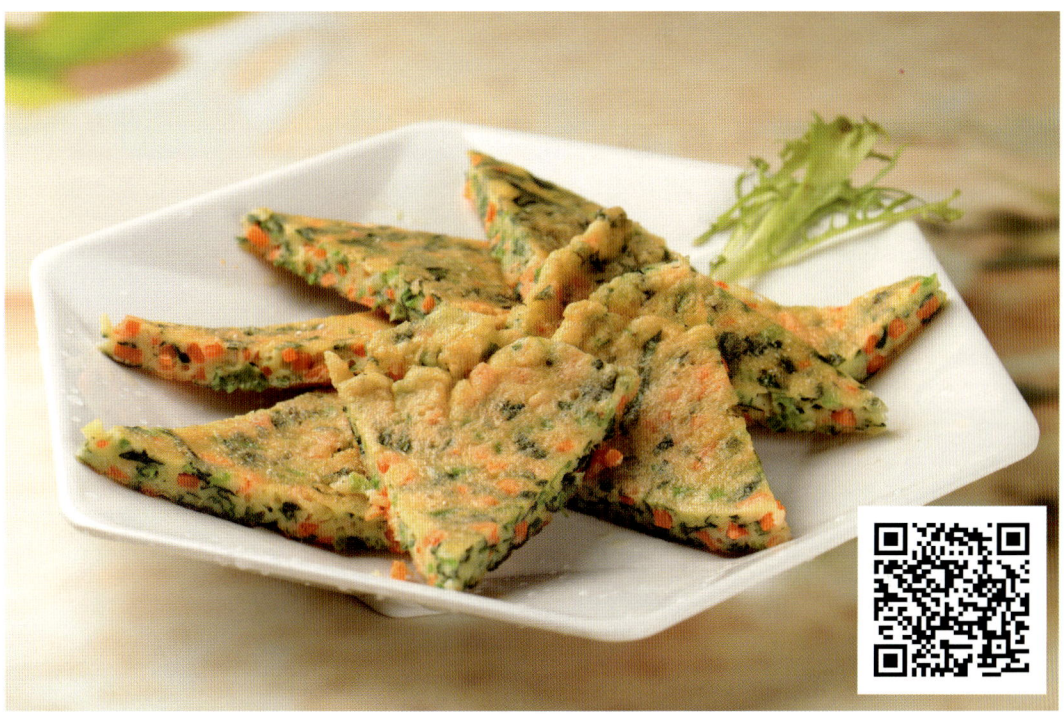

特效食谱 ❽ 菠菜胡萝卜蛋饼

原料

菠菜80克，胡萝卜100克，鸡蛋2个，面粉90克，葱花少许

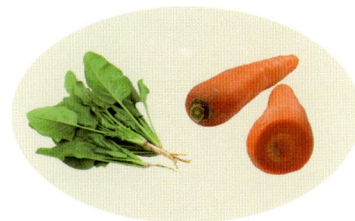

调料

盐3克，食用油适量

做法

①去皮洗净的胡萝卜切成粒；择洗干净的菠菜切成粒。
②锅中注入适量清水烧开，加入少许盐、食用油，倒入胡萝卜、菠菜搅匀，煮至断生，捞出沥干。
③鸡蛋打入碗中，放入少许盐，打散、调匀。
④将胡萝卜和菠菜倒入蛋液中，加葱花、面粉调匀。
⑤煎锅中倒入适量食用油烧热，倒入蛋液，摊成饼状。
⑥用小火煎至蛋饼成型，煎出焦香味，两面煎至金黄色。
⑦把煎好的蛋饼盛出放凉，切成块即可。

营养分析

胡萝卜含有维生素B_1、维生素B_2、槲皮素、山奈酚、钙、铁、磷等营养物质，能增加冠状动脉血流量，降脂降压，是高血压病患者的食疗佳品。

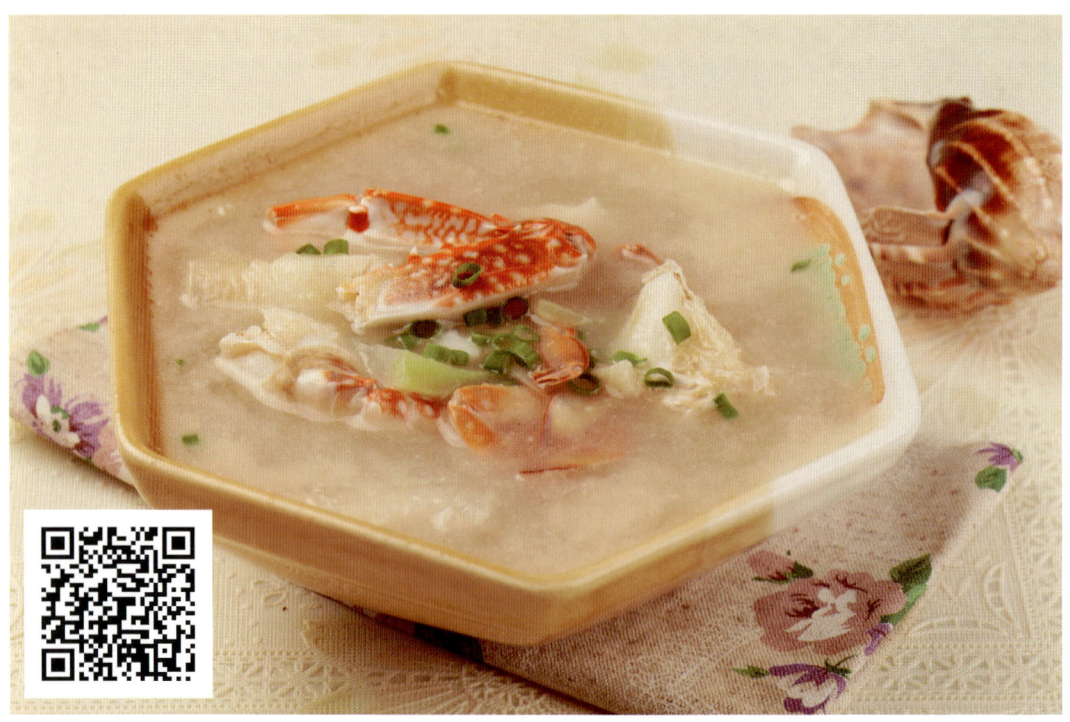

特效食谱 ❾ 花蟹冬瓜汤

原料

花蟹2只，冬瓜400克，姜片、葱花各少许

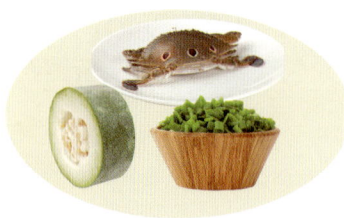

调料

盐3克，鸡粉2克，胡椒粉1克，食用油适量

做法

①洗净的冬瓜去皮，去籽，切成片。
②将处理干净的花蟹切开，改切成小块，备用。
③锅中注入适量清水烧开，倒入少许食用油。
④倒入备好的冬瓜、花蟹。
⑤放入少许姜片，搅拌匀。
⑥盖上盖子，烧开后转中火煮约3分钟至食材熟透。
⑦揭盖，加入盐、鸡粉、胡椒粉。
⑧用锅勺拌匀调味。
⑨把煮好的汤料盛出，装碗，再撒上少许葱花即可。

营养分析

冬瓜中富含丙醇二酸，能有效控制体内的糖类转化为脂肪，防止体内脂肪堆积，还能把肥胖多余的脂肪消耗掉，对防治高血压、动脉粥样硬化及减肥有良好的效果。

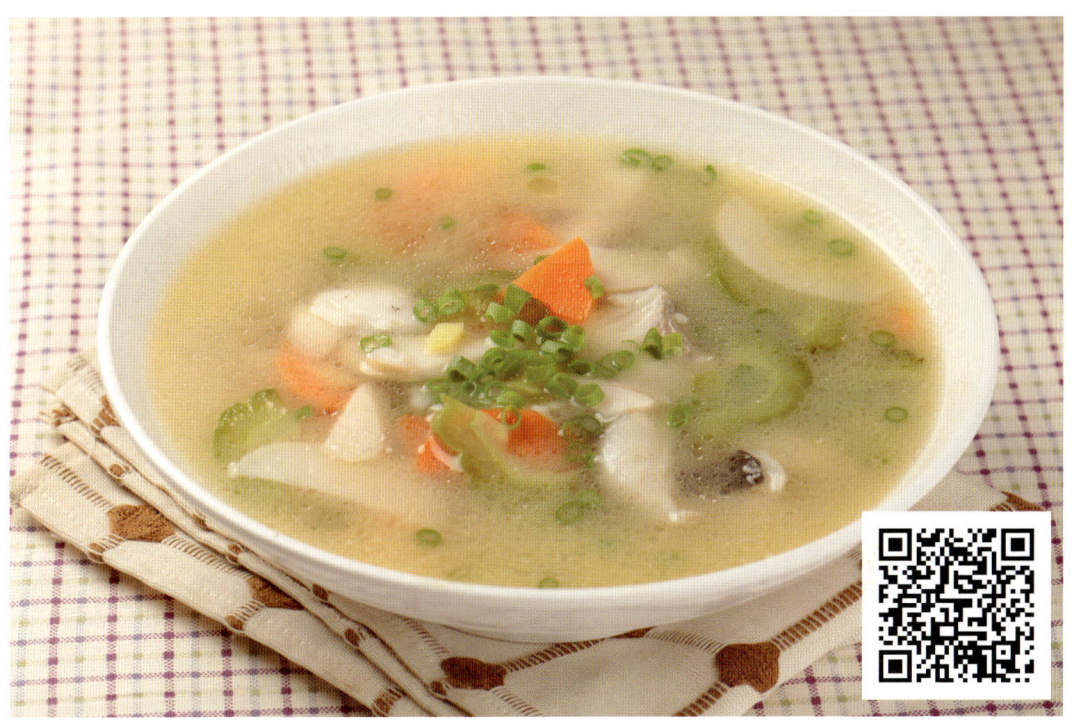

特效食谱⑩ 苦瓜鱼片汤

原料

苦瓜100克，鲈鱼肉110克，胡萝卜40克，鸡腿菇70克，姜片、葱花各少许

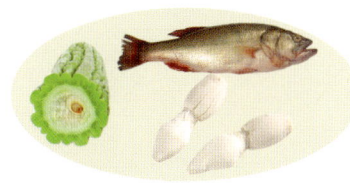

调料

盐3克，鸡粉2克，胡椒粉少许，水淀粉、食用油各适量

做法

①将洗净的鸡腿菇切成片；去皮洗净的胡萝卜切成片；洗好的苦瓜切成片。
②洗净的鱼肉切成片，装入碗中，放入少许盐、鸡粉、胡椒粉，抓匀。
③放适量水淀粉抓匀，注入适量食用油，腌渍至入味。
④用油起锅，放入姜片爆香，倒入切好的苦瓜片，放入胡萝卜、鸡腿菇，炒匀。
⑤加入适量清水，用大火烧开，煮3分钟至熟。
⑥放入适量盐、鸡粉。
⑦倒入腌好的鱼片，搅匀，煮1分钟，至鱼片熟透。
⑧盛出煮好的鱼汤，装入碗中，放入葱花即可。

营养分析

苦瓜具有清暑解渴、降血压、血脂、养颜美容、促进新陈代谢等功能，常食可降低血压，是高血压患者的降压佳品。

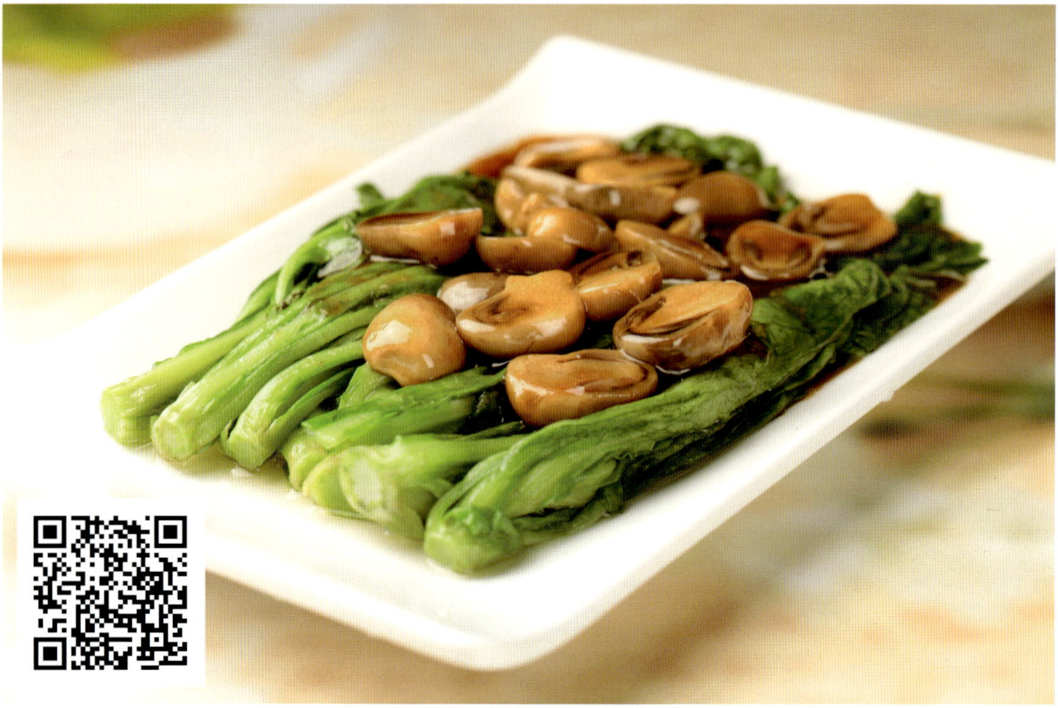

特效食谱 ⑪ 草菇扒茼蒿

原料

草菇80克，茼蒿200克

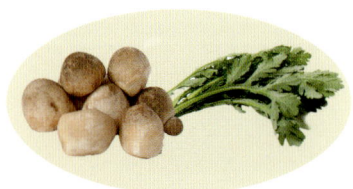

调料

盐3克，鸡粉3克，料酒8毫升，蚝油6克，老抽2毫升，水淀粉3毫升，食用油适量

做法

① 洗净的草菇对半切开。
② 锅中注入适量清水烧开，加入适量盐、鸡粉，倒入少许食用油。
③ 放入茼蒿，煮半分钟，捞出焯煮好的茼蒿，装入盘中，摆放整齐。
④ 将切好的草菇倒入沸水锅中，煮1分钟，至其断生，捞出焯好的草菇。
⑤ 锅中注入适量食用油烧热，倒入草菇，淋料酒炒香。
⑥ 加少许清水，加适量蚝油、老抽、盐、鸡粉，炒匀。
⑦ 倒入适量水淀粉，快速翻炒均匀。
⑧ 关火后将炒好的草菇盛出，放在茼蒿上即可。

营养分析

草菇的赖氨酸、锌含量较高，还是一种高钾低钠的食物，常食草菇可以预防肠胃、肝疾病，还有降血压的作用，比较适合高血压病患者食用。

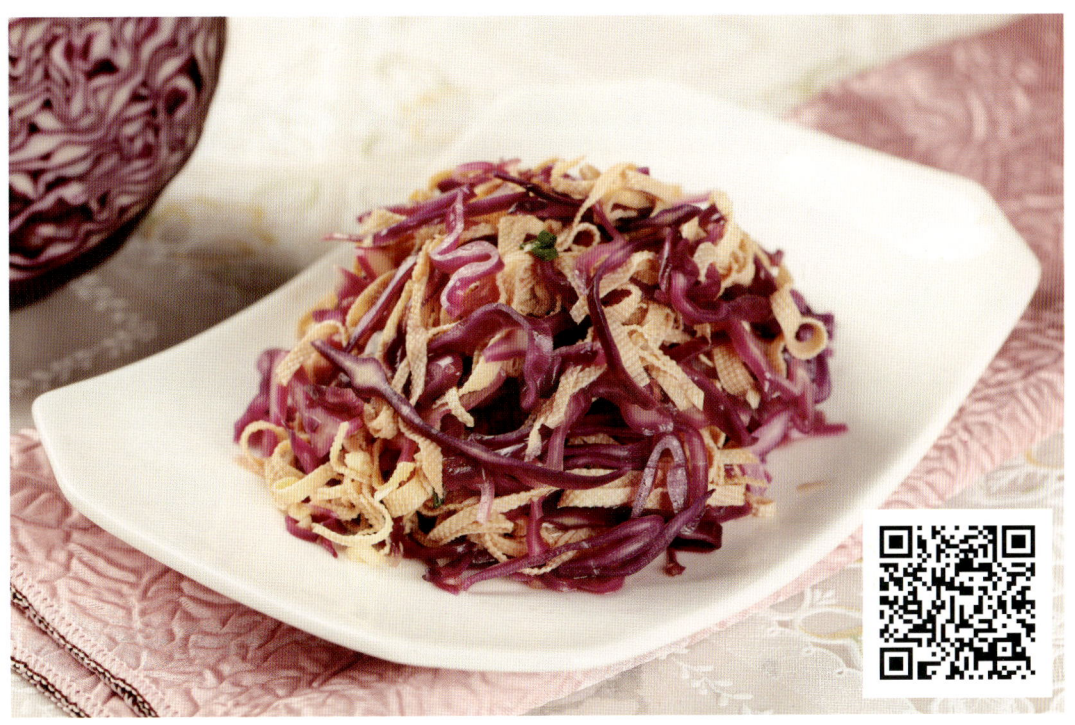

特效食谱⑫ 紫甘蓝拌千张丝

原料

紫甘蓝200克，千张180克，蒜末、葱花各少许

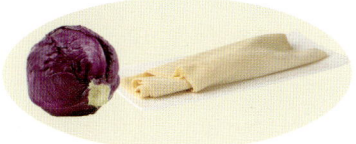

调料

盐3克，鸡粉3克，生抽4毫升，陈醋3毫升，芝麻油2毫升

做法

① 洗好的千张切成丝。
② 洗净的紫甘蓝切成丝。
③ 锅中注入适量清水烧开，加入少许盐。
④ 倒入切好的紫甘蓝，拌匀，煮半分钟。
⑤ 放入千张丝，再煮半分钟。
⑥ 捞出煮好的紫甘蓝和千张丝，放入碗中。
⑦ 撒上蒜末、葱花，加入盐、鸡粉、生抽、陈醋拌匀。
⑧ 倒入少许芝麻油，搅拌片刻。
⑨ 盛出拌好的食材，装入盘中即可。

营养分析

紫甘蓝含有胡萝卜素、纤维素、维生素、钙、磷、铁、花青素等营养成分，常食能促进新陈代谢，增强免疫力，有助于降低血压。

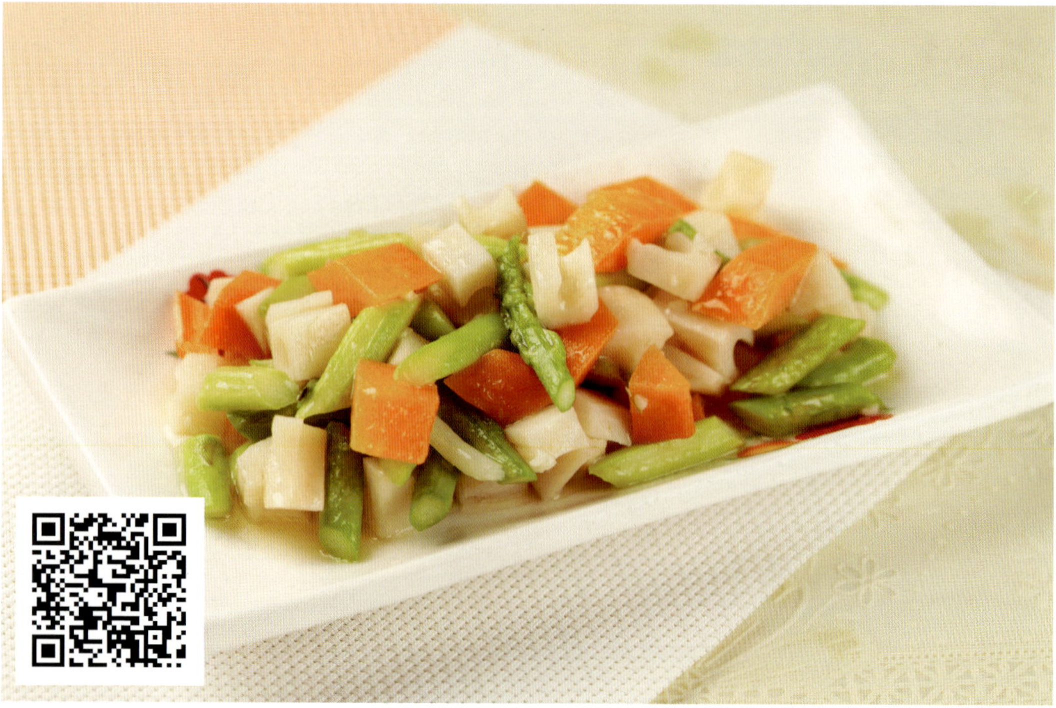

特效食谱⑬ 芦笋炒莲藕

原料

芦笋100克，莲藕160克，胡萝卜45克，蒜末、葱段各少许

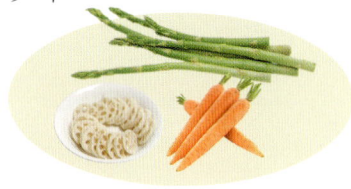

调料

盐3克，鸡粉2克，水淀粉3毫升，食用油适量

做法

①将洗净的芦笋去皮，改切成段。
②洗好去皮的莲藕切厚片，再切条，改切成丁。
③洗净的胡萝卜去皮，切成条，改切成丁。
④锅中注入适量清水烧开，加少许盐，放入藕丁。
⑤再放入胡萝卜，搅匀，煮1分钟，至其八成熟。
⑥把焯过水的藕丁和胡萝卜丁捞出，待用。
⑦用油起锅，放入蒜末、葱段，爆香。
⑧放入芦笋，倒入焯好的藕丁和胡萝卜丁，翻炒均匀。
⑨加入适量盐、鸡粉，炒匀调味。
⑩倒入适量水淀粉，快速拌炒均匀即可。

营养分析

芦笋含有蛋白质、维生素、矿物质、微量元素和其特有的天门冬酰胺等营养物质，有生津止渴、健脾润肺的功效，对高血压有一定的食疗作用。

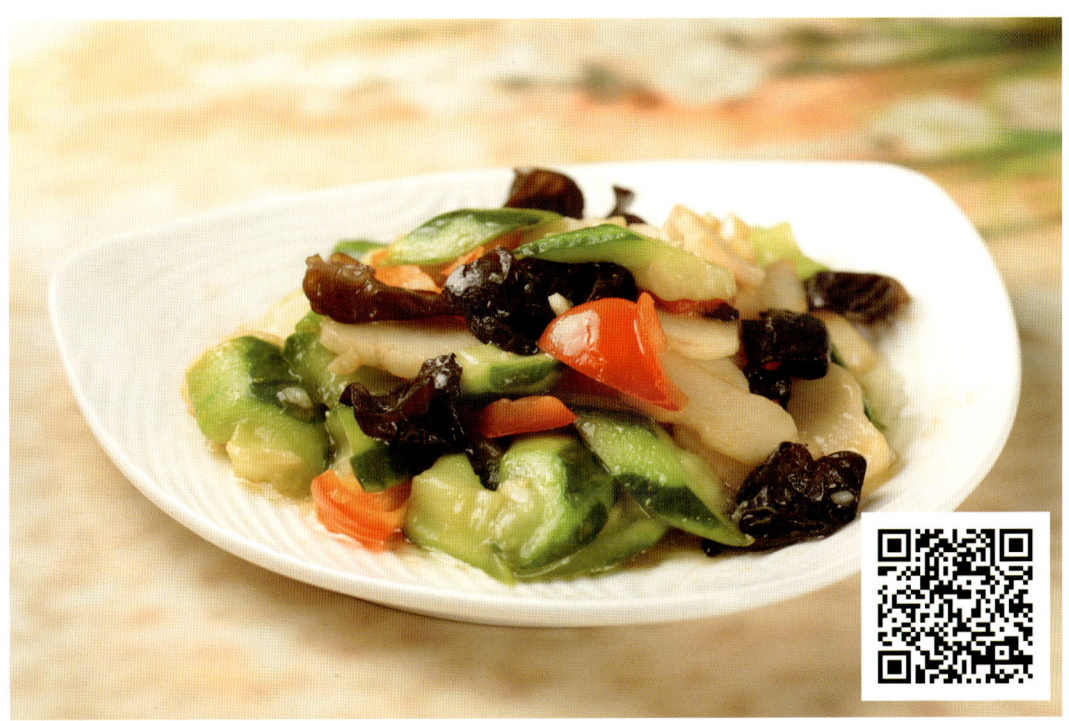

特效食谱⑭ 丝瓜马蹄炒木耳

原料

丝瓜100克，马蹄肉90克，彩椒50克，水发木耳40克，蒜末、葱段各少许

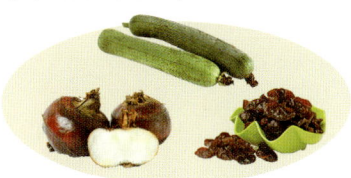

调料

盐3克，鸡粉2克，蚝油6克，水淀粉、食用油各适量

做法

①将洗净的马蹄肉切片；洗好的木耳、丝瓜、彩椒切块。
②锅中注入适量清水烧开，加入少许盐，略煮一会儿。
③倒入木耳，淋适量食用油，搅拌匀，煮约半分钟。
④依次倒入丝瓜块、彩椒块、马蹄片，拌匀。
⑤煮约半分钟，至食材断生后捞出，沥干水分，待用。
⑥用油起锅，放入蒜末、葱段爆香，倒入食材翻炒。
⑦加入适量蚝油，再放入少许盐、鸡粉，炒匀调味。
⑧倒入适量水淀粉，翻炒一会儿，至食材熟透即成。

营养分析

木耳含有蛋白质、胡萝卜素、B族维生素等营养成分，能益气润肺、滋阴润燥。木耳还含磷脂、固醇，可防止血液凝固，有助于降低动脉硬化、高血压的发生概率。

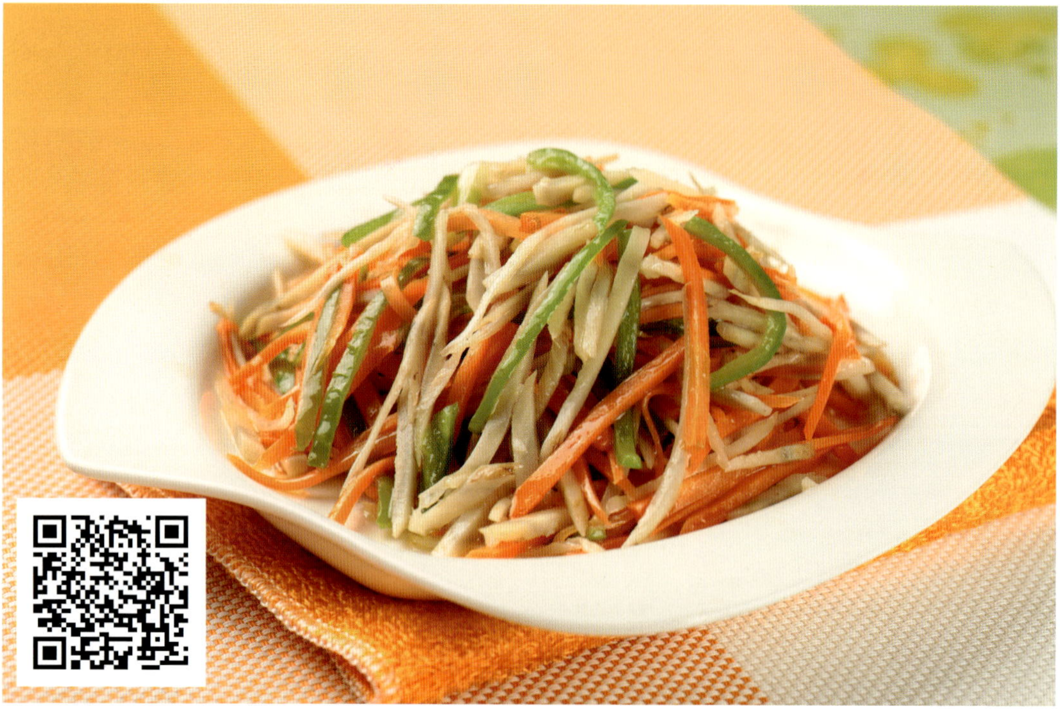

特效食谱⑮ 牛蒡三丝

原料
牛蒡100克，胡萝卜120克，青椒45克，蒜末、葱段各少许

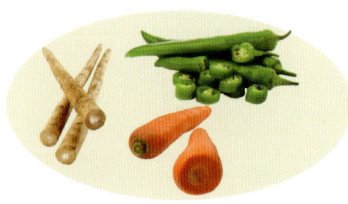

调料
盐3克，鸡粉2克，水淀粉、食用油各适量

做法
① 将洗净去皮的胡萝卜切片，再切成细丝。
② 洗好去皮的牛蒡切片，切成丝。
③ 洗净的青椒切开，去籽，再切成丝。
④ 锅中注入适量清水烧开，加入少许盐。
⑤ 放入胡萝卜丝、牛蒡丝，搅匀，煮1分30秒。
⑥ 捞出焯好的食材，沥干水分，放在盘中，待用。
⑦ 用油起锅，放入葱段、蒜末，爆香。
⑧ 倒入青椒丝，再放入焯煮过的食材，炒匀、炒香。
⑨ 加入鸡粉、盐，炒匀调味。
⑩ 倒入适量水淀粉勾芡，翻炒至食材熟透、入味即成。

营养分析
牛蒡含有的膳食纤维具有吸附钠的作用，并且能随机体废物排出体外，使体内钠的含量降低，从而达到降血压的目的。

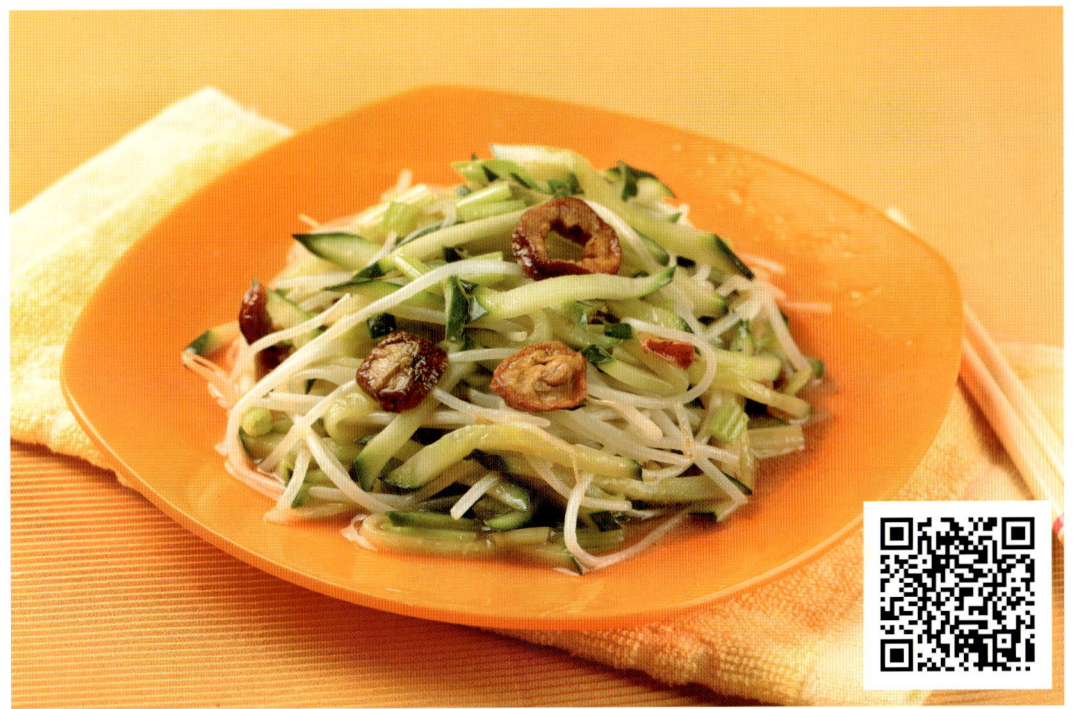

特效食谱 ⑯ 山楂银芽

原料
山楂30克，绿豆芽70克，黄瓜120克，芹菜50克

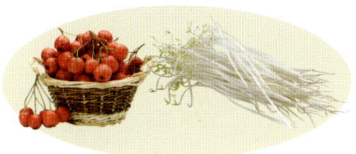

调料
白糖6克，水淀粉3毫升，食用油适量

做法
① 把洗净的芹菜切成段。
② 将洗净的黄瓜切成片，改切成丝。
③ 用油起锅，倒入洗净的山楂，略炒片刻。
④ 放入黄瓜丝，翻炒至熟软。
⑤ 下入绿豆芽，翻炒均匀。
⑥ 倒入芹菜。
⑦ 快速拌炒均匀。
⑧ 加入白糖，炒匀调味。
⑨ 倒入适量水淀粉。
⑩ 拌炒一会至食材熟透即可。

营养分析
黄瓜中所含的纤维素能促进肠内腐败食物排泄，而所含的丙醇、乙醇和丙醇二酸还能抑制糖类物质转化为脂肪，对肥胖者和高血压、高血脂患者有利。

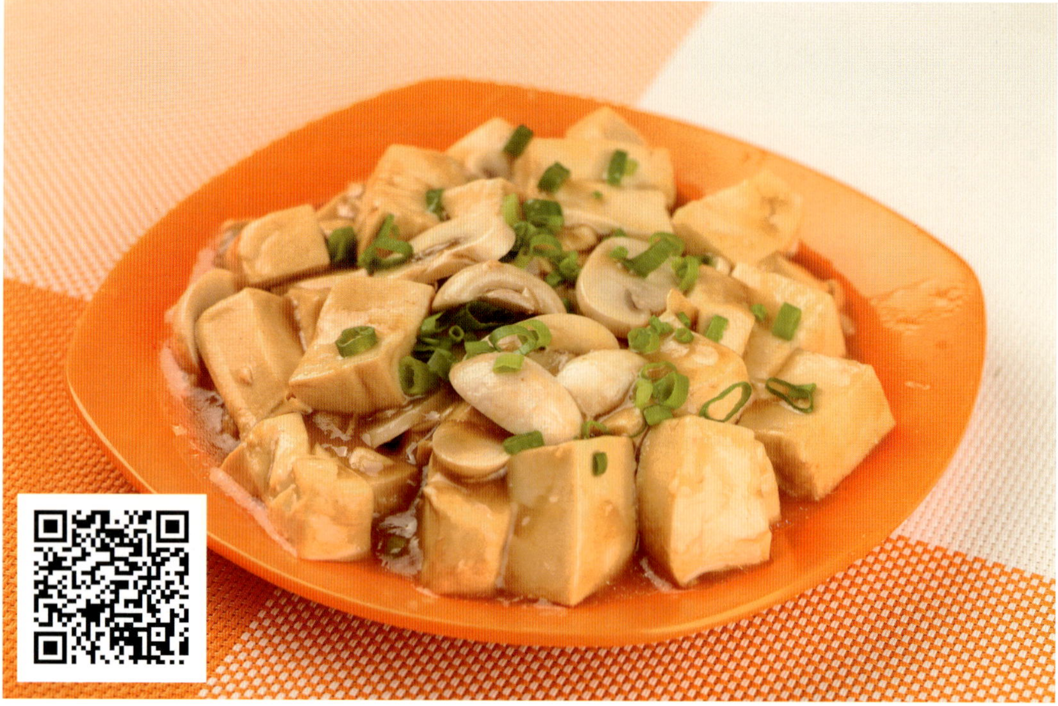

特效食谱 17 口蘑焖豆腐

原料

口蘑60克，豆腐200克，蒜末、葱花各少许

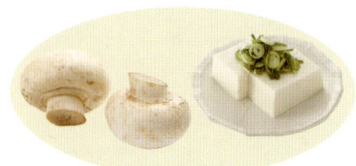

调料

盐3克，鸡粉2克，料酒3毫升，生抽2毫升，水淀粉、老抽、食用油各适量

做法

① 把洗净的口蘑切成片；洗好的豆腐切成小方块。
② 锅中注水烧开，放入少许盐，倒入切好的口蘑，放入少许料酒，搅匀，煮1分钟至其断生，捞出，待用。
③ 将切好的豆腐倒入沸水锅中，煮1分钟，去除酸涩味，捞出，待用。
④ 用油起锅，放蒜末爆香，倒入焯好水的口蘑炒匀。
⑤ 注入适量清水，倒入豆腐块。
⑥ 加入适量生抽、盐、鸡粉、老抽，拌匀调味。
⑦ 盖上盖，焖2分钟，至食材入味。
⑧ 揭盖，用大火收汁，倒入适量水淀粉。
⑨ 将锅中材料快速拌炒均匀，装盘，撒上葱花即可。

营养分析

口蘑含有硒和多种抗病毒成分，能防止过氧化物损害机体，对因缺硒引起的血压上升和血液黏稠度增加，以及病毒性肝炎有一定的食疗作用。

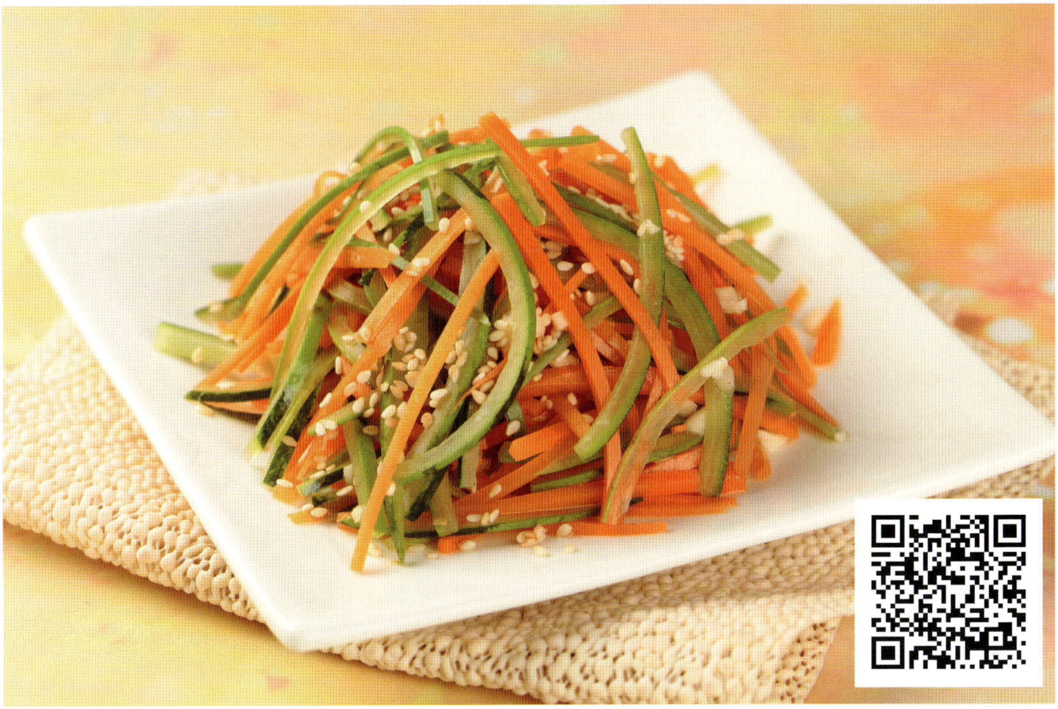

特效食谱 ⑱ 西瓜翠衣拌胡萝卜

原料

西瓜皮200克，胡萝卜200克，熟白芝麻、蒜末各少许

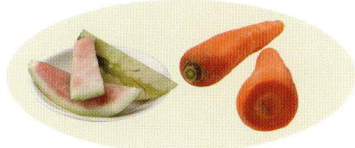

调料

盐2克，白糖4克，陈醋8毫升，食用油适量

做法

① 洗净去皮的胡萝卜切段，再切片，改切成丝。
② 洗好的西瓜皮切成丝，备用。
③ 锅中注入适量清水烧开，倒入适量食用油。
④ 放入胡萝卜，搅散，略煮片刻。
⑤ 加入西瓜皮，煮半分钟，至其断生。
⑥ 把焯煮好的胡萝卜和西瓜皮捞出，沥干水分。
⑦ 将焯好的胡萝卜和西瓜皮放入碗中，加入蒜末。
⑧ 放入适量盐、白糖，淋入陈醋。
⑨ 用筷子拌匀调味。
⑩ 将拌好的食材盛出，撒上白芝麻，装入盘中即可。

营养分析

胡萝卜含有蛋白质、胡萝卜素、B族维生素、维生素C等营养成分，其中胡萝卜素含有琥珀酸钾等成分，能降血压、清热解毒，对高血压病患者的身体健康有利。

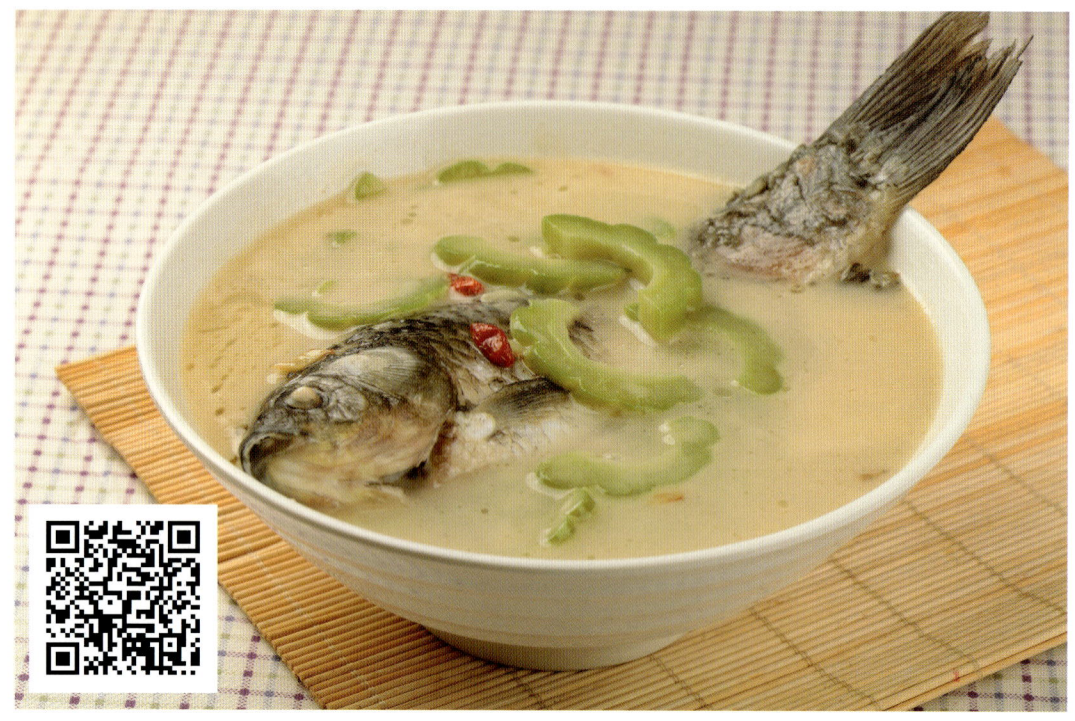

特效食谱⑲ 鲫鱼苦瓜汤

原料

净鲫鱼400克，苦瓜150克，姜片少许

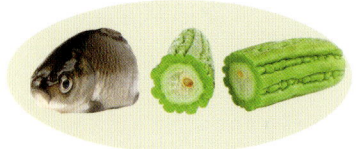

调料

盐2克，鸡粉少许，料酒3毫升，食用油适量

做法

① 将洗净的苦瓜对半切开，去瓤，再切成片，待用。
② 用油起锅，放入姜片，用大火爆香。
③ 再放入鲫鱼，用小火煎一会儿，煎出焦香味。
④ 翻转鱼身，用小火再煎一会儿，至两面断生。
⑤ 淋上少许料酒，再注入适量清水。
⑥ 加入鸡粉、盐，放入苦瓜片。
⑦ 盖上锅盖，用大火煮约4分钟，至食材熟透。
⑧ 取下锅盖，搅动几下。
⑨ 盛出煮好的苦瓜汤，放在碗中即可。

营养分析

苦瓜含丰富的维生素B₁、维生素C及矿物质，具有清热祛暑、明目解毒、降压降糖、利尿凉血、解劳清心、益气壮阳之功效，对高血压病人有食疗作用。

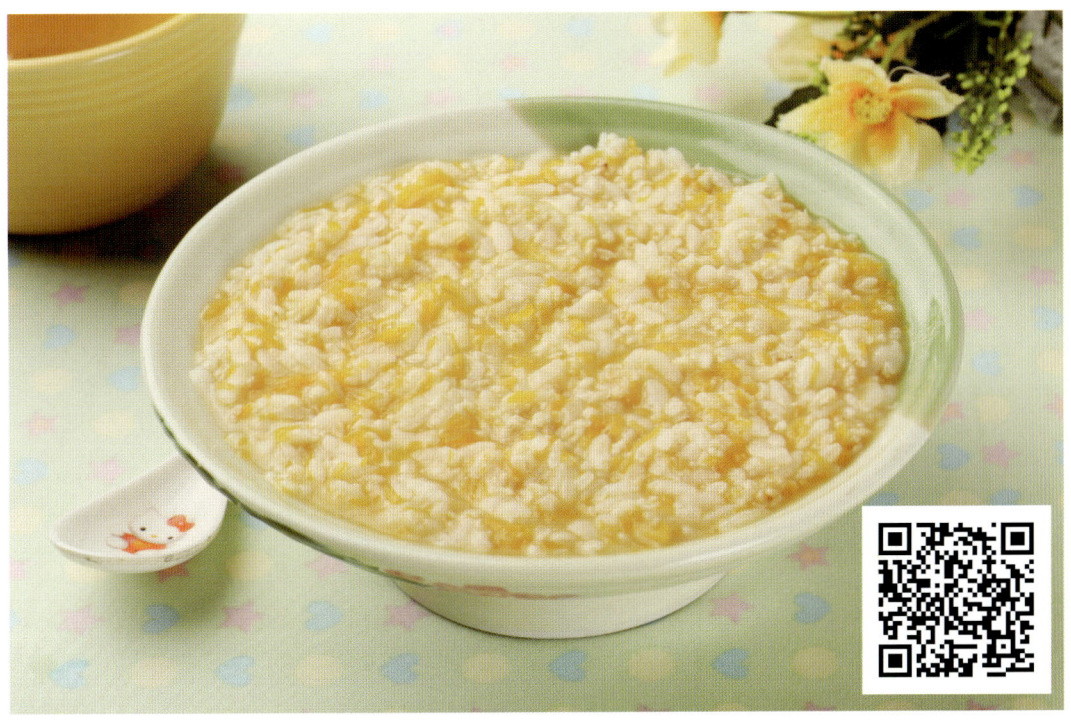

特效食谱⑳ 南瓜燕麦粥

原料

南瓜190克，燕麦90克，水发大米150克

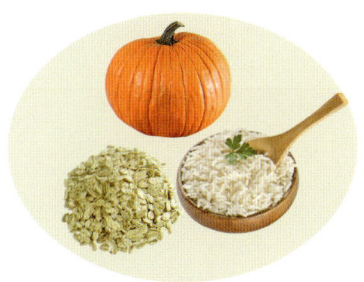

调料

白糖20克，食用油适量

做法

①将装好盘的南瓜放入烧开的蒸锅。
②加盖，中火蒸10分钟至熟。
③揭盖，把蒸熟的南瓜取出。
④用刀将南瓜压碎，剁成泥状，备用。
⑤砂锅注入适量清水，大火烧开。
⑥倒入适量水发好的大米，拌匀。
⑦再加少许食用油，搅拌匀。
⑧加盖，慢火煲20分钟至大米熟烂。
⑨揭盖，放入备好的南瓜，搅拌匀。
⑩加盖，大火煮沸，揭盖，加入适量白糖，搅拌均匀，煮至融化即成。

营养分析

南瓜含有淀粉、蛋白质、胡萝卜素、维生素、钙、磷等成分，有健脾、护肝、中和致癌物质的作用，适宜高血压病、高脂血症、动脉硬化者食用。

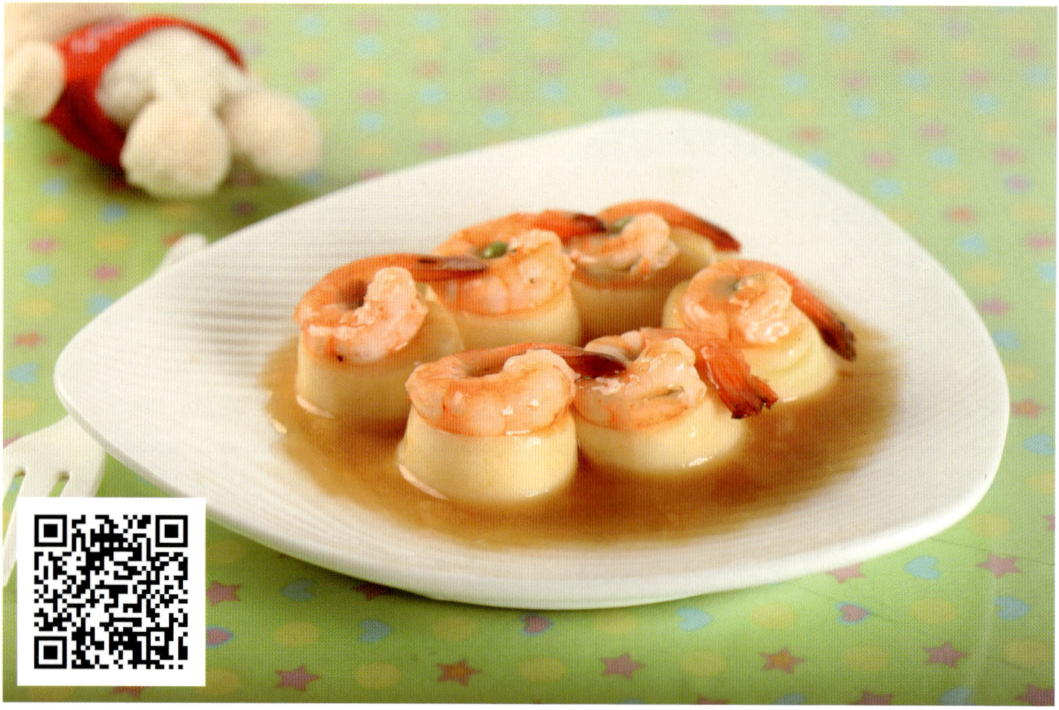

特效食谱 ㉑ 玉子虾仁

原料

日本豆腐110克，虾仁60克，豌豆50克

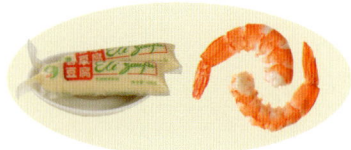

调料

盐3克，鸡粉少许，生粉15克，老抽2毫升，生抽4毫升，水淀粉、食用油各适量

做法

① 将日本豆腐切段，去除外包装，再切成棋子状的小块。
② 洗净的虾仁放在小碟子中，放入少许盐、鸡粉、水淀粉，拌匀至入味。
③ 把日本豆腐摆在盘中，均匀地撒上生粉，放上虾仁、豌豆，再撒上少许盐，制成玉子虾仁，静置片刻。
④ 蒸锅上火烧开，放入玉子虾仁，上盖，蒸至食材熟透。
⑤ 关火后揭开盖子，取出蒸好的食材，待用。
⑥ 另起油锅烧热，注入少许清水，淋生抽、老抽，加盐、鸡粉拌匀，再倒入少许水淀粉，快速搅拌几下至汤汁浓稠，制成味汁。
⑦ 关火后盛出味汁，浇在蒸好的玉子虾仁上即成。

营养分析

豆腐不含胆固醇，是高血压、高血脂、高胆固醇症及动脉硬化、冠心病患者的药膳佳肴。也是儿童、病弱者及老年人补充营养的食疗佳品。

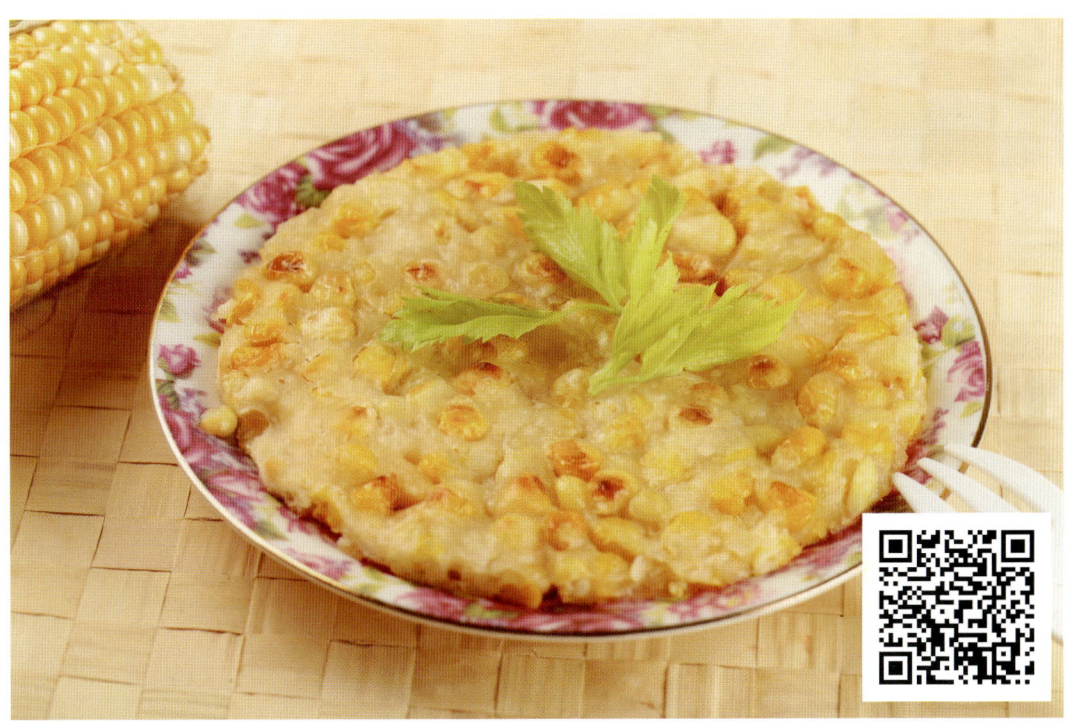

特效食谱 22 奶香玉米烙

原料

鲜玉米粒150克，牛奶100毫升

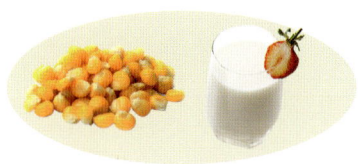

调料

盐2克，白糖6克，生粉、食用油各适量

做法

①锅中注入适量清水，用大火烧开，撒上少许盐。
②倒入洗净的玉米粒，搅拌几下，煮约2分钟至其断生，捞出，沥干。
③碗中加入白糖，倒入备好的牛奶，再撒上适量生粉，搅拌至糖分完全溶化。
④取一个干净的盘子，淋入少许食用油，抹匀。
⑤倒入拌好的玉米粒，铺平，压实，制成玉米饼生坯。
⑥煎锅中注入适量食用油，烧至三成热，下入饼坯，用小火煎至饼坯散发出焦香味。
⑦翻转饼坯，用小火再煎片刻，至两面熟透后盛出。
⑧放在盘中，食用时分成小块即可。

营养分析

玉米含有蛋白质、脂肪、维生素、微量元素、纤维素及多糖等成分，可开胃、通便、利尿、软化血管、防癌抗癌，适用于高血压、高血脂、动脉硬化等患者的食疗保健。

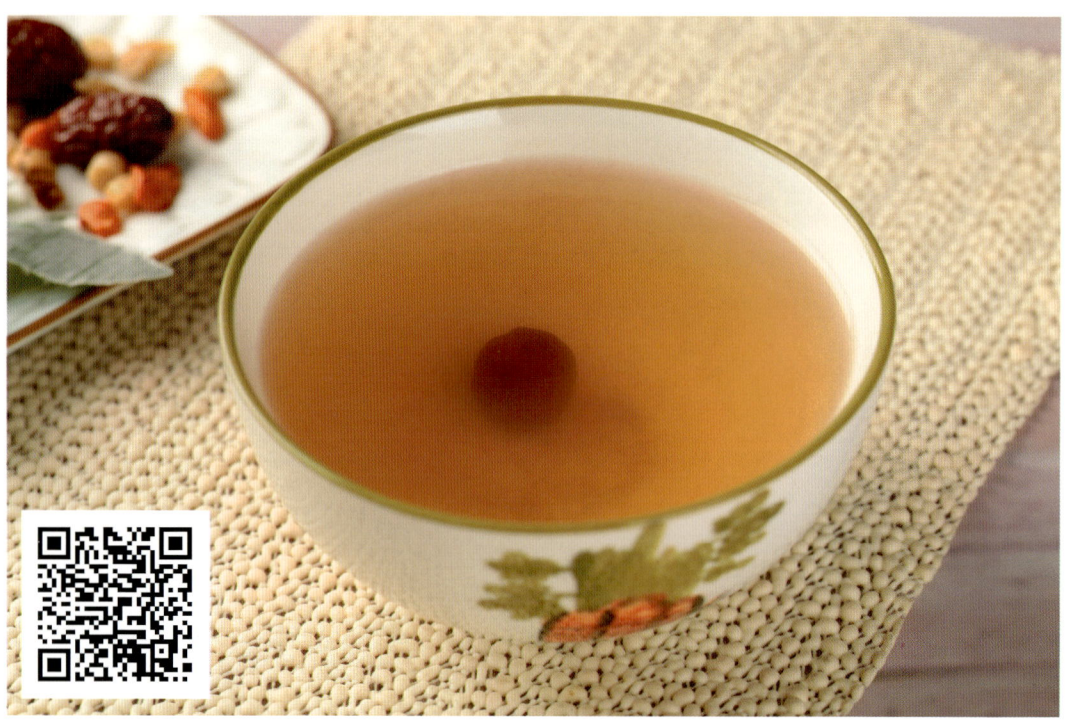

特效食谱 23 丹参黄芪枸杞茶

原料

红枣20克，黄芪10克，丹参、枸杞各5克

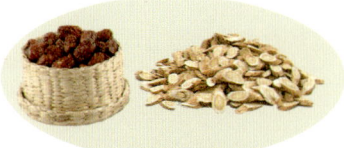
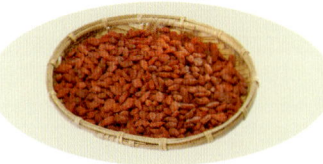

做法

①砂锅中注入适量清水烧开。
②放入洗好的红枣、黄芪、丹参、枸杞。
③盖上盖，煮沸后用小火煮约10分钟。
④取下盖，搅拌几下。
⑤盛出煮好的枸杞茶。
⑥滤取茶汁，装入茶杯中即成。

营养分析

红枣含有多种氨基酸、糖类、有机酸、钙、磷、铁等营养物质，有益气补虚的作用。此外，红枣还含有黄酮类、芦丁，有保护和软化血管，降低血压的作用。

© gao zhi xue zheng ▶▶▶

高脂血症

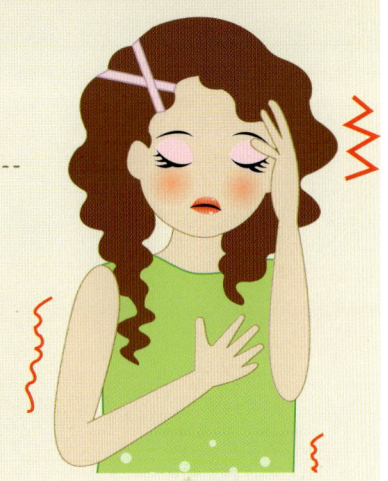

病症简介

高脂血症（HLP）是血脂异常的通称，可分为原发性高脂血症、继发性高脂血症。如果符合以下一项或几项，就患有高脂血症：总胆固醇、甘油三酯过高；低密度脂蛋白胆固醇过高；高密度脂蛋白胆固醇过低。

健康诊所

高脂血症在发病早期可能没有不舒服的症状，但没有症状不等于正常。多数患者在发生了冠心病、脑中风后才发现血脂异常，可表现为头晕、头痛、胸闷、心痛、乏力等。高脂血症和饮食习惯密切相关。因偏食、暴饮暴食造成的肥胖，饮食不规律或嗜酒成癖，是引发高脂血症的重要因素。长期精神紧张，导致内分泌代谢紊乱，天长日久形成高脂血症。年迈体虚、长期服用某种药物也会导致高脂血症。

生活保健

合理饮食调养，饮食提倡清淡，基本吃素，但不宜长期吃素，宜限制高脂肪、高胆固醇类饮食，不吃甜食和零食。多吃蔬菜和水果。宜低盐饮食，提倡适量饮茶，适当运动减肥，控制肥胖是预防血脂过高的重要措施之一。

饮食宜忌

宜吃食物

✅ 高脂血症患者宜选用具有抑制脂肪吸收的中药材和食材，如玉米须、苍耳子、薏米、佛手、山药、苍耳子、玉米须、红花、红枣、牛蛙等。

✅ 宜吃增加不饱和脂肪酸的摄入，降低血脂，保护心血管系统的食物，如小米、绿茶、海鱼等。

✅ 宜吃富含维生素、矿物质和膳食纤维的新鲜水果和蔬菜，如苹果、西红柿、包菜、胡萝卜等。

忌吃食物

❌ 忌食高脂肪食物，导致血液凝固性升高，如猪肉、猪油、动物脊髓、动物脑、动物内脏、黄油等。

❌ 忌食胆固醇、含糖量较高的食物，如鱼子、螃蟹、粉条、柿子等。

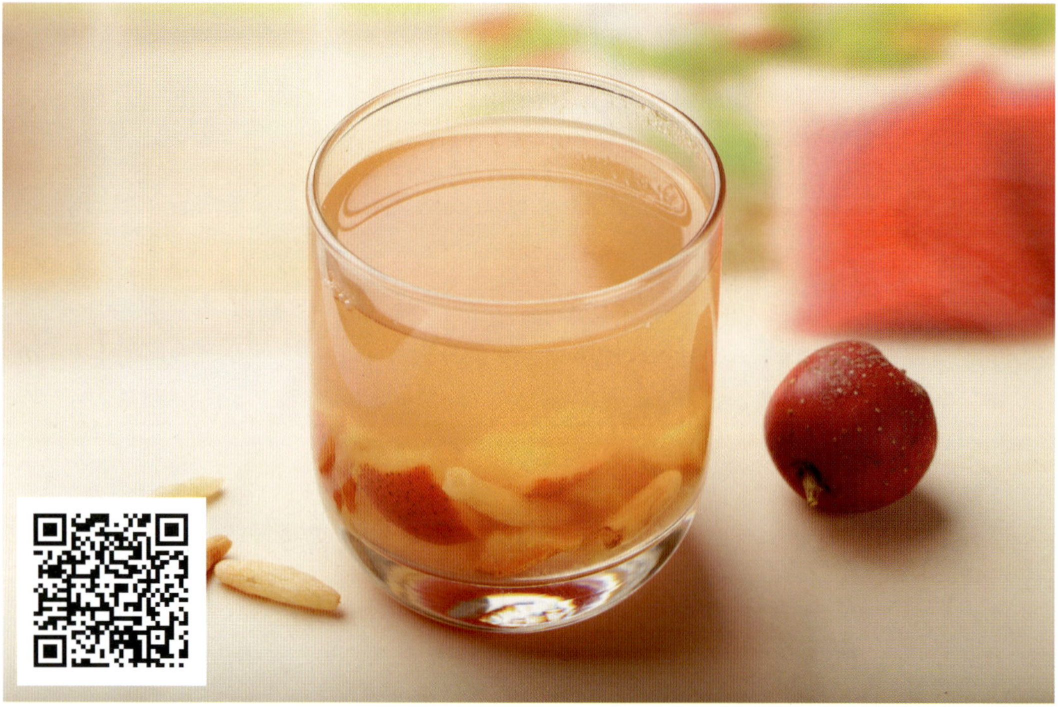

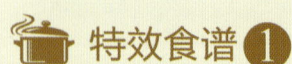

特效食谱 ❶ 麦冬山楂茶

原料

鲜山楂70克，麦门冬10克

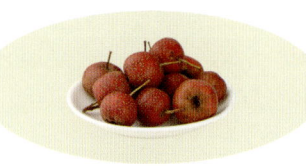
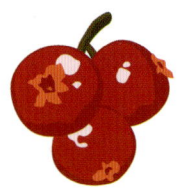

做法

① 将洗净的山楂去除头尾。
② 再把果肉切开，去除果核，备用。
③ 砂锅中注入适量清水烧开。
④ 倒入洗净的麦门冬。
⑤ 放入切好的山楂。
⑥ 盖上盖，煮沸后用小火煮约15分钟。
⑦ 揭盖，搅拌片刻，再盛出煮好的山楂茶。
⑧ 装入茶杯中，待稍微冷却后即可饮用。

营养分析

山楂含有糖类、蛋白质、维生素C、胡萝卜素、苹果酸、钙、铁等营养物质，具有降低血脂、稳定血压和抗心律不齐等作用，很适合高脂血症患者食用。

高脂血症 117

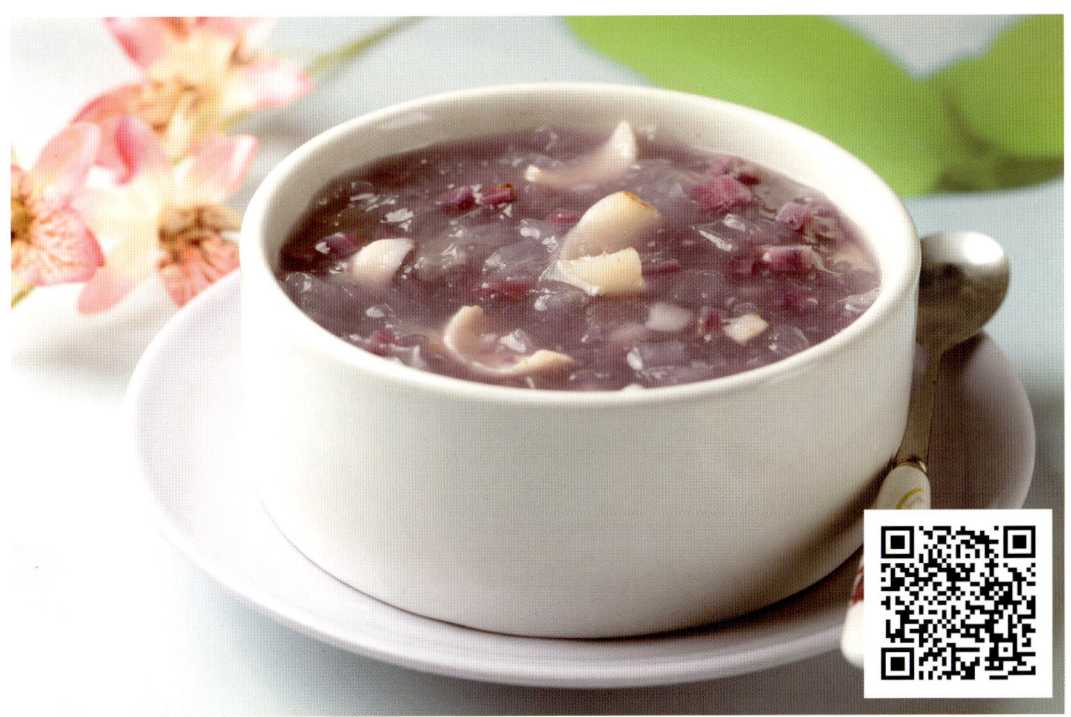

特效食谱 ❷ 紫薯百合银耳羹

原料

水发银耳180克，鲜百合50克，紫薯120克

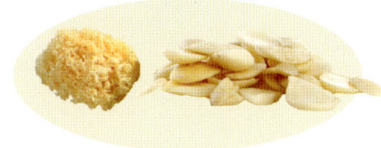

调料

白糖15克，水淀粉10毫升，食粉适量

做法

①洗净的紫薯对半切开，切成条，再切成丁。
②锅中注入适量清水烧开，加入少许食粉，放入洗净的银耳，搅拌匀，煮2分钟。
③将煮好的银耳捞出，沥干水分，备用。
④砂锅中注入适量清水烧开，放入切好的紫薯。
⑤倒入鲜百合、银耳，搅拌均匀。
⑥盖上锅盖，用小火炖15分钟。
⑦揭开锅盖，加入适量白糖，搅匀，煮至白糖溶化。
⑧倒入少许水淀粉。
⑨用勺搅至汤汁黏稠。
⑩盛出煮好的汤料，装入碗中即可。

营养分析

银耳、紫薯中均含有大量的膳食纤维，可刺激肠胃蠕动，帮助胆固醇排出体外；银耳中还含有磷脂、胶质和烟酸等物质，可保护高脂血症患者肝脏。

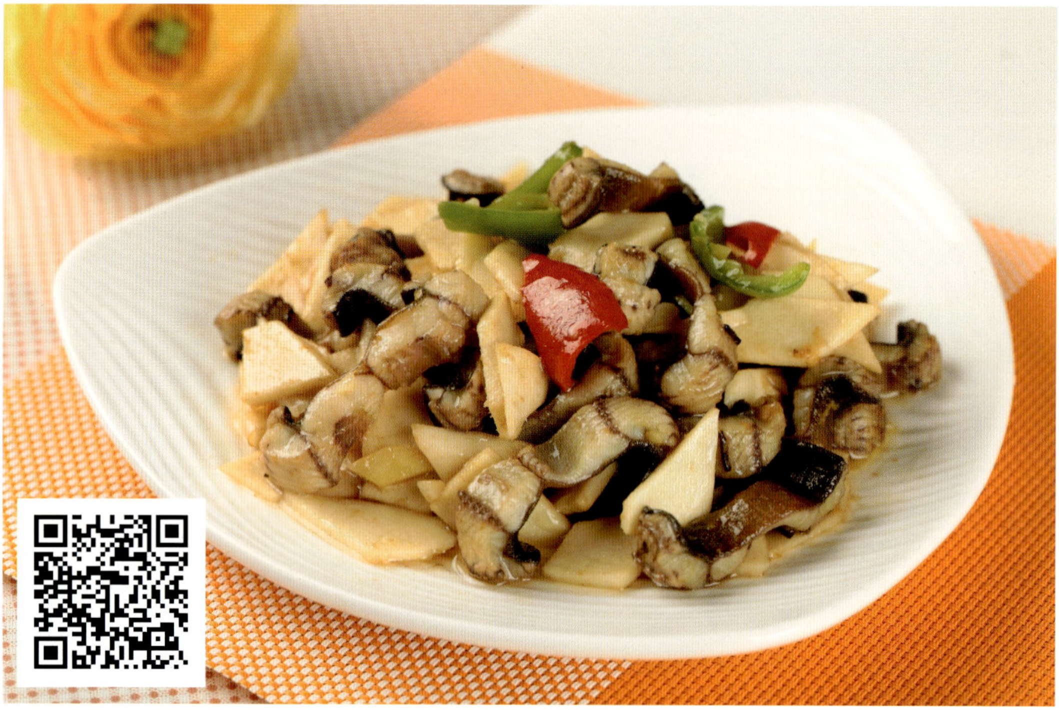

特效食谱 ❸ 竹笋炒鳝段

原料
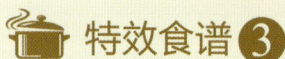

鳝鱼肉130克，竹笋150克，青椒、红椒各30克，姜片、蒜末、葱段各少许

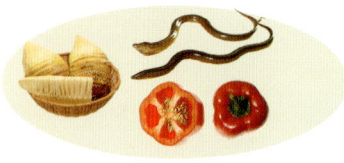

调料
盐3克，鸡粉2克，料酒5毫升，水淀粉、食用油各适量

做法
①将洗净的鳝鱼肉切成片；洗好的竹笋切成片；洗净的青椒、红椒均切成小块。
②把鳝鱼片装碗，加盐、鸡粉、淋料酒拌匀，加水淀粉拌匀上浆，腌渍至入味，倒入沸水锅中氽煮，捞出沥干。
③锅中注入适量清水烧开，加入少许盐，倒入竹笋片搅匀，煮至食材断生后捞出，沥干。
④用油起锅，放入姜片、蒜末、葱段，用大火爆香，倒入切好的青椒、红椒，翻炒匀。
⑤放入焯好的竹笋片，倒入鳝鱼片，淋入料酒，加入鸡粉、盐，炒匀调味。
⑥倒入少许水淀粉，炒匀，至食材熟透、入味即成。

营养分析
鳝鱼含有蛋白质、钙、磷、铁，还含有维生素B_1、维生素C等成分，具有清热解毒、凉血止痛、健脾等功效。高脂血症患者食用鳝鱼，对降低血脂也有一定食疗作用。

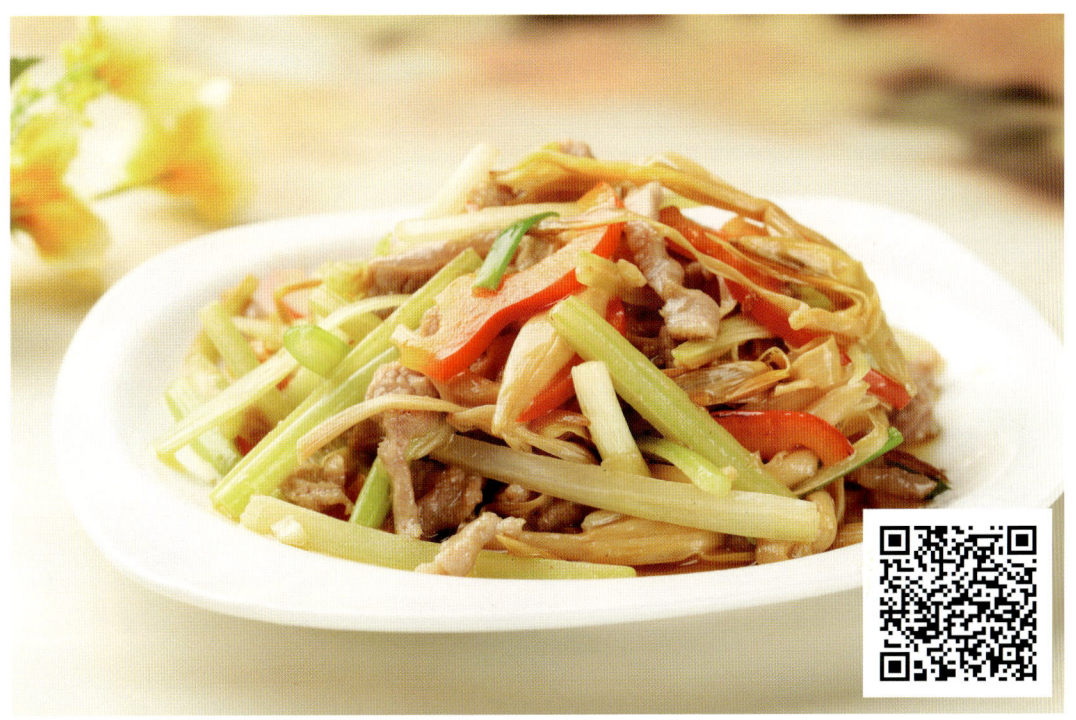

特效食谱 ❹ 西芹黄花菜炒肉丝

原料

西芹80克，水发黄花菜80克，彩椒60克，瘦肉200克，蒜末、葱段各少许

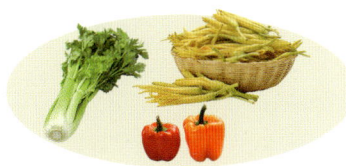

调料

盐3克，鸡粉3克，生抽5毫升，水淀粉5毫升，食用油适量

做法

①泡好的黄花菜切去花蒂；洗净的彩椒去籽，切成丝；洗好的瘦肉切成丝；洗净的西芹切成丝。
②将切好的肉丝装入碗中，加入少许盐、鸡粉，淋入水淀粉，搅拌均匀，倒入适量食用油，腌渍至其入味。
③锅中倒入适量清水烧开，放入处理好的黄花菜，搅匀，煮半分钟，捞出，沥干。
④锅中注入适量食用油烧热，放入蒜末，爆香。倒入腌好的肉丝，翻炒至肉丝变色。
⑤放入切好的西芹、黄花菜、彩椒，翻炒均匀。
⑥加入适量盐、鸡粉，炒匀调味。
⑦淋入生抽，翻炒片刻，放入葱段，炒至断生即可。

营养分析

西芹含有蛋白质、碳水化合物、膳食纤维、维生素、钙、磷、铁及芳香油等营养物质，有增进食欲、降压降脂、健脑、清肠利便、解毒消肿、促进血液循环等功效。

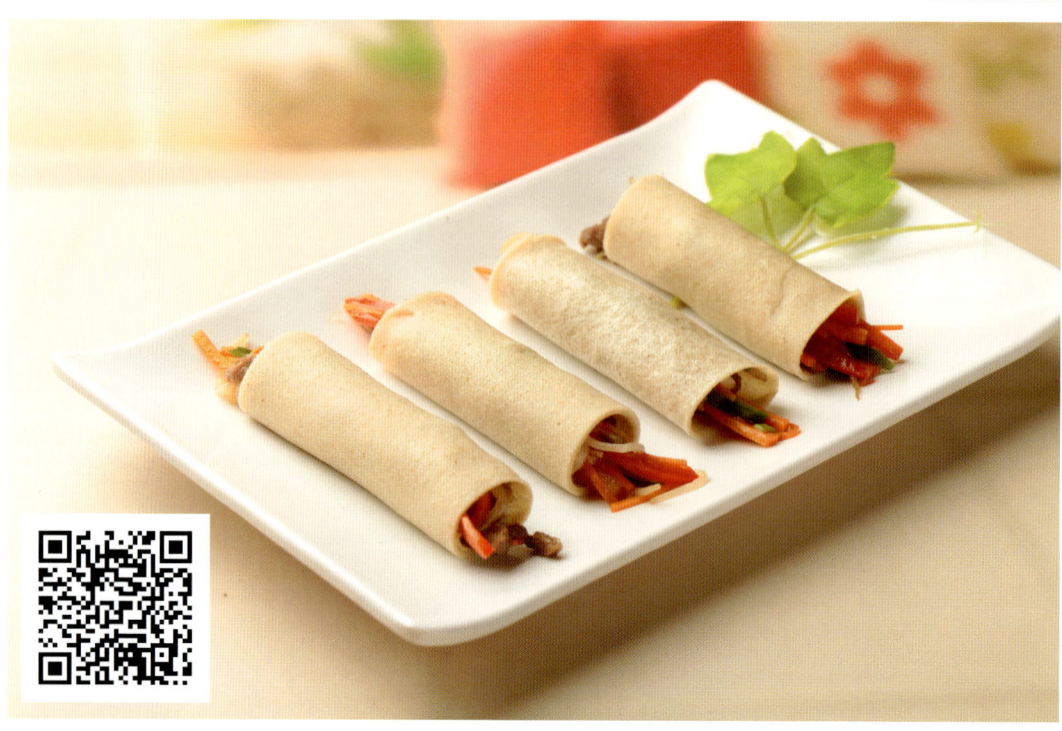

特效食谱 ❺ 荞麦菜卷

原料

牛肉100克，荞麦粉110克，鸡蛋1个，绿豆芽70克，胡萝卜80克，彩椒85克，蒜末、葱花各少许

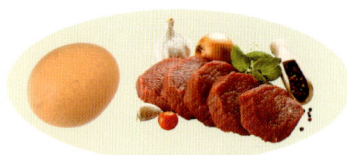

调料

盐3克，鸡粉4克，生抽5毫升，水淀粉8毫升，料酒8毫升，蚝油5克，食用油适量

做法

① 洗净去皮的胡萝卜切成丝；洗好的彩椒切成丝；绿豆芽洗净；三者共入沸水中焯水，捞出。
② 牛肉洗净切丝装碗，放生抽、盐、鸡粉、水淀粉腌渍。
③ 荞麦粉装碗，打入鸡蛋，加水、盐拌匀制成面糊，入煎锅中摊煎成面皮。
④ 用油起锅，放蒜末爆香，倒入牛肉炒散，放料酒、蚝油、生抽炒匀，倒入胡萝卜、绿豆芽、彩椒翻炒。
⑤ 加盐、鸡粉炒匀，水淀粉勾芡，放葱花略炒片刻。
⑥ 将炒好的馅料盛出，装入盘中，待用。
⑦ 把面皮切成长方片，取适量馅料，放在面皮上，卷起面皮，制成荞麦菜卷即可。

营养分析

荞麦可降压降脂，其所含的纤维素可使人大便恢复正常，减肥瘦身。绿豆芽能补肾、利尿、消肿、滋阴壮阳、调五脏、美肌肤、利湿热。本品能降血脂和软化血管。

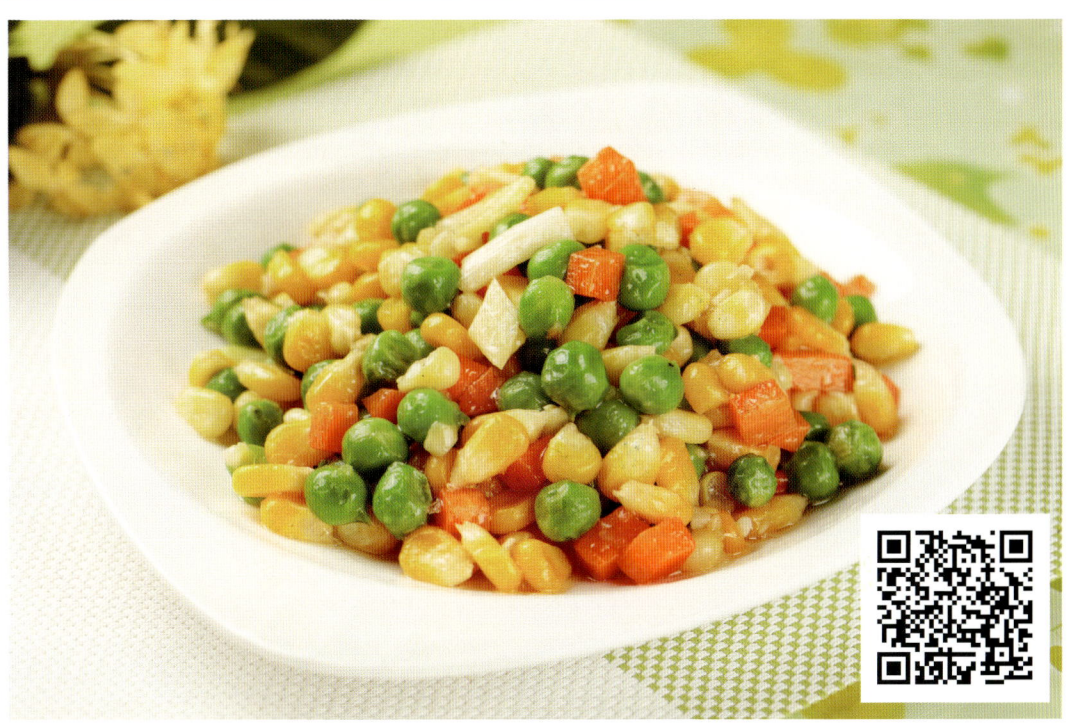

特效食谱 ❻ 玉米炒豌豆

原料

鲜玉米粒200克，胡萝卜70克，豌豆180克，姜片、蒜末、葱段各少许

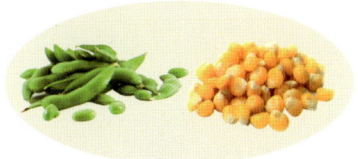

调料

盐3克，鸡粉2克，料酒4毫升，水淀粉、食用油各适量

做法

① 将洗净去皮的胡萝卜切片，再切成细条，改切成粒。
② 锅中注入适量清水烧开，加入少许盐、食用油。
③ 放入胡萝卜粒，倒入洗净的豌豆、玉米粒，搅匀，再煮1分30秒。
④ 至食材断生后捞出，沥干水分，待用。
⑤ 用油起锅，放入姜片、蒜末、葱段，爆香。
⑥ 再倒入焯煮好的食材，翻炒匀。
⑦ 淋入少许料酒，炒香、炒透。
⑧ 加入鸡粉、盐，翻炒一会儿，至食材入味。
⑨ 倒入少许水淀粉勾芡。
⑩ 关火后盛出炒好的食材，装在盘中即成。

营养分析

玉米中的维生素B_6、烟酸等成分，有调中开胃及降血脂、降低血清胆固醇的功效，具有刺激胃肠蠕动、加速粪便排泄的特性，可防治便秘、胃病、肠炎、肠癌等。

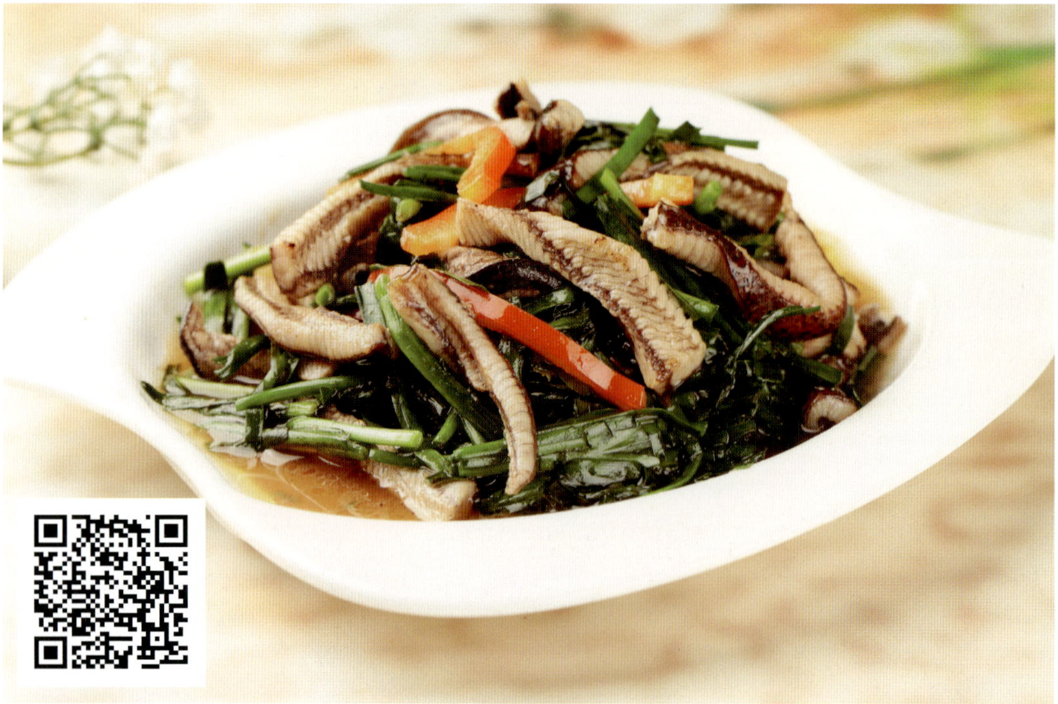

特效食谱 ❼ 韭菜炒鳝丝

原料

鳝鱼肉230克，韭菜180克，彩椒40克

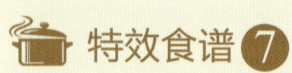

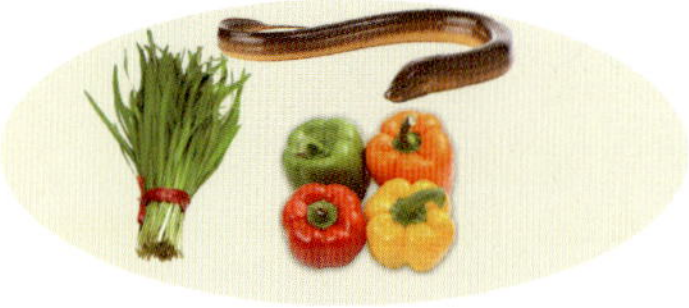

调料

盐3克，鸡粉2克，料酒6毫升，生抽7毫升，水淀粉、食用油各适量

做法

① 将洗净的彩椒切段；洗好的的彩椒切成粗丝。
② 处理好的鳝鱼肉切丝，装入碗中，淋入少许料酒。
③ 加入适量盐、鸡粉，再倒入少许水淀粉，拌匀上浆。
④ 注入适量食用油，腌渍约15分钟，至其入味。
⑤ 用油起锅，倒入腌渍好的鳝鱼丝，炒匀、炒香。
⑥ 淋入少许料酒，炒匀提味，倒入适量生抽，翻炒匀。
⑦ 放入彩椒丝、韭菜段，翻炒均匀。
⑧ 加入少许盐、鸡粉，炒匀调味。
⑨ 倒入适量水淀粉，快速翻炒至食材熟软、入味即成。

营养分析

韭菜含有丰富的纤维素，每100克韭菜含15克纤维素，可促进肠道蠕动、预防大肠癌的发生，又能减少对胆固醇的吸收，起到预防和治疗动脉硬化、冠心病的作用。

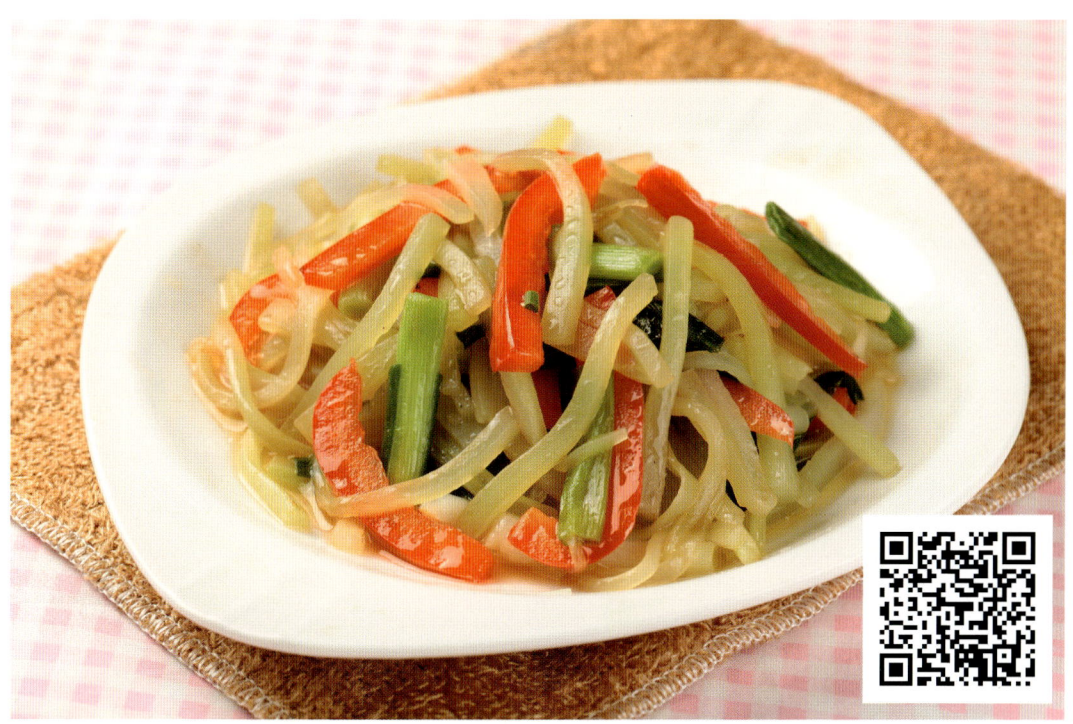

特效食谱 ❽ 蒜苗炒莴笋

原料

蒜苗50克，莴笋180克，彩椒50克

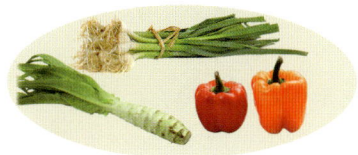

调料

盐3克，鸡粉2克，生抽、水淀粉、食用油各适量

做法

①将洗净的蒜苗切成段。
②洗好的彩椒切开，去籽，切成丝。
③将洗净去皮的莴笋切段，再切成片，改切成丝。
④锅中注水烧开，放入适量食用油、盐。
⑤倒入莴笋丝，煮约半分钟至断生。
⑥将焯煮好的莴笋捞出，备用。
⑦用油起锅，放入蒜苗，炒香。
⑧倒入莴笋丝，翻炒匀，再放入彩椒，炒匀。
⑨加入适量盐、鸡粉、生抽，炒匀调味。
⑩倒入适量水淀粉，快速翻炒均匀即可。

营养分析

蒜苗含有丰富的维生素C以及蛋白质、胡萝卜素、硫胺素、核黄素等营养成分，具有祛寒、散肿痛、杀毒气、健脾胃等功能，对于心脑血管有一定的保护作用。

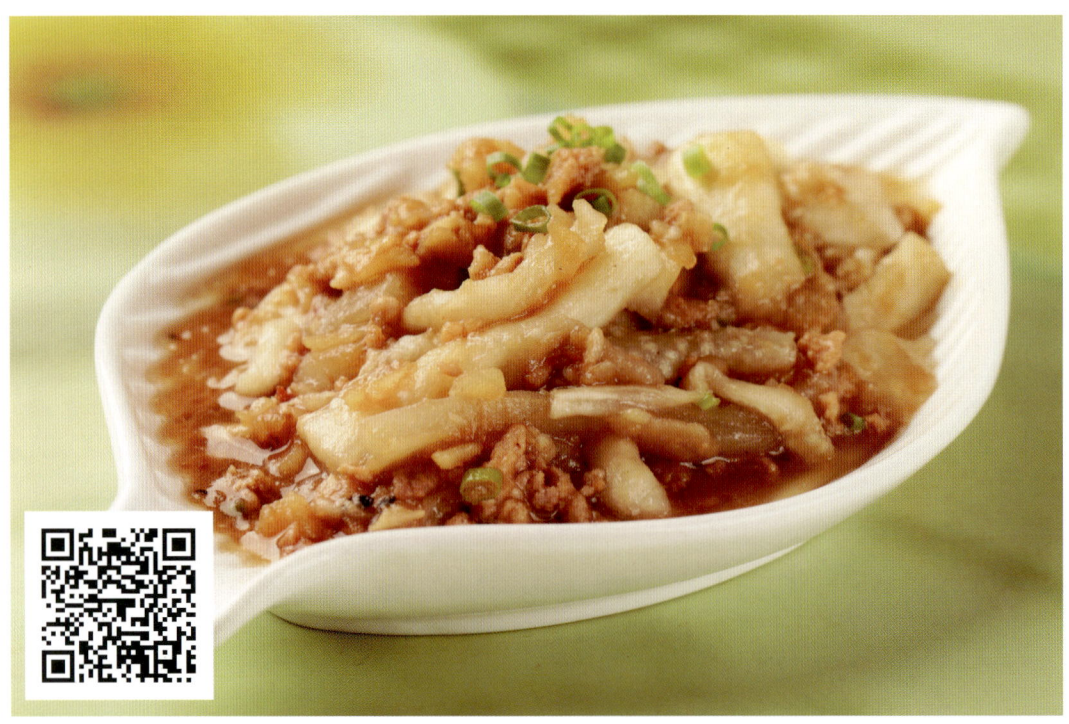

特效食谱 ⑨ 土豆泥拌蒸茄子

原料

茄子100克，熟土豆80克，肉末90克，蒜末、葱花各少许

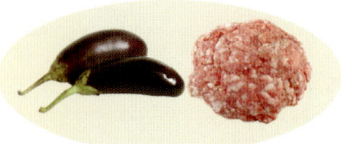

调料

盐2克，鸡粉2克，料酒10毫升，生抽13毫升，芝麻油3毫升，食用油适量

做法

① 洗净的茄子去皮，切条；把熟土豆压成泥状，备用。
② 将切好的茄子装入盘中，放入烧开的蒸锅中，用中火蒸15分钟至熟，取出，待用。
③ 用油起锅，放入蒜末，爆香。倒入肉末，炒松散。
④ 淋入少许料酒，放入适量生抽，翻炒匀。
⑤ 倒入备好的土豆泥炒匀。注入少许清水略炒。
⑥ 加入适量盐、鸡粉，炒匀调味。盛出，待用。
⑦ 将茄子倒入碗中，放入炒好的食材，撒上葱花。
⑧ 加入适量生抽、芝麻油，用筷子搅拌均匀即可。

营养分析

茄子含有蛋白质、碳水化合物、维生素E、维生素P及多种矿物质，可使血液中胆固醇含量不致增高，对高脂血症患者有一定的食疗作用。

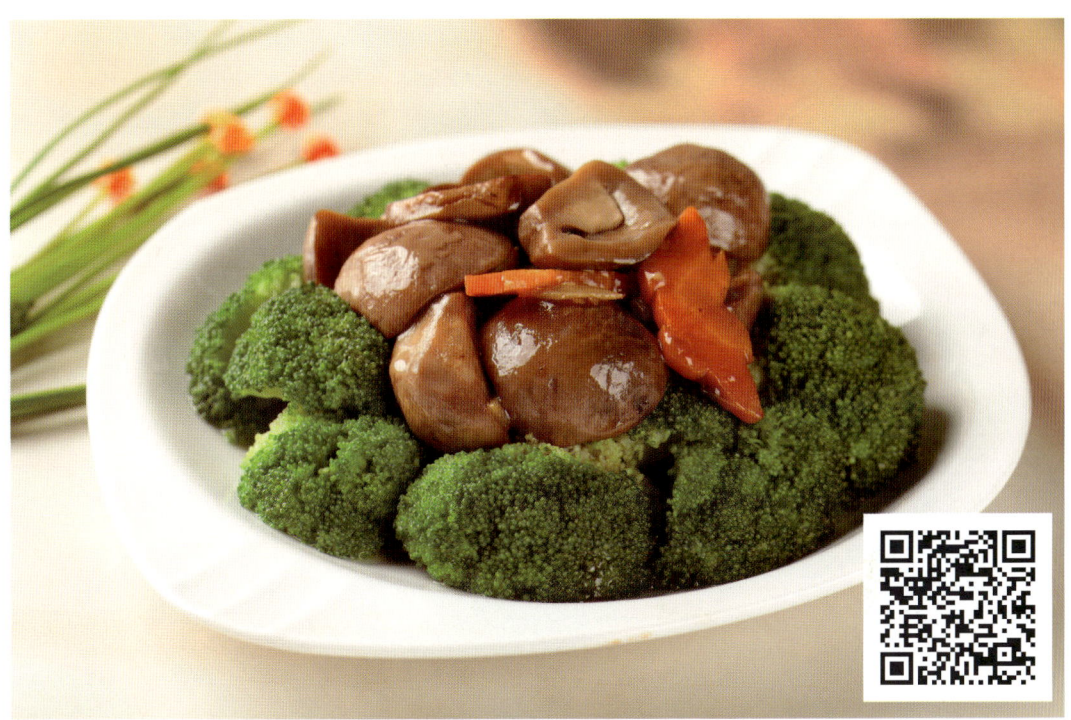

特效食谱 ⑩ 草菇西蓝花

原料

草菇90克，西蓝花200克，胡萝卜片、姜末、蒜末、葱段各少许

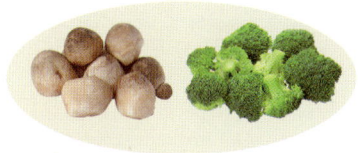

调料

料酒8毫升，蚝油8克，盐2克，鸡粉2克，水淀粉、食用油各适量

做法

① 洗净的草菇切成小块；洗好的西蓝花切成小朵。
② 锅中注入适量清水烧开，加入少许食用油，倒入西蓝花，搅匀，煮1分钟至其断生，捞出，沥干。
③ 把草菇倒入沸水锅中，煮半分钟，捞出，沥干。
④ 用油起锅，放入胡萝卜片、姜末、蒜末、葱段爆香。
⑤ 倒入焯好的草菇翻炒，淋入适量料酒翻炒片刻。
⑥ 加入蚝油、盐、鸡粉，淋入少许清水，炒匀。
⑦ 倒入适量水淀粉，快速翻炒均匀。
⑧ 将焯煮好的西蓝花摆入盘中，盛入炒好的草菇即可。

营养分析

西蓝花是含有类黄酮最多的食物之一，类黄酮除了可以防止感染，还是最好的血管清理剂，能够阻止胆固醇氧化，防止血小板凝结，因而减少患心脏病与中风的危险。

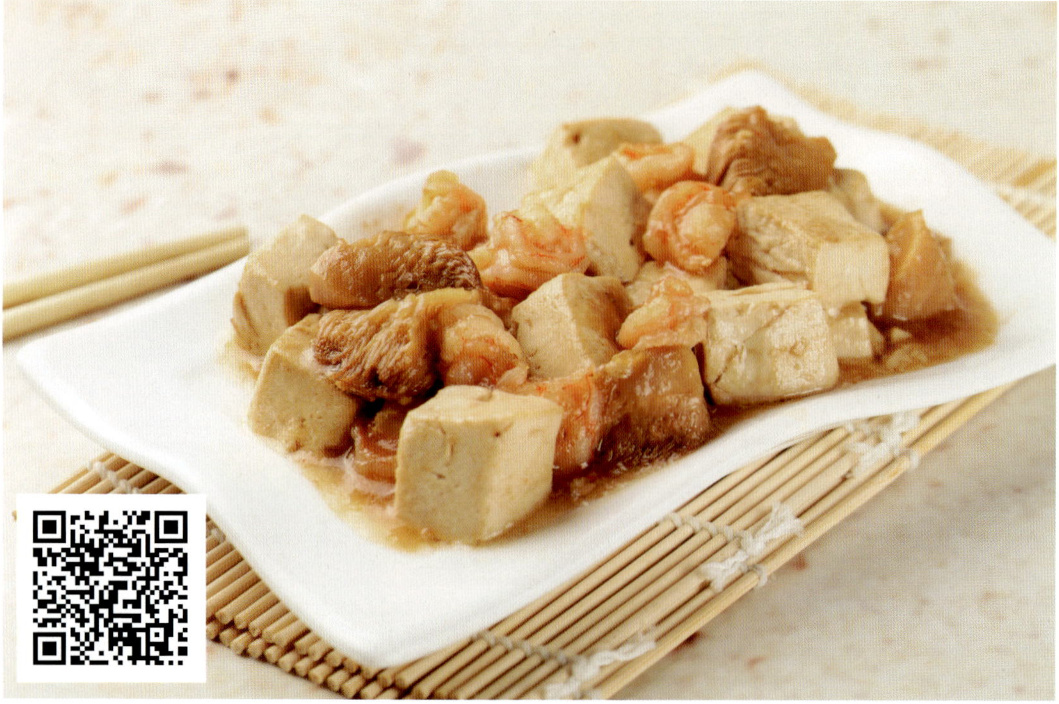

特效食谱 ⑪ 猴头菇鲜虾烧豆腐

原料

水发猴头菇70克，豆腐200克，虾仁60克

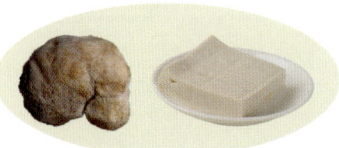

调料

盐2克，蚝油8克，生抽5毫升，料酒5毫升，水淀粉7毫升，芝麻油2毫升，鸡粉、食用油各适量

做法

① 洗净的豆腐切成小方块；洗好的猴头菇切成小块；洗净的虾仁由背部切开，去除虾线。
② 将处理好的虾仁装入碗中，加入少许料酒、盐、鸡粉、水淀粉，再淋入适量芝麻油，拌匀，腌渍10分钟。
③ 锅中注入适量清水烧开，倒入切好的猴头菇、豆腐，搅拌匀，煮1分钟，捞出，沥干。
④ 用油起锅，倒入虾仁，炒松散，倒入焯过水的猴头菇和豆腐，淋入料酒，快速翻炒匀。
⑤ 倒入生抽，翻炒匀。加入适量清水，煮至沸。
⑥ 放入蚝油，加入少许盐，炒至食材入味。
⑦ 倒入适量水淀粉，快速翻炒均匀即可。

营养分析

虾仁是一种高蛋白低脂肪的食材，其所含的甲壳素可以在肠道形成一层保护膜，阻碍对脂肪的吸收，从而降低胆固醇含量，起到降血脂、降血压的功效。

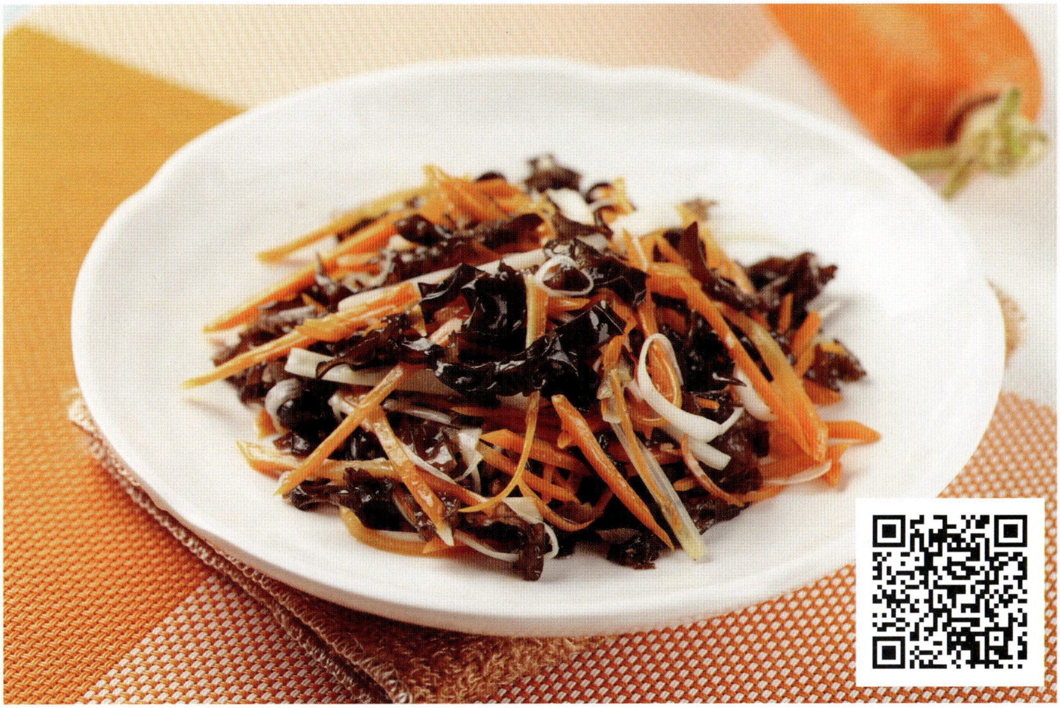

特效食谱 ⑫ 木耳炒双丝

原料
黑木耳50克，胡萝卜90克，葱丝15克，姜丝、蒜末各少许

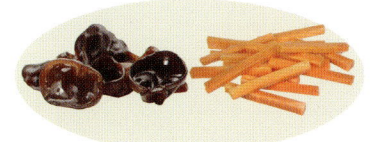

调料
盐3克，鸡粉2克，料酒2毫升，水淀粉、生抽、食用油各适量

做法
① 将洗净去皮的胡萝卜切成丝；洗好的木耳切成丝。
② 锅中注水烧开，加少许盐、食用油，放入胡萝卜、木耳，拌匀，煮1分钟至断生。
③ 把焯过水的胡萝卜和木耳捞出，备用。
④ 用油起锅，放入姜丝、蒜末爆香。
⑤ 倒入焯好的胡萝卜和木耳，翻炒均匀。
⑥ 淋入料酒，拌炒香。
⑦ 加入适量盐、鸡粉，拌炒匀。
⑧ 淋入少许生抽，炒匀调味。
⑨ 倒入适量水淀粉勾芡。
⑩ 放入葱丝，炒出葱香味即可。

营养分析
黑木耳含蛋白质、钙、铁、维生素C、纤维素、甘露聚糖、木糖及卵磷脂、麦角甾醇等物质，可防止血液凝固，促进血液循环，还能增强机体免疫力，常食能降血脂。

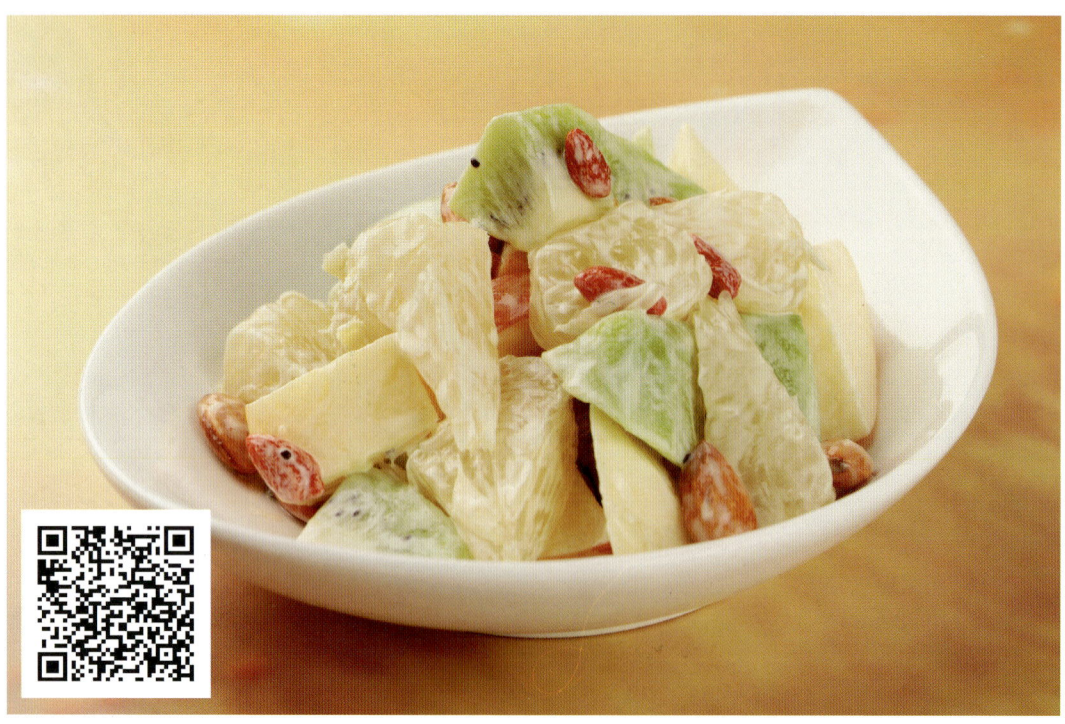

特效食谱 ⑬ 蜜柚苹果猕猴桃沙拉

原料

柚子肉120克，猕猴桃100克，苹果100克，巴旦木仁35克，枸杞15克

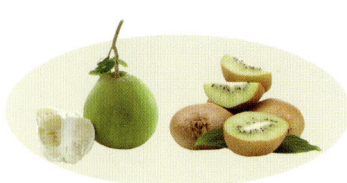

调料

沙拉酱10克

做法

① 洗净的猕猴桃去皮，切成瓣，再切成小块。
② 洗好的苹果去核，切成瓣，再切成小块。
③ 将柚子肉分成小块。
④ 把处理好的果肉装入碗中。
⑤ 放入沙拉酱，搅拌均匀。
⑥ 加入巴旦木仁、枸杞。
⑦ 搅拌一会儿，使食材入味。
⑧ 将拌好的水果沙拉盛出，装入盘中即可。

营养分析

猕猴桃含硫醇蛋白酶的水解酶和超氧化物歧化酶，具有养颜、提高免疫力、抗癌、抗衰老、软化血管、抗肿消炎功能。其所含的膳食纤维能降低胆固醇，预防高脂血症。

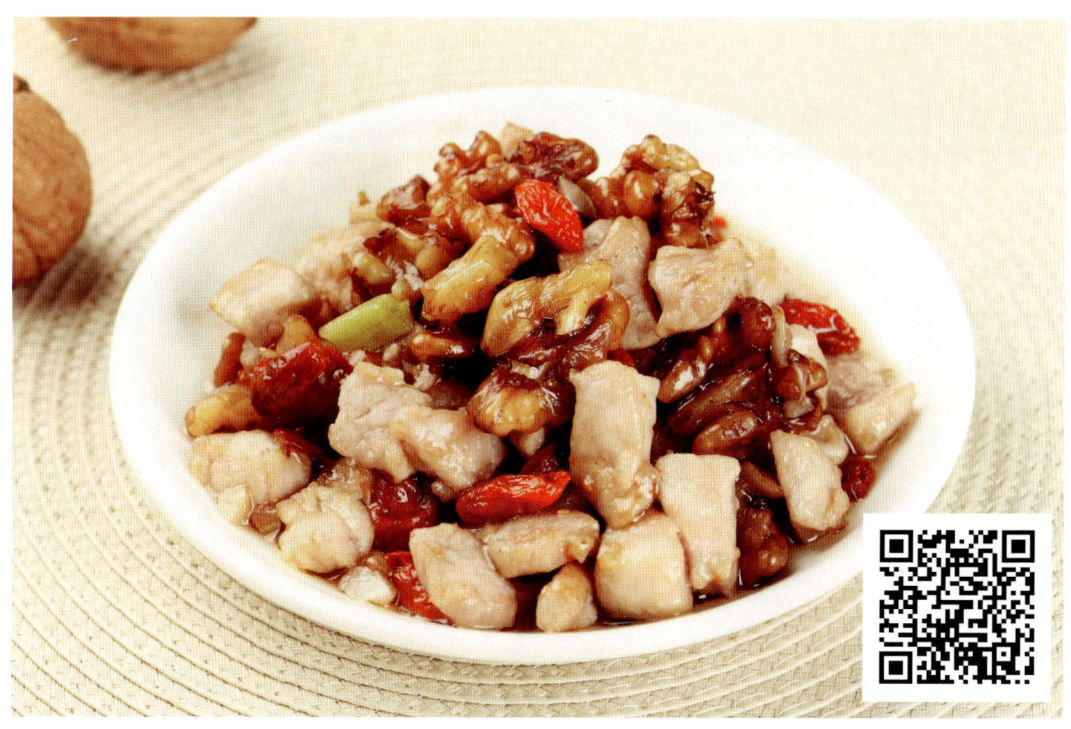

特效食谱 ⑭ 核桃枸杞肉丁

原料

核桃仁40克，瘦肉120克，枸杞5克，姜片、蒜末、葱段各少许

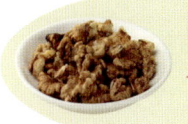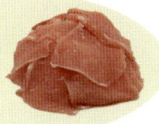

调料

盐、鸡粉各少许，食粉2克，料酒4毫升，水淀粉、食用油各适量

做法

① 将洗净的瘦肉切成丁，装入碗中，放入少许盐、鸡粉、水淀粉，抓匀，倒入适量食用油，腌渍至入味。
② 锅中加水烧开，加食粉，放入核桃仁，焯煮2分钟，捞出，放入装有凉水的碗中。去除外衣，装盘待用。
③ 热锅注油，烧至三成热，倒入核桃仁炸香后捞出。
④ 锅留底油，放入姜片、蒜末、葱段，爆香。
⑤ 倒入瘦肉丁，炒松散，炒至转色。
⑥ 淋入料酒，炒香，倒入枸杞，。
⑦ 加入适量盐、鸡粉，炒匀调味。
⑧ 放入核桃仁，拌炒匀即可。

营养分析

枸杞含有类胡萝卜素、硫胺素、核黄素、维生素C等，还含有丰富的矿物质、氨基酸和多种维生素。枸杞中还含有枸杞多糖，有明显的降血糖、降血脂作用。

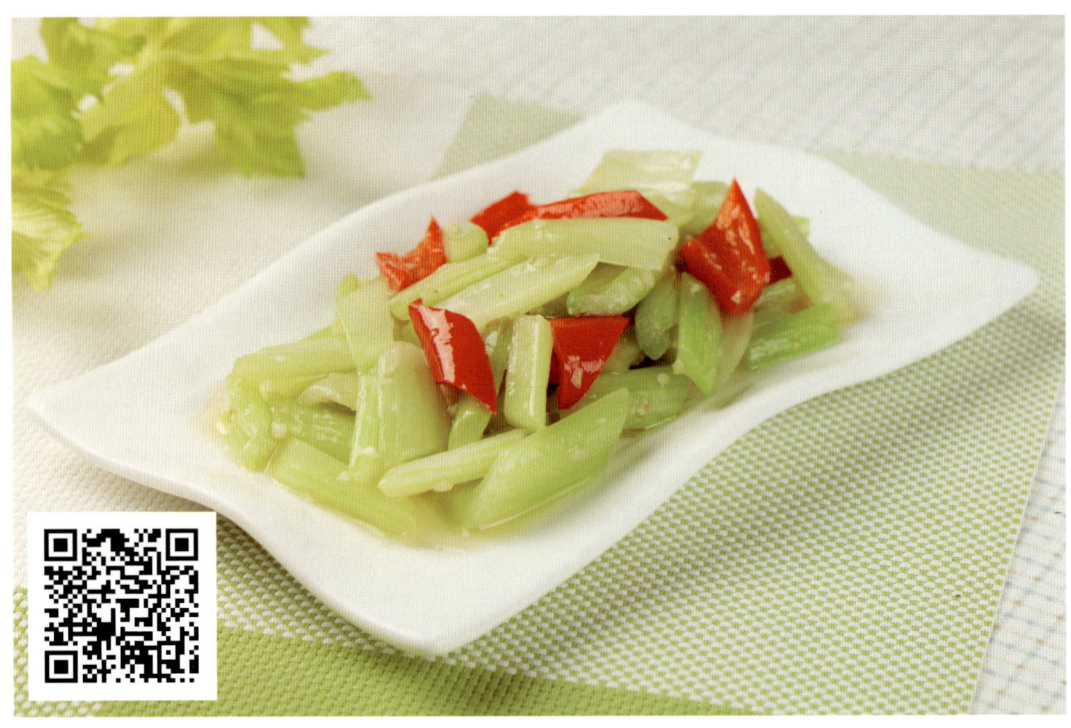

特效食谱 ⑮ 蒜蓉西芹

【原料】

西芹200克，红椒30克，蒜末少许

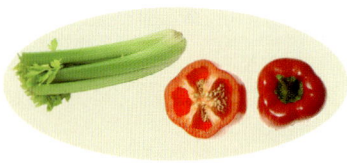

【调料】

盐3克，鸡粉2克，水淀粉、食用油各适量

【做法】

① 将洗净的西芹切开，再切成小段。
② 洗好的红椒切开，再切成小块。
③ 锅中注入适量清水烧开，加入少许盐、食用油，倒入切好的西芹、红椒，搅匀。
④ 煮约半分钟，至食材断生后捞出，沥干水分，待用。
⑤ 用油起锅，放入备好的蒜末，爆香。
⑥ 倒入焯煮过的食材，翻炒匀，加入少许鸡粉、盐，翻炒一会儿。
⑦ 倒入适量水淀粉，快速炒匀，至食材熟透、入味。
⑧ 关火后盛出炒好的食材，装入盘中即成。

【营养分析】

西芹富含蛋白质、碳水化合物、矿物质及多种维生素，还含有芹菜油，常食西芹不仅有利于减肥，还可以促进食欲、降压降脂、清肠利便、促进血液循环等功效。

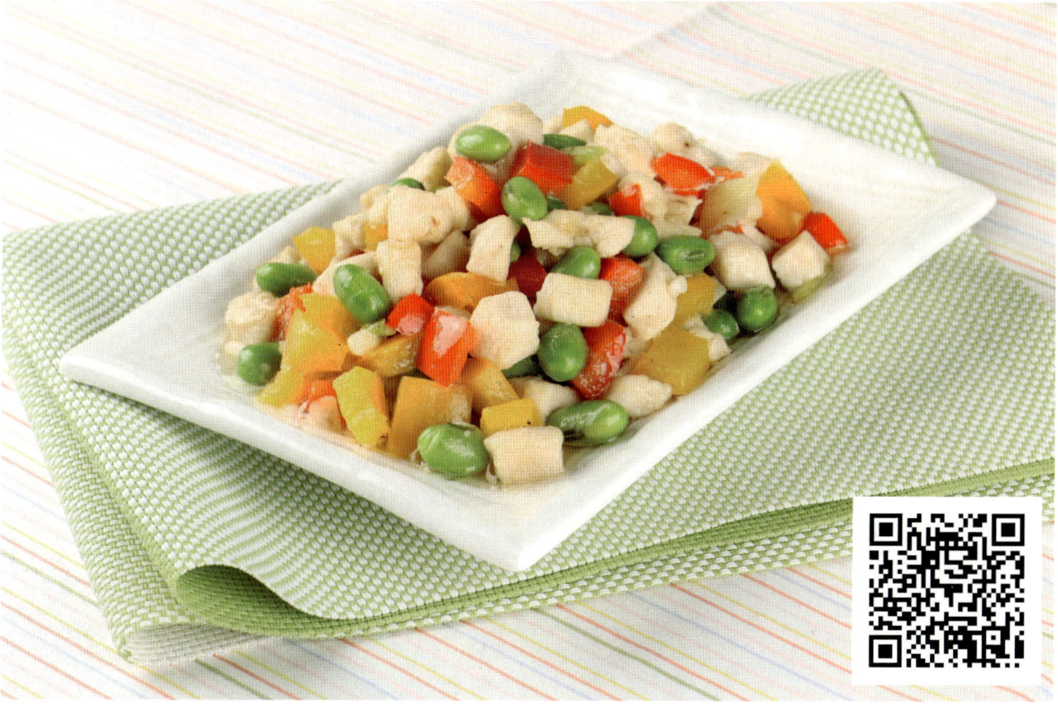

高脂血症

特效食谱 ⑯ 五彩鸡肉粒

原料
鸡胸肉150克，彩椒80克，青豆100克，姜片、蒜末、葱段各少许

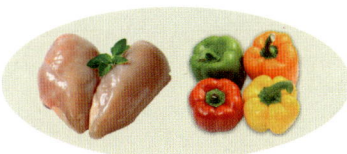

调料
盐5克，鸡粉3克，料酒3毫升，水淀粉、食用油各适量

做法
①将洗净的彩椒切成丁；洗好的鸡胸肉切成丁。
②把鸡肉丁装入碗中，放入少许盐、鸡粉、水淀粉，抓匀。加入适量食用油，腌渍10分钟至入味。
③锅中加入适量清水烧开，放入3克盐、少许食用油。
④倒入青豆，拌匀，煮半分钟至其断生。加入彩椒，拌匀，再煮半分钟至熟。
⑤把焯过水的青豆和彩椒捞出，备用。
⑥用油起锅，放入姜片、蒜末、葱段爆香。倒入鸡肉丁，翻炒至转色。
⑦倒入焯好的青豆和彩椒，加盐、鸡粉、料酒炒匀。
⑧倒入适量水淀粉勾芡即可。

营养分析
彩椒有消暑、补血、消除疲劳、预防感冒和促进血液循环等功效，能够使血液中的良好胆固醇增加，使血液循环转为良好，改善动脉硬化以及各种的心血管疾病。

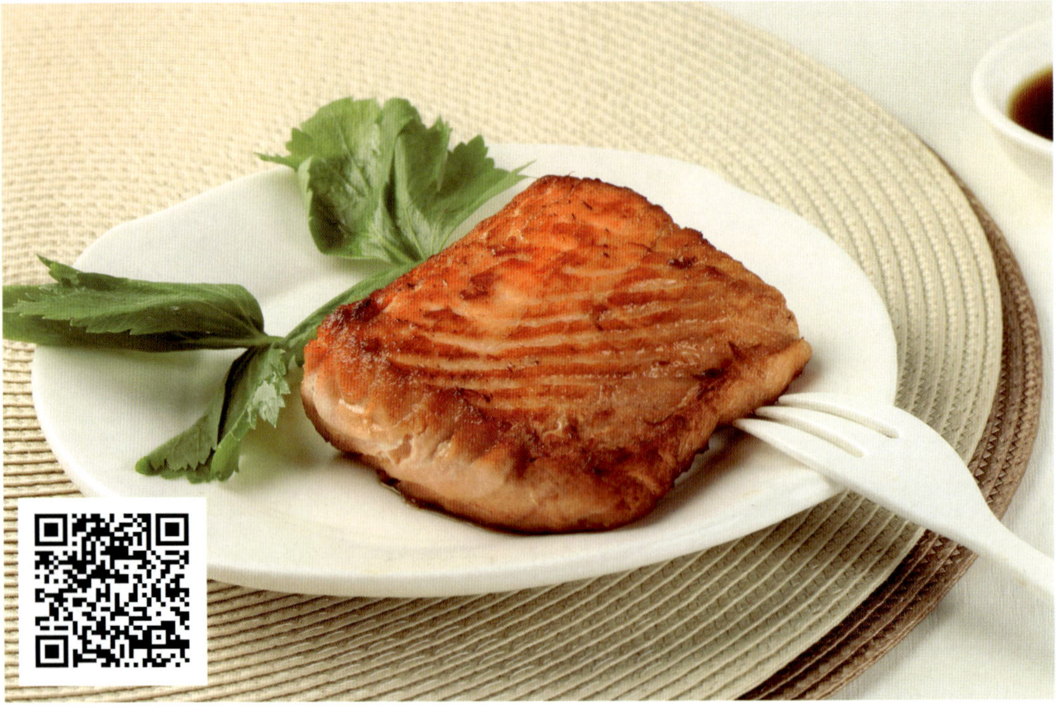

特效食谱 17　香煎三文鱼

原料

三文鱼180克，葱条、姜丝各少许

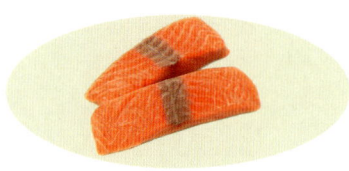

调料

盐2克，鸡粉、白糖各少许，生抽4毫升，料酒、食用油各适量

做法

① 将洗净的三文鱼装入碗中。
② 加入适量生抽、盐、鸡粉、白糖。
③ 放入姜丝、葱条，倒入少许料酒。
④ 抓匀，腌渍15分钟至入味。
⑤ 炒锅中注入适量食用油烧热。
⑥ 放入三文鱼，煎约1分钟至散出香味。
⑦ 翻动鱼块，煎至金黄色。
⑧ 把煎好的三文鱼盛出，装入盘中即可。

营养分析

三文鱼含有丰富的蛋白质、维生素A及钙、铁、锌等人体必需的营养元素，且含有丰富的不饱和脂肪酸，能有效降低血脂和血胆固醇，防治心血管疾病。

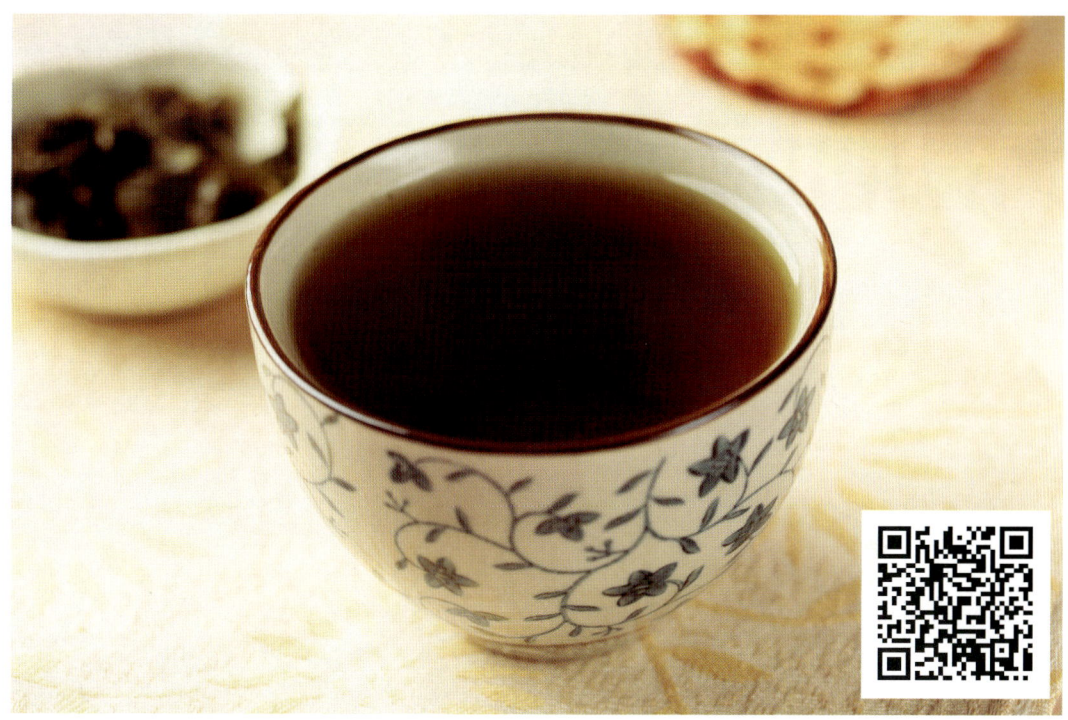

特效食谱 ⑱ 绞股蓝茶

原料

绞股蓝10克

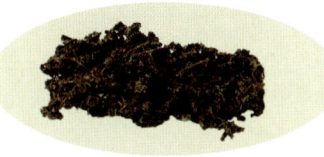

做法

①砂锅中注入适量清水烧开。
②放入洗净的绞股蓝。
③用锅勺搅拌匀。
④用小火煮3分钟，至其析出有效成分。
⑤把煮好的茶水盛出，装入碗中即可。

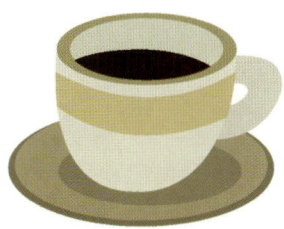

营养分析

绞股蓝含有皂甙类、黄酮类、糖类、铁、锌、铜、锰、硒等成分，有显著的降胆固醇、降血脂、降血压的作用。

冠心病

◎ guan xin bing

病症简介

冠状动脉粥样硬化性心脏病，简称冠心病，是由于冠状动脉粥样硬化病变致使心肌缺血、缺氧的心脏病，分为隐匿性冠心病、心绞痛型冠心病、心肌梗死型冠心病、猝死型冠心病四种类型。

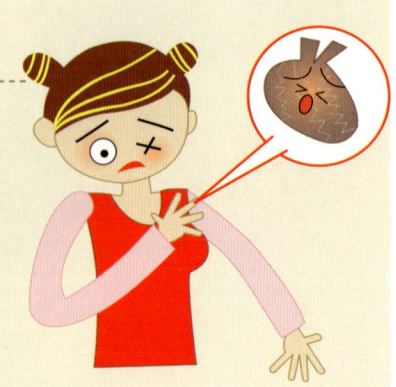

健康诊所

冠心病是多种疾病因素长期综合作用的结果，不良的生活方式在其中起了非常大的作用，当人精神紧张或激动发怒时容易导致冠心病；肥胖者也容易患冠心病；吸烟更是引发冠心病的重要因素。有家族病史、45岁以上男性、55岁以上或者绝经后的女性、有血脂异常、高血压、糖尿病等情况的人群都是此病的易发人群。临床表现为：发作性胸骨后疼痛、心悸、呼吸困难、原发性心脏骤停、心绞痛、心肌梗死、心律失常，伴随明显的焦虑，持续3～5分钟。

生活保健

自发性心绞痛病人要注意多休息，不宜外出；劳累性心绞痛病人不宜做体力活动，急性发作期应绝对卧床，并应避免情绪激动。恢复期患者不宜长期卧床，应进行活动。应避免进食高脂肪、高胆固醇的食物，避免暴饮暴食。

饮食宜忌

宜吃食物

✓ 冠心病患者宜选择具有扩张冠脉血管作用的中药材和食材，如玉竹、西洋参、红花、菊花、洋葱、猪心等。

✓ 宜选择具有促进血液运行，预防血栓作用的中药材和食材，如丹参、田七、当归、枸杞、海鱼、木耳、蒜等。

✓ 多吃含有抗氧化物质的食物如脱脂牛奶、豆及豆制品、芝麻、山药等。

✓ 多吃膳食纤维含量较高的食物如杂粮、蔬菜、水果等。

忌吃食物

✗ 忌吃高胆固醇、高脂肪的食物，如螃蟹、动物内脏、肥肉、蛋黄等，否则会诱发心绞痛、心肌梗死。

✗ 忌吃高糖食物，如甜点、糖果、奶油等，否则会加重肥胖，诱发糖尿病。

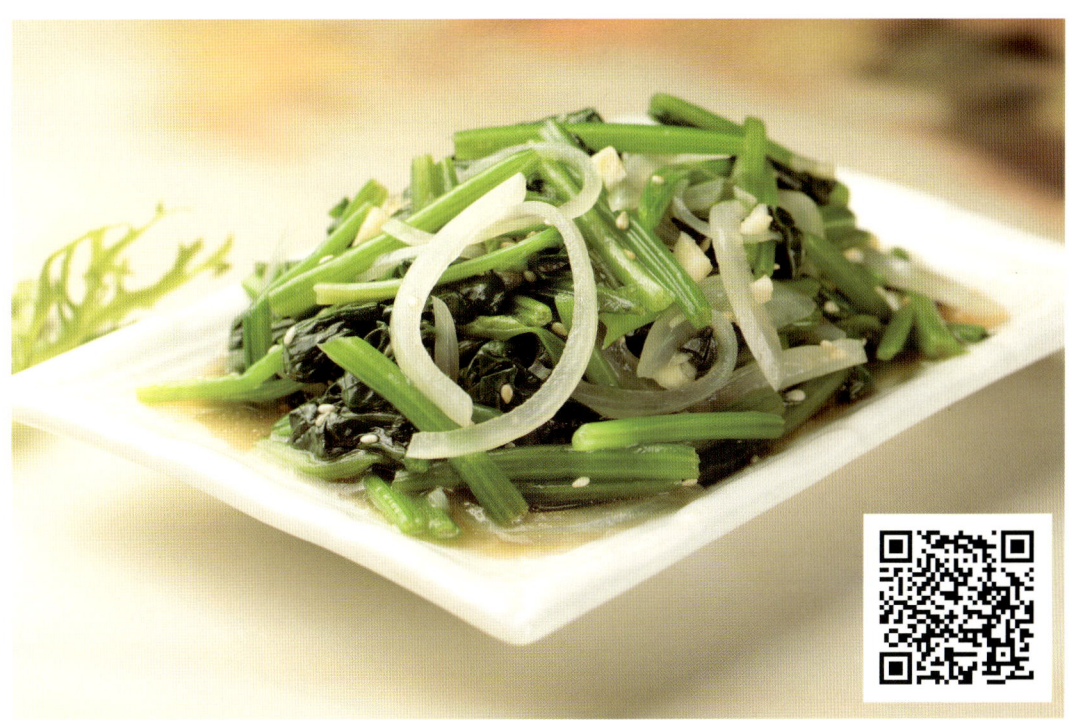

特效食谱 ① 芝麻洋葱拌菠菜

原料

菠菜200克，洋葱60克，白芝麻20克，蒜末少许

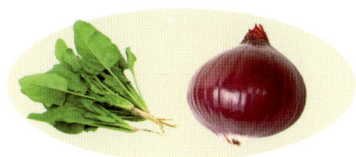

调料

盐2克，白糖3克，生抽4毫升，凉拌醋4毫升，芝麻油3毫升，食用油适量

做法

① 去皮洗好的洋葱切成丝。
② 择洗干净的菠菜切去根部，再切成段，备用。
③ 锅中注入适量清水，淋入少许食用油，放入切好的菠菜，搅匀，焯煮半分钟。
④ 倒入洋葱丝，搅匀，再煮半分钟。
⑤ 捞出焯煮好的食材，沥干水分。
⑥ 将煮好的菠菜、洋葱装入碗中，加入少许盐、白糖。
⑦ 淋入生抽、凉拌醋。
⑧ 倒入蒜末，搅拌至食材入味。
⑨ 淋入少许芝麻油，用筷子拌匀。
⑩ 撒上白芝麻，搅拌均匀。装入盘中即可。

营养分析

白芝麻含有维生素、亚油酸、蛋白质、钾、钙、磷、铁等成分，能补肝肾、滋五脏、益精血。洋葱中的成分能降低血压、血脂，软化血管，冠心病患者宜常吃。

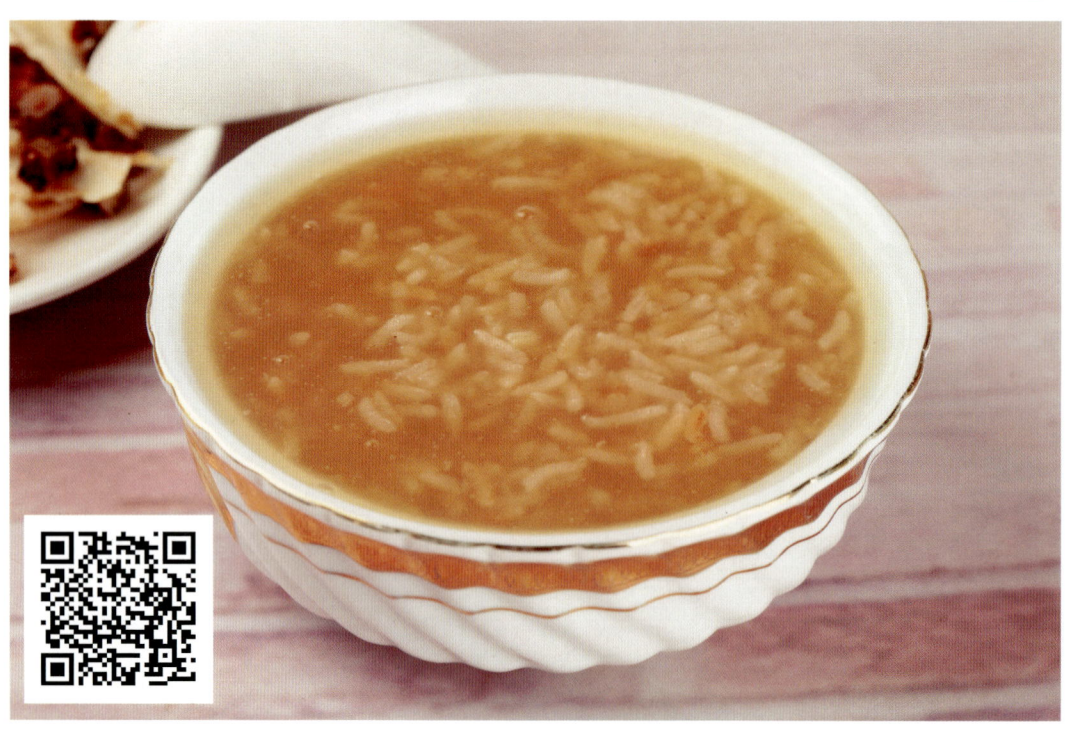

特效食谱 ❷ 当归丹参粥

原料

当归8克，丹参10克，水发大米160克

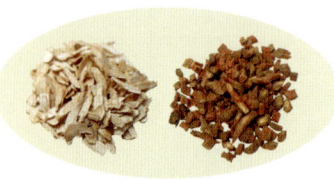

调料

红糖25克

做法

① 砂锅中注入适量清水烧开。
② 倒入洗净的当归、丹参。
③ 盖上盖子，用小火煮15分钟，至其析出有效成分。
④ 揭盖，把药材及杂质捞出。
⑤ 倒入洗净的大米，搅拌均匀。
⑥ 盖上盖子，烧开后用小火煮30分钟，至大米熟透。
⑦ 揭盖，放入红糖，搅拌匀，煮至溶化。
⑧ 关火后将煮好的粥盛出，装入碗中即可。

营养分析

丹参含黄酮类、三萜类、甾醇等成分，可以促进组织细胞的修复与再生，预防动脉粥样硬化，改善血液循环，适合冠心病患者食用。

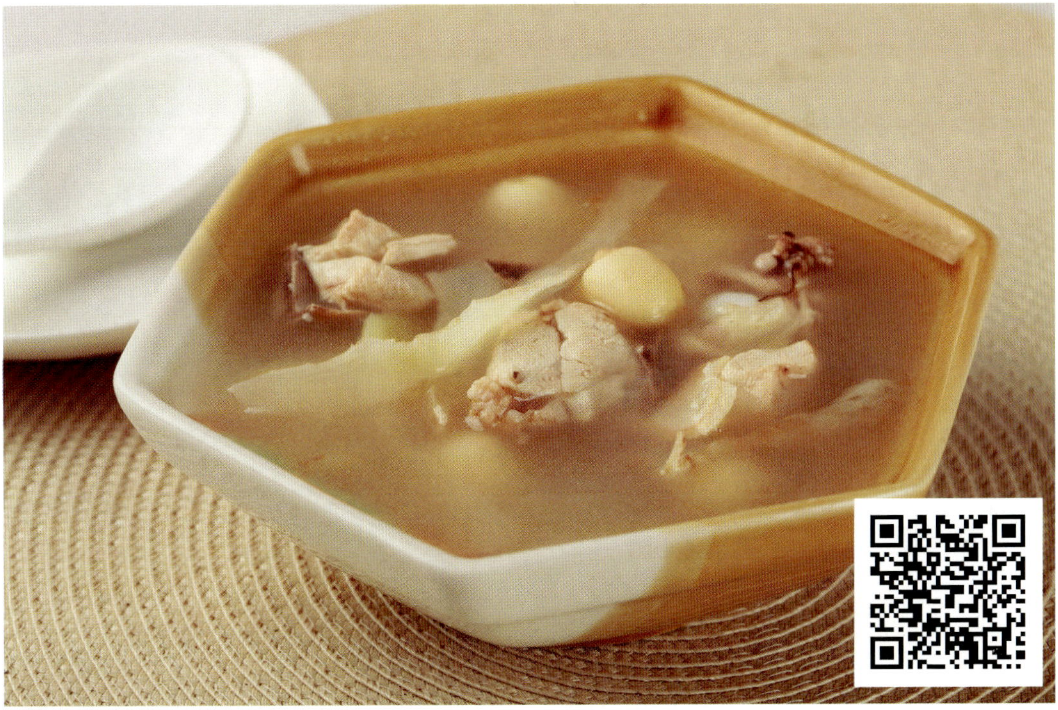

特效食谱 ❷ 人参玉竹莲子鸡汤

原料

人参4克，玉竹6克，水发莲子60克，鸡块350克，姜片少许

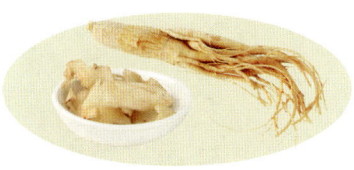

调料

料酒16毫升，盐2克，鸡粉2克

做法

①锅中注入适量清水烧开，倒入鸡块，搅散开。
②淋入适量料酒，煮沸，汆去血水。
③把鸡块捞出，沥干水分，待用。
④砂锅注入适量清水烧开，倒入莲子、人参和玉竹。
⑤加入鸡块，淋入适量料酒，搅拌匀。
⑥盖上盖，小火炖40分钟至熟。
⑦揭开盖子，放入鸡粉、盐。
⑧用锅勺拌匀调味。
⑨关火，盛出煮好的汤料，装入汤碗中即可。

营养分析

人参、玉竹中的有效成分能保护心肌，改善心肌供血，对冠心病、心绞痛有很好的调理效果。

贫血

© pin xue ▶▶▶

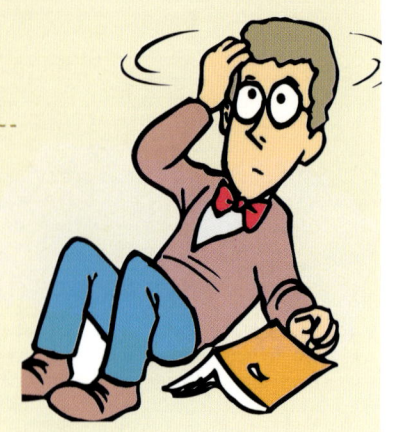

病症简介

在一定容积的循环血液内红细胞计数、血红蛋白量以及红细胞压积均低于正常标准称为贫血，分为缺铁性贫血、出血性贫血、溶血性贫血、再生障碍性贫血。

健康诊所

贫血可能是一种复杂疾病的临床表现，症见头晕、眼花、耳鸣、面部及耳轮色泽苍白、心慌、心速、夜寐不安、疲乏无力，指甲变平凸而脆裂，注意力不集中，食欲不佳，月经不调。妇女发病较多。沿海和平原地区，成年男子的血红蛋白如低于125g/dl，成年女子的血红蛋白低于110g/dl，可以认为有贫血。12岁以下儿童比成年男子的血红蛋白正常值约低15％左右，男孩和女孩无明显差别，海拔高的地区一般要高些。

生活保健

贫血患者补铁要坚持"小量、长期"的原则，要严格按照医嘱服药，切勿擅自加大服药的剂量，也绝不能一次大剂量服用，否则容易导致铁中毒。再生障碍性贫血患者要注意防止交叉感染，尽量不要去公共场所。住房要通风，避免过度劳累，保证睡眠时间。

饮食宜忌

宜吃食物

✓ 贫血患者宜选用具有增加血红蛋白浓度作用的中药材和食材，如当归、人参、党参、海参、香菇、芝麻、樱桃、黄豆、杏仁、木耳、荞麦、燕麦等。

✓ 宜选用具有促进红细胞生成的中药材和食材，如阿胶、茯苓、银耳、红枣、牛肉、鸡血、菠菜、猪肝等。

✓ 富含维生素C的绿色蔬菜和瓜果，如茄子、西红柿、土豆、红薯、草莓、柑橘、柿子。

忌吃食物

✗ 忌食生冷性凉的食物，如马蹄、海藻、草豆蔻、荷叶、薄荷、菊花、槟榔、冷饮。

✗ 忌食辛辣、刺激性强的食物，如辣椒、大蒜、胡椒、桂皮、芥末、白酒、白萝卜、茶。

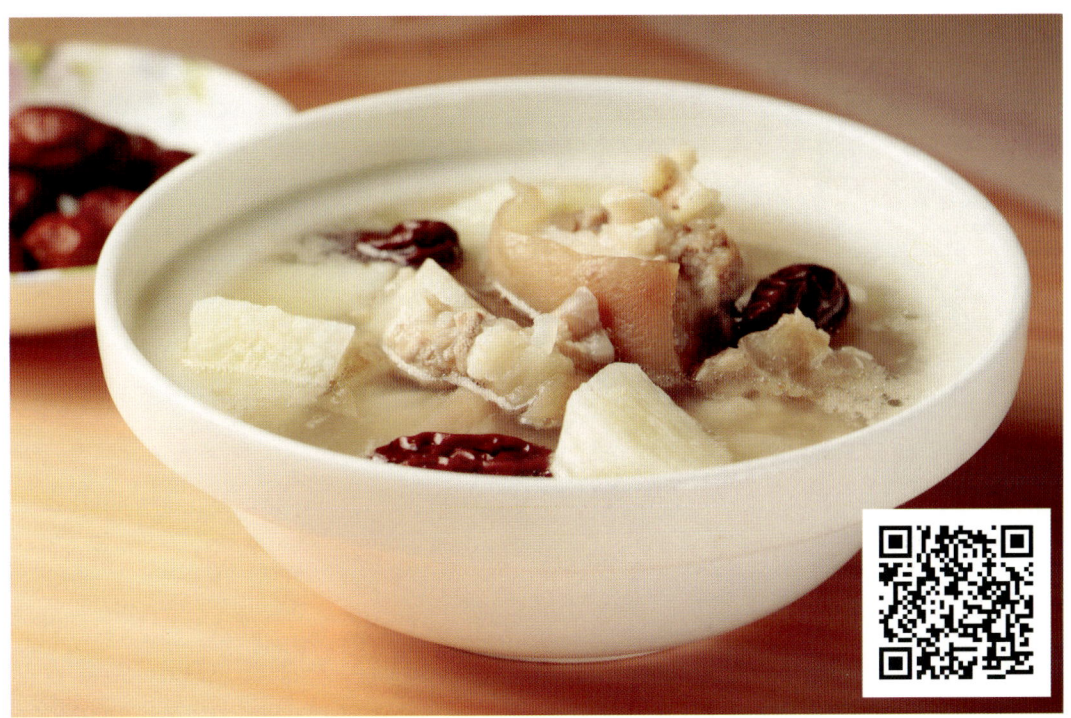

特效食谱 ❶ 山药红枣猪蹄汤

原料

猪蹄400克，山药200克，姜块20克，红枣20克

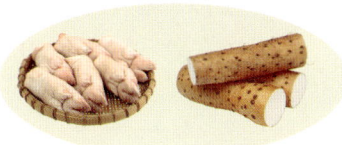

调料

白醋10毫升，料酒10毫升，盐2克，鸡粉2克

做法

①洗净的山药去皮，对半切开，切成条，再切成块，放入水中，备用。
②锅中注入适量清水烧开，倒入处理好的猪蹄，淋入白醋，搅拌一会儿。
③汆去血水，用汤勺捞出浮沫。
④把煮好的猪蹄捞出，备用。
⑤取一个砂锅，倒入适量清水，煮至沸腾，放入红枣、猪蹄、姜块，淋入适量料酒。
⑥盖上锅盖，用小火炖30分钟。
⑦揭开盖，放入切好的山药。用小火炖20分钟。
⑧揭开锅盖，放盐、鸡粉搅匀，煮至入味，盛出即可。

营养分析

山药含蛋白质、B族维生素、葡萄糖、氨基酸、胆汁碱，常吃能健脾和胃，改善人体的消化和吸收功能，改善贫血者的造血能力。适合脾虚食少、便溏腹泻的人群食用。

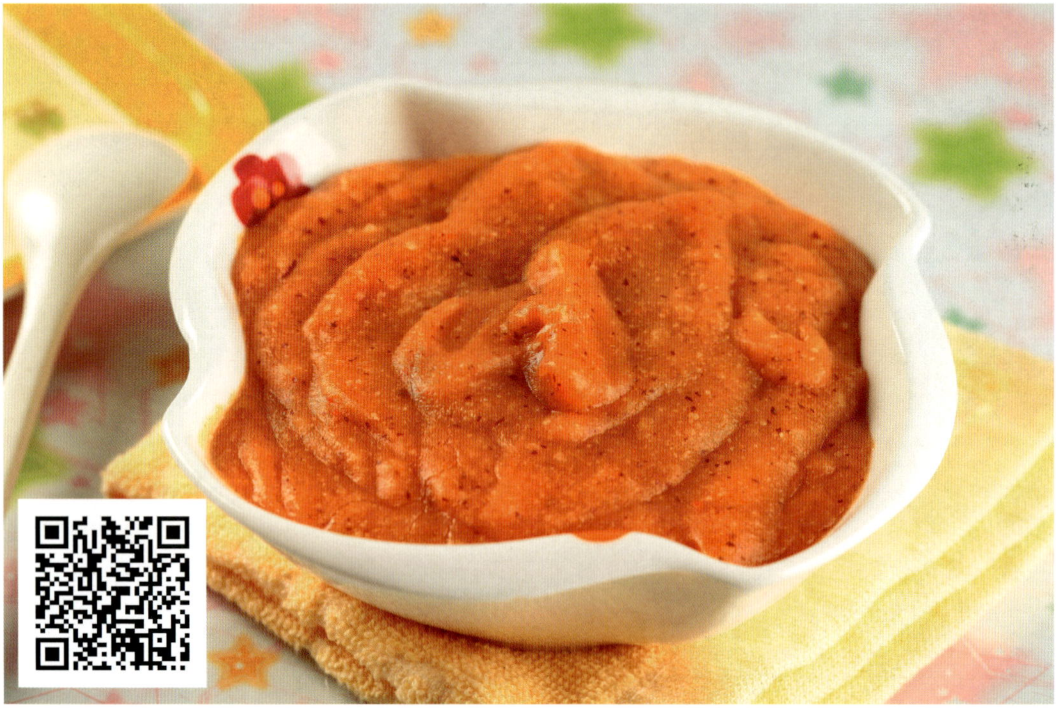

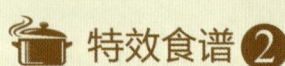

特效食谱❷ 红枣枸杞米糊

原料

米碎50克，红枣20克，枸杞10克

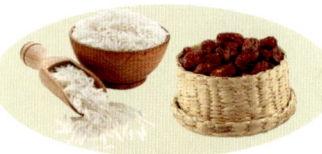

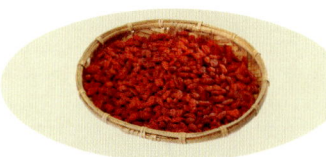

做法

① 把洗净的红枣切开，去除果核，再切成丁。
② 取榨汁机，选择搅拌刀座组合，放入枸杞、红枣。
③ 再倒入泡发的米碎，盖上盖子。
④ 通电后选择"搅拌"功能。
⑤ 搅拌片刻，至全部食材成碎末。
⑥ 断电后取出搅拌好的食材，即成红枣米浆。
⑦ 汤锅上火烧热，倒入红枣米浆。
⑧ 搅拌匀，用小火煮片刻至米浆呈糊状。
⑨ 关火后盛出煮好的米糊。
⑩ 装在碗中即可。

营养分析

红枣含有蛋白质、脂肪、糖类、有机酸、维生素A等成分，能补中益气、养血安神。红枣还富含钙和铁，能补充人体所需的矿物质，有促进骨骼强健、补铁补血等功效。

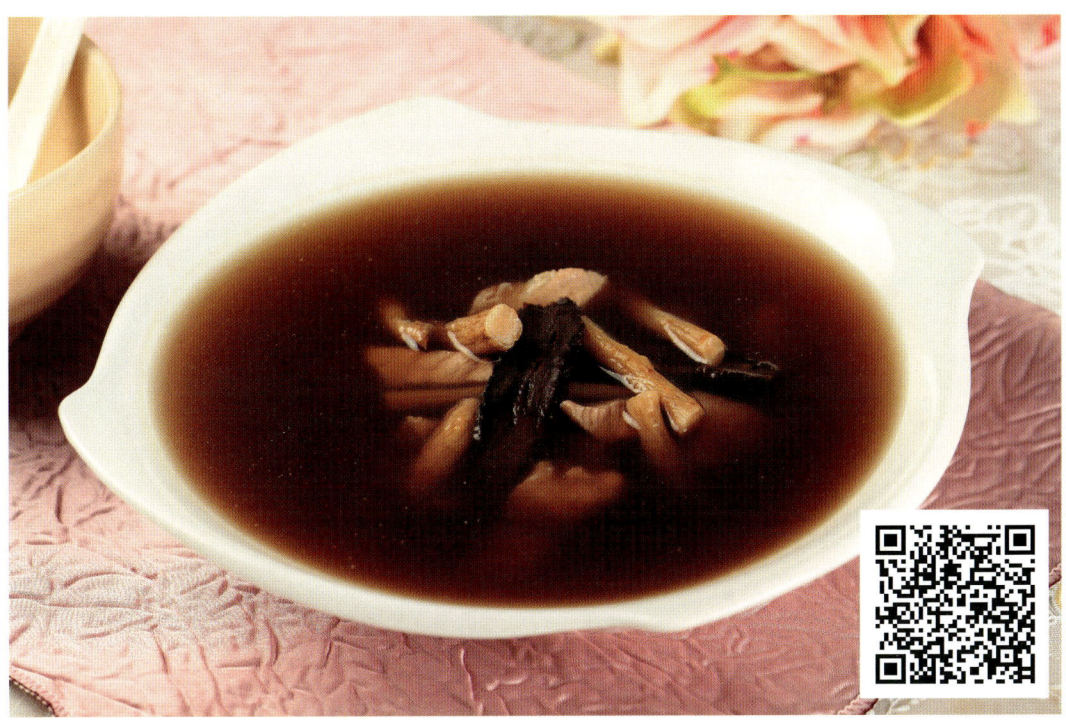

特效食谱 ❸ 生地党参瘦肉汤

原料

生地10克，党参12克，猪瘦肉120克，姜片少许

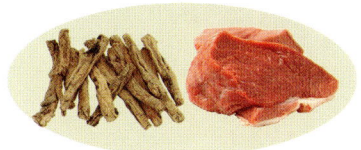

调料

盐、鸡粉各2克

做法

① 将洗净的猪瘦肉切成条，再切成丁。
② 放在小碟子中，待用。
③ 砂锅中注入适量清水烧开，倒入瘦肉丁。
④ 放入洗净的生地、党参，撒上姜片。
⑤ 盖上盖，用大火烧开，再转小火炖煮至食材熟透。
⑥ 取下盖子，加入盐、鸡粉。
⑦ 搅匀调味，续煮片刻至入味。
⑧ 关火后盛出煮好的瘦肉汤，放在汤碗中即成。

营养分析

党参含多糖、挥发油、维生素B_1及多种氨基酸、微量生物碱、微量元素等，能补中益气、强壮身体。猪瘦肉中含有丰富的铁，是人体造血的必要营养。

痛风 tong feng

病症简介

痛风是由于嘌呤代谢紊乱导致血尿酸增加而引起组织损伤的疾病。在任何年龄都可以发生，但最常见的是40岁以上的中年男人。多发人体最低部位的关节，表现为剧烈疼痛，一般1~7天后痛像"风"一样吹过去了，所以叫"痛风"。

健康诊所

无症状期表现为有高尿酸血症而无临床症状，发病时主要表现为痛风性关节炎、痛风结节（常见于耳轮和关节周围，呈大小不一的降起赘生物，可向皮肤破溃，排出白色的尿酸盐结晶）、肾脏病变、发热和头痛等全身症状。痛风发病的关键原因是血液中尿酸含量长期增高。由于各种原因导致形成尿酸的酶活性异常，从而导致尿酸生成过多，或者各种因素导致肾脏排泌尿酸发生障碍，使尿酸在血液中聚积，产生高尿酸血症，最终引发痛风。

生活保健

痛风患者不要酗酒，荤腥不要过量。肉、鱼、海鲜都在限食之列。辛辣、刺激的食物也不宜多吃，多食嘌呤含量低的碱性食物，如瓜果、蔬菜，少食肉、鱼等酸性食物，做到饮食清淡，同时还应多饮水，以利体内尿酸排泄。

饮食宜忌

宜吃食物

✓ 宜选用具有促进机体代谢功能的中药材和食材，如木瓜、胡萝卜、海带、大米、苹果、牛奶、洋葱、大蒜等。

✓ 宜选用具有促进尿酸排泄功能的中药材和食材，如车前子、薏米、黄柏、泽泻、茯苓、地龙、山慈菇等。

✓ 宜食碱性蔬果，中和过量的尿酸，如茄子、黄瓜、白菜、海带、莴笋等。

✓ 多食用含B族维生素和维生素C的食物，如芹菜、花菜、冬瓜、西瓜等。

忌吃食物

✗ 慎食含有高嘌呤的食物，如鸡汤、狗肉、鹅肉等。

✗ 忌食易诱发旧病的发物，如螃蟹、虾、杏、桂圆等。

✗ 忌食辛辣助火的食物，如胡椒、白酒、啤酒、羊肉等。

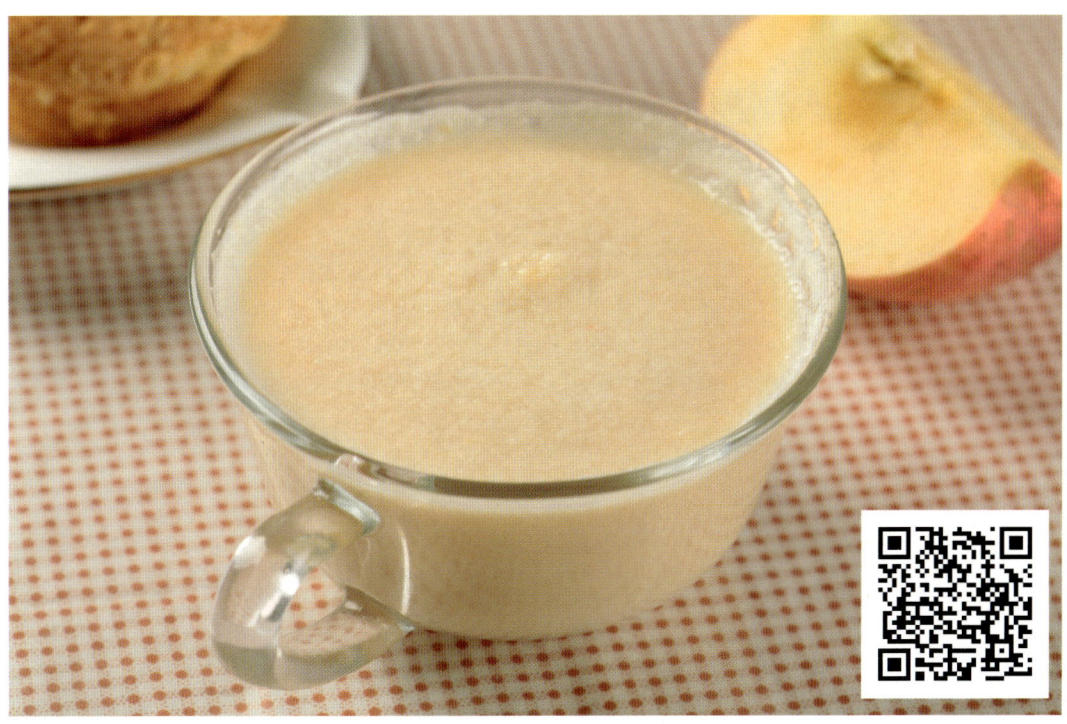

特效食谱 ❶ 苹果奶昔

原料

苹果1个，酸奶200毫升

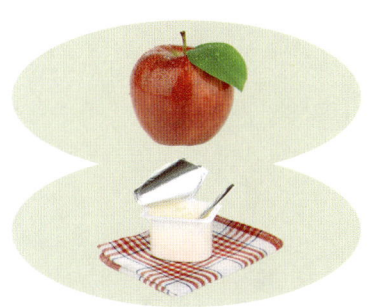

做法

①将洗净的苹果对半切开，去皮。
②把苹果切成瓣，去核，再切成小块。
③取榨汁机，选搅拌刀座组合，放入苹果。
④倒入适量酸奶。
⑤盖上盖子。
⑥选择"搅拌"功能。
⑦将苹果榨成汁。
⑧把苹果酸奶汁倒入玻璃杯即可。

营养分析

奶制品的嘌呤含量很低，是痛风患者很好的蛋白质来源。苹果中含有丰富的维生素，能改善人体代谢功能。

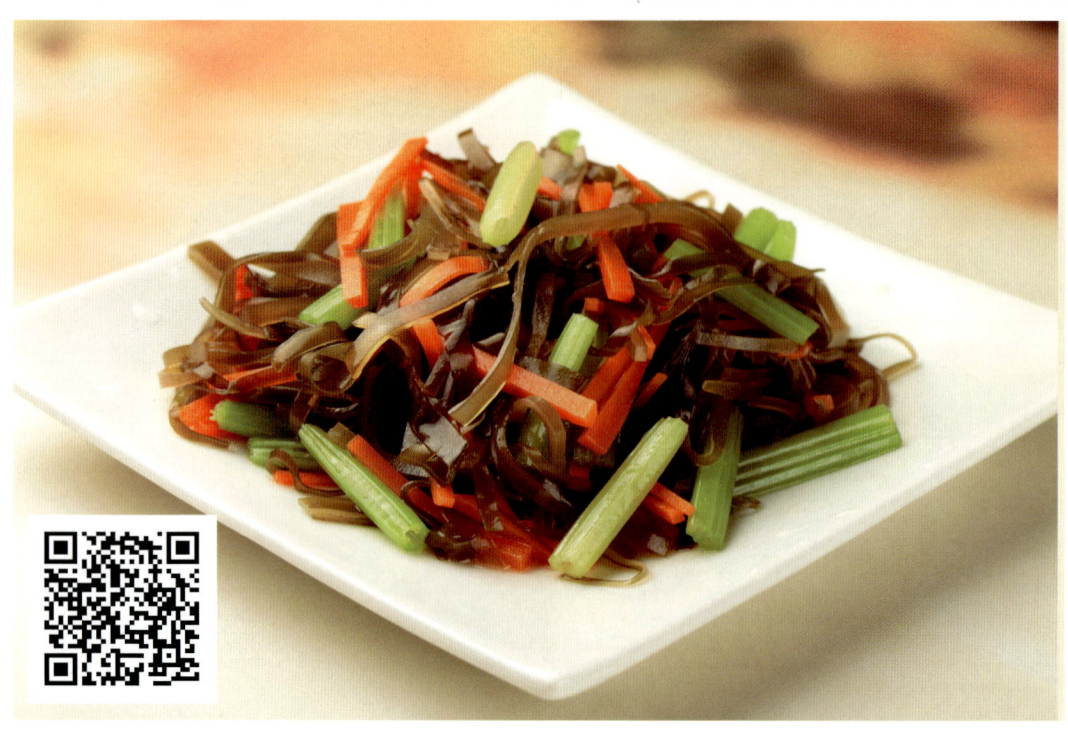

特效食谱❷ 芹菜拌海带丝

原料

水发海带100克，芹菜梗85克，胡萝卜35克

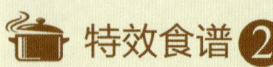

调料

盐3克，芝麻油5毫升，凉拌醋10毫升，食用油少许

做法

①将洗好的芹菜梗切成小段。
②洗净去皮的胡萝卜切成片，再切成丝。
③洗好的海带切方块，再切成粗丝。
④锅中注入适量清水烧开，加入少许盐、食用油。
⑤倒入海带丝、胡萝卜丝，搅拌均匀，煮约1分钟。
⑥再倒入切好的芹菜梗，搅拌匀，煮约半分钟。
⑦至全部食材断生后捞出，沥干水分，待用。
⑧把焯煮过的食材装碗，加入适量盐，少许凉拌醋。
⑨再淋入适量芝麻油，搅拌一会儿，至食材入味。
⑩取一个干净的盘子，盛入拌好的食材即成。

营养分析

海带含有蛋白质、碘、钾、镁、铁、铜、硒、维生素A、藻多糖等营养物质，有清热润肺的作用，嘌呤含量也很低，适合痛风患者食用。

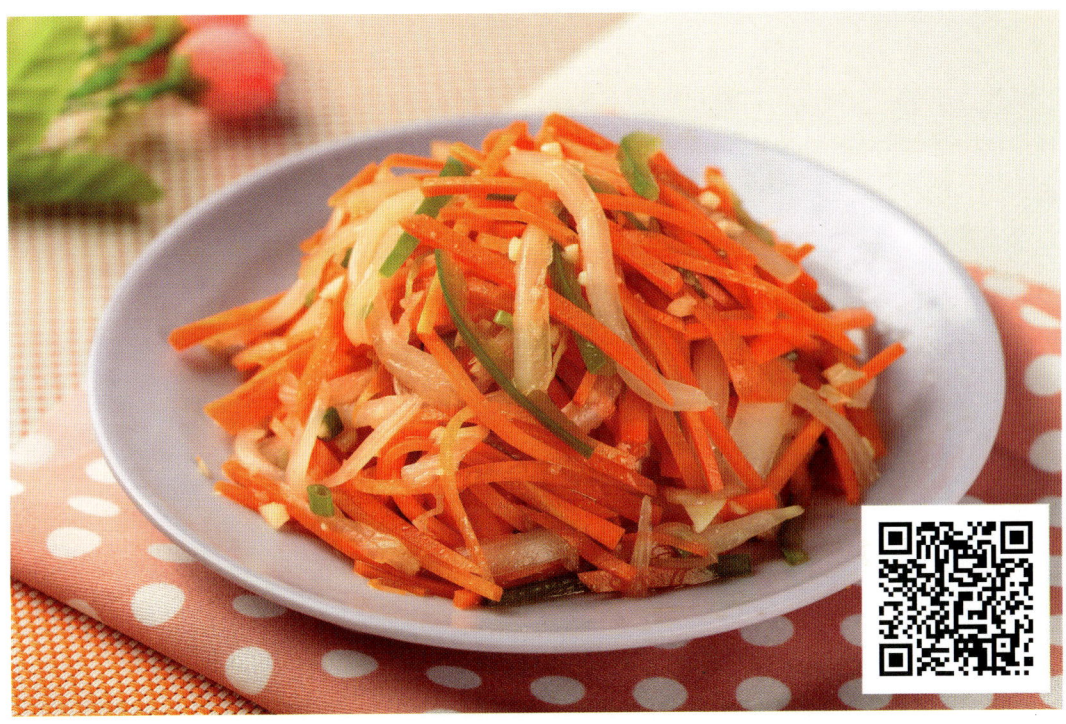

特效食谱❸ 白菜梗拌胡萝卜丝

原料

白菜梗120克，胡萝卜200克，青椒35克，蒜末、葱花各少许

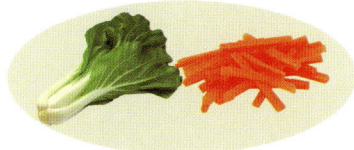

调料

盐3克，鸡粉2克，生抽3毫升，陈醋6毫升，芝麻油适量

做法

① 白菜梗切成粗丝；胡萝卜切成细丝；青椒去籽切丝。
② 锅中注入适量清水烧开，加入少许盐。
③ 倒入胡萝卜丝，搅匀，煮约1分钟。
④ 放入切好的白菜梗、青椒，煮约半分钟。
⑤ 至全部食材断生后捞出，沥干水分，待用。
⑥ 把焯煮好的食材装入碗中，加入盐、鸡粉。
⑦ 淋入少许生抽、陈醋，倒入芝麻油。
⑧ 撒上蒜末、葱花，搅拌一会儿，至食材入味。
⑨ 取一个干净的盘子，盛入拌好的材料即成。

营养分析

胡萝卜含有胡萝卜素、维生素B_1、维生素B_2、钙、铁，有补益脾胃、补血强身等功效。白菜有很好的清热、解毒作用，痛风患者常吃有助于促进血尿酸的代谢。

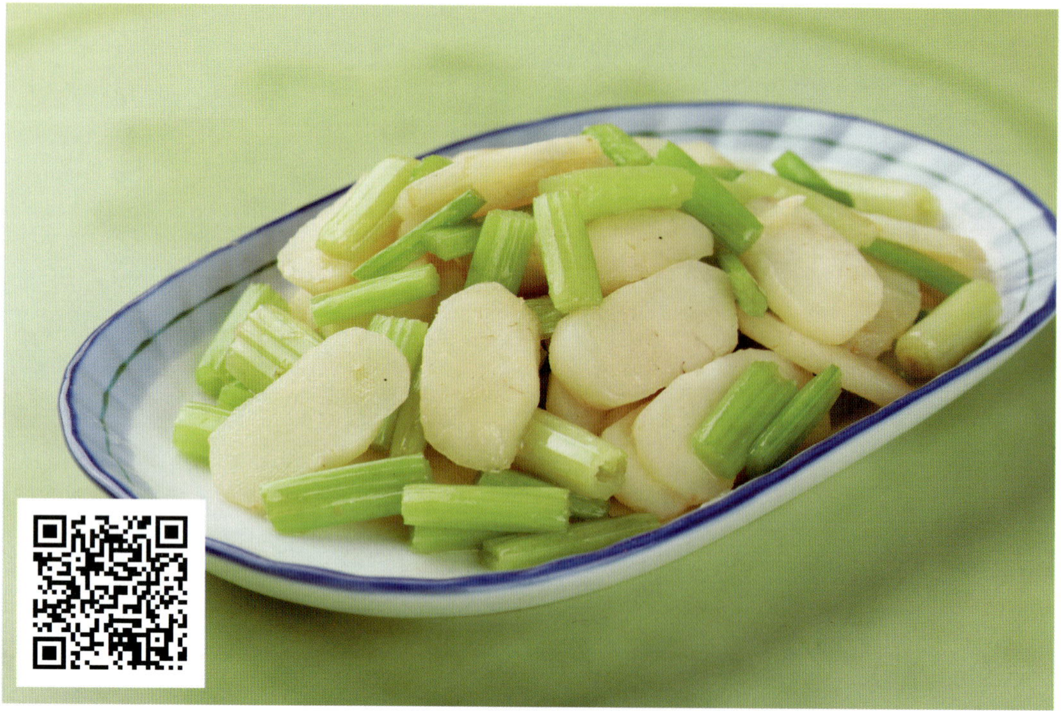

特效食谱 ④ 芹菜烧马蹄

原料
芹菜梗90克，马蹄肉120克

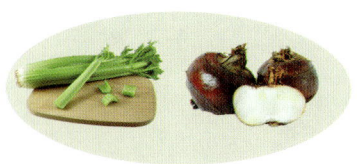

调料
盐2克，生抽3毫升，水淀粉、食用油各适量

做法
① 将洗净的芹菜梗切成小段。
② 洗净的马蹄肉切成片。
③ 锅中注入适量清水烧开，加入少许食用油。
④ 倒入切好的马蹄肉，略微搅拌几下。
⑤ 放入芹菜段，搅拌匀，再煮约半分钟。
⑥ 至食材断生后捞出，沥干水分，待用。
⑦ 用油起锅，倒入焯煮好的食材。
⑧ 用大火翻炒，加盐，淋入适量生抽，炒匀调味。
⑨ 再倒入少许水淀粉，翻炒至食材熟软、入味。
⑩ 关火后盛出炒好的食材，装入盘中即成。

营养分析
马蹄含有蛋白质、脂肪、粗纤维、胡萝卜素、维生素C、磷等成分，有清热解毒、消食除胀的功效，适合痛风及各种代谢性疾病患者食用。

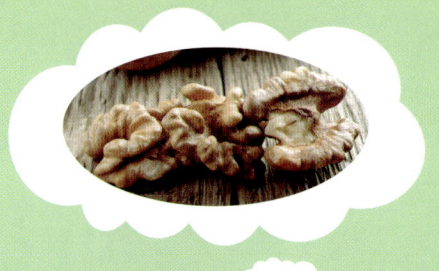
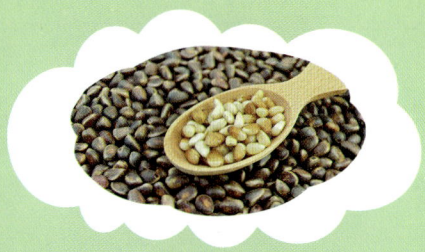

Part 4
骨科常见病特效食谱

骨科疾病包括骨、骨连接（关节、韧带、软骨等）以及骨骼肌三种器官的疾病。常见的骨科疾病有风湿性关节炎、腰椎间盘突出、颈椎病、建州炎、骨质增生等。

常用于骨科疾病的食材有猪骨、鳝鱼、猪腰、板栗、羊肉、银鱼、虾米、薏米、黑豆、牛奶、丝瓜……常用于骨科疾病的中药材有土茯苓、生地、熟地、莲子心、虫草等。在平时饮食中，可利用以上的中药材做成美味有效的特效食谱，让您远离骨科疾病！

风湿性关节炎

feng shi xing guan jie yan

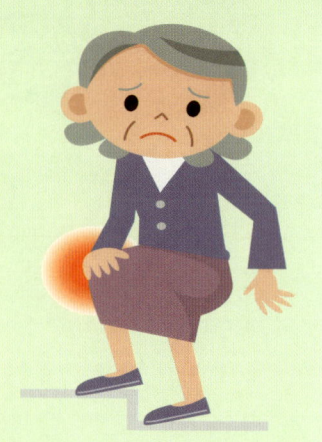

病症简介

风湿性关节炎是一种常见的急性或慢性结缔组织炎症，临床以关节和肌肉游走性酸楚、重着、疼痛为特征。常反复发作，易累及心脏，引起风湿性心脏病。此病多发于中老年人，男性多于女性。

健康诊所

此病致病因素较为复杂，最常见的病因主要是自身免疫性结缔组织病以及遗传因素。风湿出现之前会出现不规则的发热现象，不会出现寒战，并且用抗生素治疗无效。关节红、肿、热、痛明显，不能活动，发病部位常常是膝、髋、踝等下肢大关节，其次是肩、肘、腕关节，手足的小关节少见。疼痛游走不定，但疼痛持续时间不长，几天就可消退。治愈后很少复发，关节不留畸形，有的病人可遗留心脏病变。

生活保健

患者平时要加强锻炼，增强身体素质。防止受寒、淋雨和受潮，关节处要注意保暖。夏季时不要贪凉暴饮冷饮、空调温度要适宜；秋季和冬季要添衣保暖，防止风寒侵袭。保持正常的心理状态及愉悦的心情，有利于维持机体正常的免疫功能。

饮食宜忌

宜吃食物

✅ 消除发热症状是治疗风湿病的前提，常见的中药材和食材有：连翘、柴胡、薄荷、金银花、菊花、梨、甘蔗、西瓜、莲藕、赤小豆、丝瓜、绿豆等。

✅ 宜食具有促进皮质激素分泌功能的中药材和食材有：肉桂、附子、干姜、巴戟天、党参、花椒、茶叶、薏米等。

✅ 宜吃富含维生素和钾盐的瓜果蔬菜及碱性食物，如西红柿、土豆、红薯、白菜、苹果、牛奶、玉米等。

忌吃食物

❌ 慎食高热量和高脂肪的食物，如狗肉、螃蟹、虾、咖啡等。

❌ 慎食辛辣温补性食物，如荔枝、桂皮、茴香、花椒、白酒、啤酒等。

风湿性关节炎 149

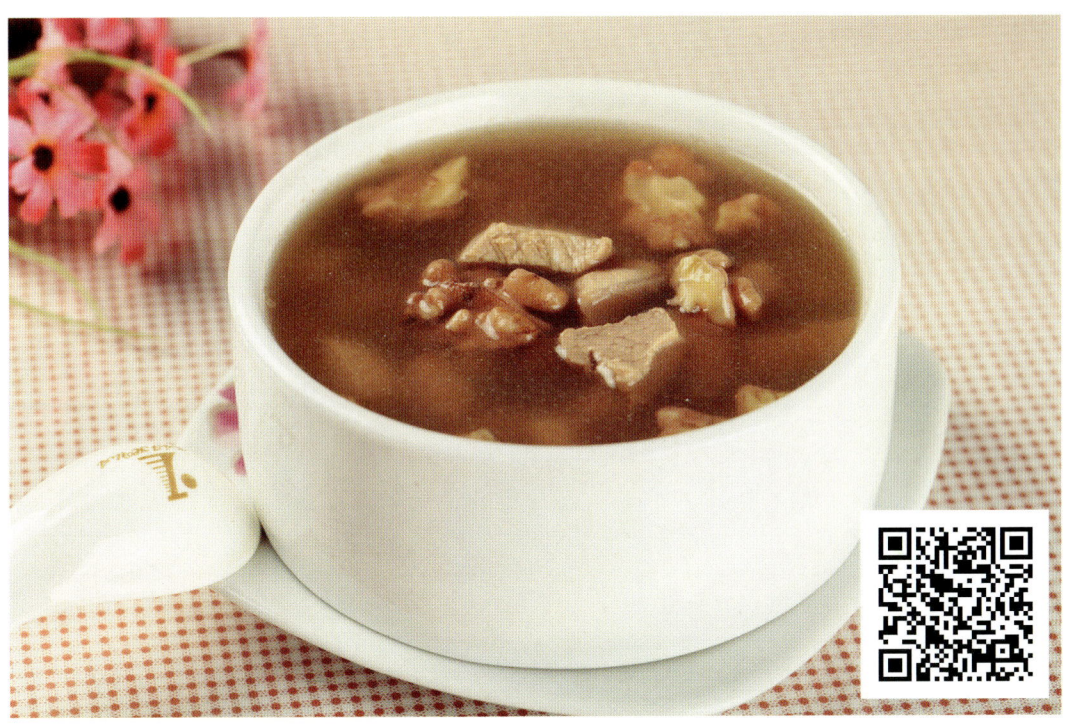

特效食谱 ❶ 土茯苓核桃瘦肉汤

原料

土茯苓25克，核桃仁20克，猪瘦肉100克，姜片少许

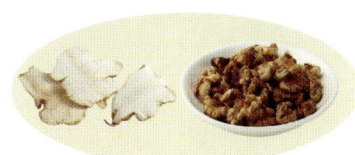

调料

盐、鸡粉各2克，料酒4毫升

做法

① 将洗净的猪瘦肉切成条，再切成丁。
② 放在小碟子中，待用。
③ 砂锅中注入适量清水烧开。
④ 放入洗净的土茯苓，撒上备好的核桃仁。
⑤ 再倒入瘦肉丁，放入姜片。
⑥ 淋入少许料酒，搅匀。
⑦ 盖上盖，烧开后用小火炖约40分钟，至食材熟透。
⑧ 取下盖子，加入鸡粉、盐，搅匀。
⑨ 续煮片刻至食材入味。
⑩ 关火后盛出炖煮好的瘦肉汤，放在汤碗中即成。

营养分析

核桃仁含有蛋白质、不饱和脂肪酸，是脑细胞代谢的重要物质，能滋养脑细胞，增强脑功能；土茯苓可祛湿利水，多用于治疗湿热疮毒。二者合用，可祛风湿。

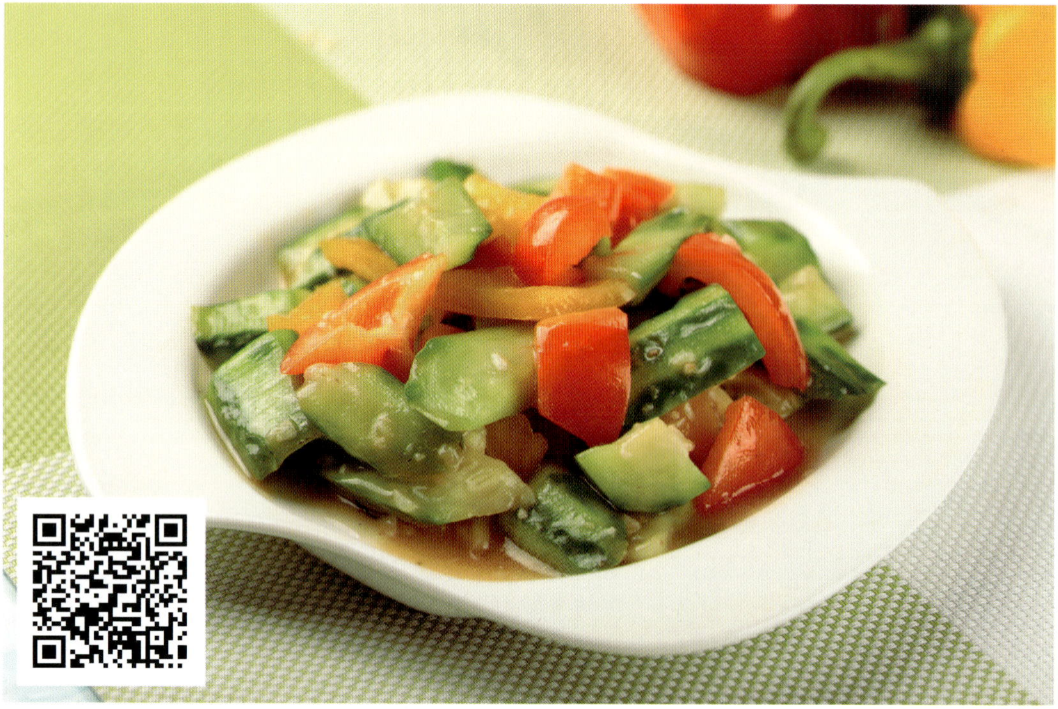

特效食谱 ❷ 蚝油丝瓜

原料
丝瓜200克，彩椒50克，姜片、蒜末、葱段各少许

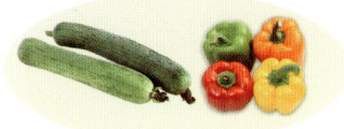

调料
盐2克，鸡粉2克，蚝油6克，水淀粉、食用油各适量

原料
① 将洗净去皮的丝瓜对半切开，切成条，改切成小块。
② 洗好的彩椒去籽，切成小块。
③ 热锅注油，放入姜片、蒜末、葱段，爆香。
④ 倒入彩椒、丝瓜，翻炒均匀。
⑤ 放入少许清水，翻炒至食材熟软。
⑥ 加入盐、鸡粉，拌炒匀。
⑦ 放入适量蚝油，炒匀调味。
⑧ 用大火收汁，倒入适量水淀粉。
⑨ 快速翻炒均匀。
⑩ 将炒好的菜盛出，装入盘中即可。

营养分析
丝瓜含有皂苷类物质、黏液质、木胶、瓜氨酸、木聚糖等多种活性物质和维生素，具有清热、利尿、活血、通络的功效。常食丝瓜，可辅助调理风湿性关节炎。

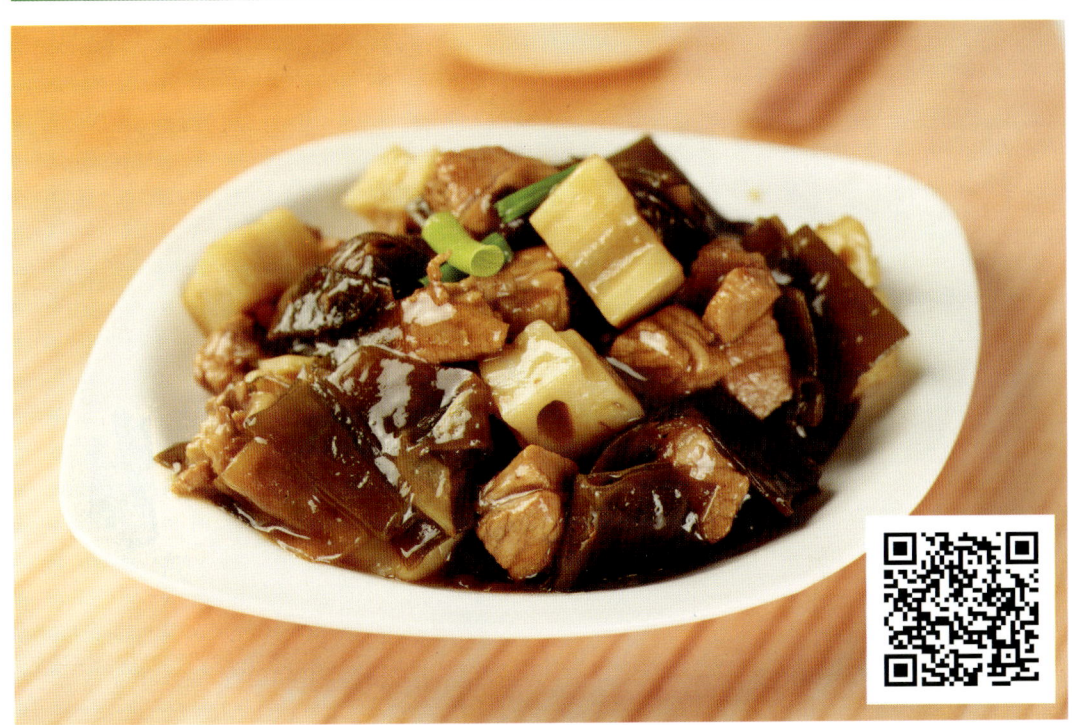

特效食谱 ❸ 莲藕海带烧肉

原料

海带100克,猪腱肉200克,八角6克,莲藕200克,姜片、葱段各少许

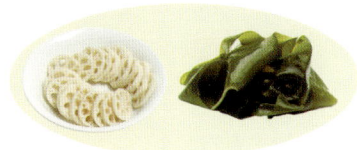

调料

白糖4克,水淀粉6毫升,生抽5毫升,老抽2毫升,料酒8毫升,食用油适量

原料

① 莲藕洗净切丁,海带切段,猪腱肉切丁。
② 锅中注入适量清水烧开,放入海带,煮半分钟。
③ 加入藕丁,倒入适量白醋,再煮半分钟,捞出沥干。
④ 捞出焯煮好的食材,沥干水分,备用。
⑤ 用油起锅,放入姜片、葱段、八角爆香。
⑥ 倒入肉丁,翻炒至变色。
⑦ 淋入料酒、生抽、老抽、白糖,炒匀调味。
⑧ 倒入适量清水,煮至沸腾。
⑨ 加入焯过水的食材,翻炒均匀,用小火焖20分钟。
⑩ 转大火收汁,倒入适量水淀粉,快速翻炒均匀。装入盘中,放上葱段即可。

营养分析

海带有消瘰软坚、泄热利水的功效,莲藕可清热、健脾胃,二者搭配可促进代谢,有助于风湿性关节炎患者的治疗。

腰椎间盘突出

◎ yao zhui jian pan tu chu ▶▶▶

病症简介

腰椎间盘突出俗称"腰突症"，是引起腰腿痛的主要原因，主要是由于腰椎间盘变性、纤维环破裂、髓核突出刺激或压迫神经根、马尾神经所表现出来的一系列临床症状和体征。本病多发生于青壮年人，尤以体力劳动者或长时间坐立工作者为甚。

健康诊所

腰椎间盘突出的基本病因是腰椎间盘的退行性变。在日常生活和工作中，长期腰部用力不当、姿势和体位不正确等都会加重退变的程度。临床症状为：①疼痛：腰背痛，腰痛是本病最常见也是最早出现的症状之一，大多数患者还会出现下肢痛痛。②腰部活动受限：腰椎的前屈后伸活动受限，患者不能弯腰、后倾。③脊柱侧凸：这是患者为减轻疼痛所采取的姿势性代偿畸形，表现是腰椎在向左或右侧弯曲。4.间歇性跛行：即行走一段距离路程后出现下肢疼痛，无力，弯腰或蹲下休息后症状可缓解，仍能继续行走。

生活保健

患者不宜穿任何带跟的鞋，因为中跟鞋、坡跟鞋和高跟鞋都会让重心前移，容易使脊柱的弯曲加大，有条件的可以选择负跟鞋。

饮食之宜

✓ 常食具有增强脊椎功能的中药材和食材，如：板栗、猪骨、骨碎补、补骨脂、锁阳、续断、党参、杜仲、何首乌、熟地黄、鳝鱼、猪腰、羊腰等。

✓ 可选用具有抗骨骼老化功能的中药材，如：黑豆、黑芝麻、莲子、核桃、党参、冬虫夏草、桂枝等。

✓ 可选用具有活血功能的中药材，如牛膝、丹参、红花、延胡索、川芎等。

✓ 常吃含钙丰富的食物，如牛奶、羊奶、黄鱼、青鱼、带鱼、猪尾骨、排骨、豆类等。

✓ 常吃含维生素丰富的蔬菜、水果，如胡萝卜、莴笋、苋菜、青菜、苹果、橙子、香蕉、芒果、杨桃、樱桃等。

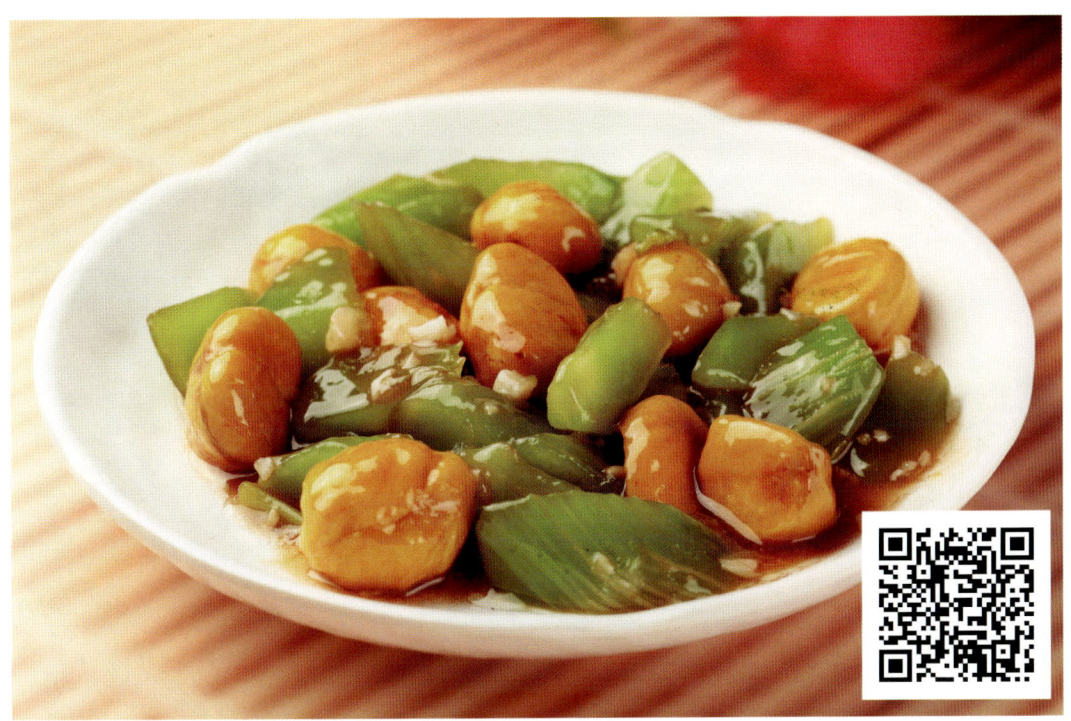

特效食谱 ❶ 莴笋烧板栗

原料

莴笋200克，板栗肉100克，蒜末、葱段各少许

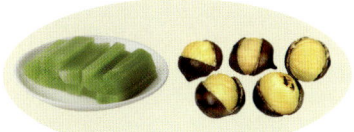

调料

盐3克，蚝油7克，水淀粉、芝麻油、食用油各适量

原料

① 莴笋去皮切滚刀块。
② 锅中注入适量清水烧开，加入少许盐、食用油。
③ 倒入板栗肉略煮，再放入莴笋煮约1分钟。至食材断生后捞出沥干。
④ 用油起锅，放入蒜末、葱段，爆香。
⑤ 倒入焯煮过的板栗和莴笋，快速炒出香味。
⑥ 加入少许盐，放入少许蚝油，翻炒匀。
⑦ 注入适量清水，加入少许盐、鸡粉调味。盖上盖，用小火焖煮至食材熟透，大火收汁勾芡。
⑧ 再淋入少许芝麻油，快速翻炒至食材入味即可。

营养分析

板栗富含钙，还含有丰富的不饱和脂肪酸、维生素；莴笋富含磷与钙。二者同食，对促进骨骼的正常发育对腰椎间盘突出患者有一定滋补强身、促进代谢、改善韧带功能的效果。

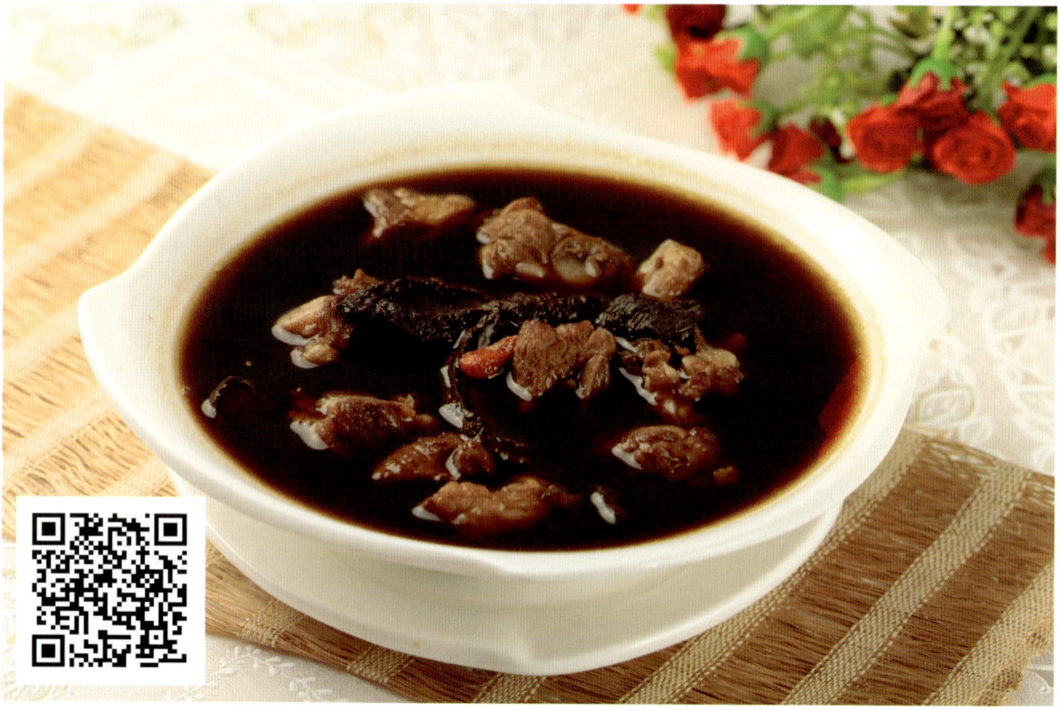

特效食谱 ❷ 生熟地龙骨汤

原料

龙骨200克，生地、熟地各10克，枸杞、姜片各少许

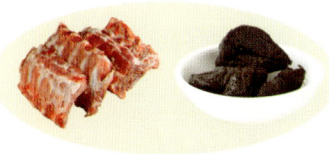

调料

鸡粉2克，盐2克

做法

① 熟地切成片，待用。
② 锅中注入适量清水烧开，倒入洗净的龙骨，搅匀。
③ 煮1分30秒，汆去血水。
④ 捞出汆煮好的龙骨，沥干水分，待用。
⑤ 锅中注入适量清水烧开，倒入汆过水的龙骨，加入洗净的姜片、枸杞、生地、熟地，搅匀。
⑥ 盖上盖，用小火煮30分钟。
⑦ 揭开盖，放入适量鸡粉、盐。
⑧ 搅匀调味。
⑨ 关火后盛出煮好的汤料，装入碗中即可。

营养分析

生地、熟地有很好的补血、活血功效，搭配猪骨、枸杞，能够补益肝肾、强壮筋骨，常吃有助于减缓脊椎韧带的退行性变。

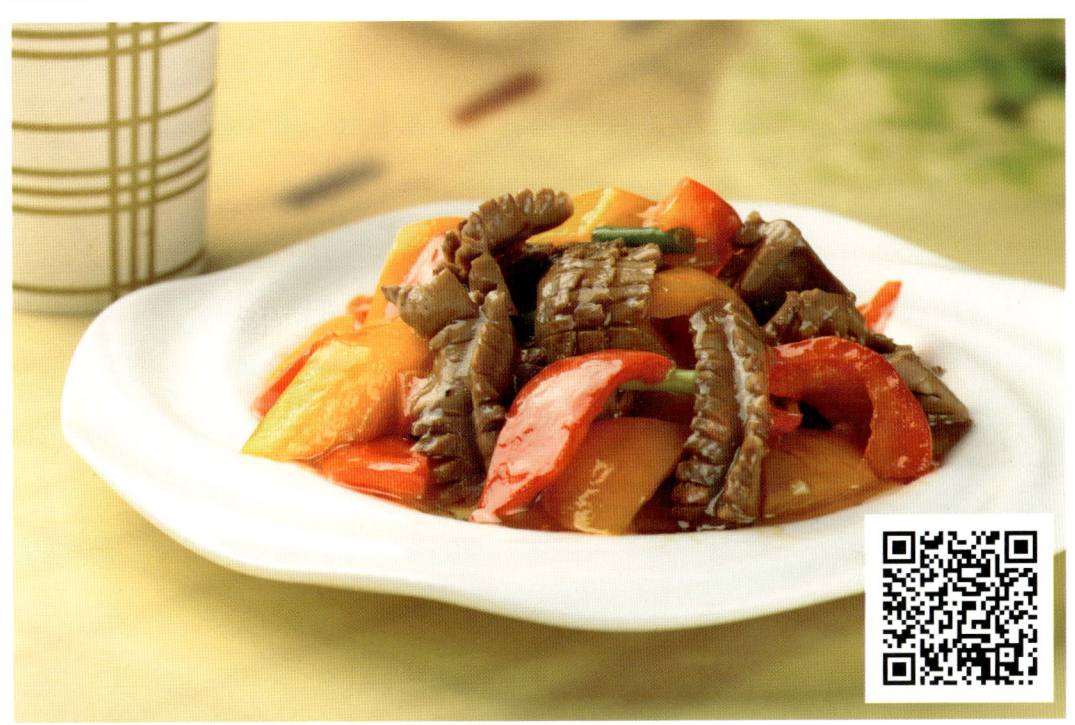

特效食谱 ❸ 彩椒炒猪腰

原料

猪腰150克，彩椒110克，姜末、蒜末、葱段各少许

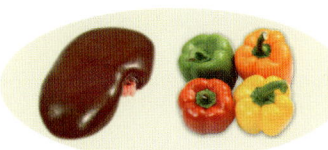

调料

盐5克，鸡粉3克，料酒15毫升，生粉10克，水淀粉5毫升，蚝油8克，食用油适量

做法

① 彩椒洗净去籽，切成小块。
② 洗好的猪腰对半切开，切上麦穗花刀，再切成片。
③ 猪腰片加少许盐、鸡粉、料酒，用手抓匀。倒入生粉搅拌匀，腌渍10分钟。
④ 锅中注入适量清水烧开，放入3克盐、少许食用油，倒入彩椒焯至断生，捞出沥干。
⑤ 将腌好的猪腰倒入锅中，氽至变色，沥干备用。
⑥ 炒锅中倒入适量食用油烧热，放入姜末、蒜末、葱段爆香；倒入氽煮好的猪腰，快速翻炒均匀。
⑦ 淋入适量料酒，炒匀；放入焯好的彩椒，翻炒片刻。
⑧ 加入适量盐、鸡粉、蚝油，炒至食材入味。倒入少许水淀粉勾芡，炒匀装盘即可。

营养分析

猪腰含有蛋白质、脂肪、碳水化合物、钙、磷、铁和维生素等，有健肾补腰、和肾理气的功效，适合肝肾亏虚，有腰背酸痛、遗精、盗汗症状的人群食用。

© jing zhui bing ▶▶▶

颈椎病

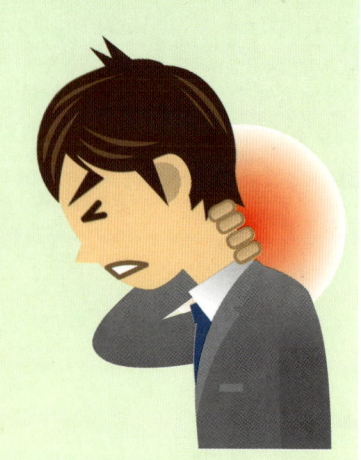

病症简介

颈椎病是指因为颈椎的退行性变引起颈椎管或椎间孔变形、狭窄，刺激、压迫颈部脊髓、神经根，并引起相应的临床症状的疾病。其症状多样而复杂，多数的患者在一开始时症状较轻，以后才慢慢加重。

健康诊所

颈椎病主要表现为颈肩部疼痛、头晕头痛、上肢麻木、肌肉萎缩，严重者可出现双下肢痉挛、行走困难，甚至四肢麻痹、大小便障碍、瘫痪等。外伤是导致颈椎病的直接原因。不良的姿势，如长时间伏案工作，躺在床上看电视、看书，长时间用电脑，枕头过高，剧烈旋转颈部或头部等，也是引起颈椎病的主要原因。

生活保健

患者在平常的生活中，要注意防寒保暖，避免颈肩部受到寒冷和潮湿的侵袭；避免参加重体力劳动、提取重物等，以免加重颈椎病症状；避免长时间地持续低头工作，最好可定时改变头颈部体位，并且要注意休息，保证充足的睡眠，选用中间低，略内向凹的蝶形保健枕，有助于强力保持颈椎正常的生理曲度。

饮食宜忌

宜吃食物

✅ 治疗颈椎病可从疏通颈椎部的经络，促进血液运行着手，防治疼痛、麻木、颈部结节等症状，常用的中药材有：桂枝、丝瓜络、川芎、延胡索、钩藤、鸡血藤、苏木、骨碎补、田七、生地、红花等。

✅ 在饮食中应注意补充钙，钙是骨骼的主要成分，可多食牛奶、豆腐、黄豆、花生、黑芝麻、虾皮、海带以及绿色蔬菜等。

✅ 应该多吃新鲜蔬菜和水果，如豆芽、菠菜、海带、木耳、大蒜、芹菜、红薯、冬瓜、苹果、梨等。

忌吃食物

❌ 忌吃油腻厚味、过冷过热的食品，如肥肉、荔枝、茴香、花椒、白酒、啤酒、雪糕等。

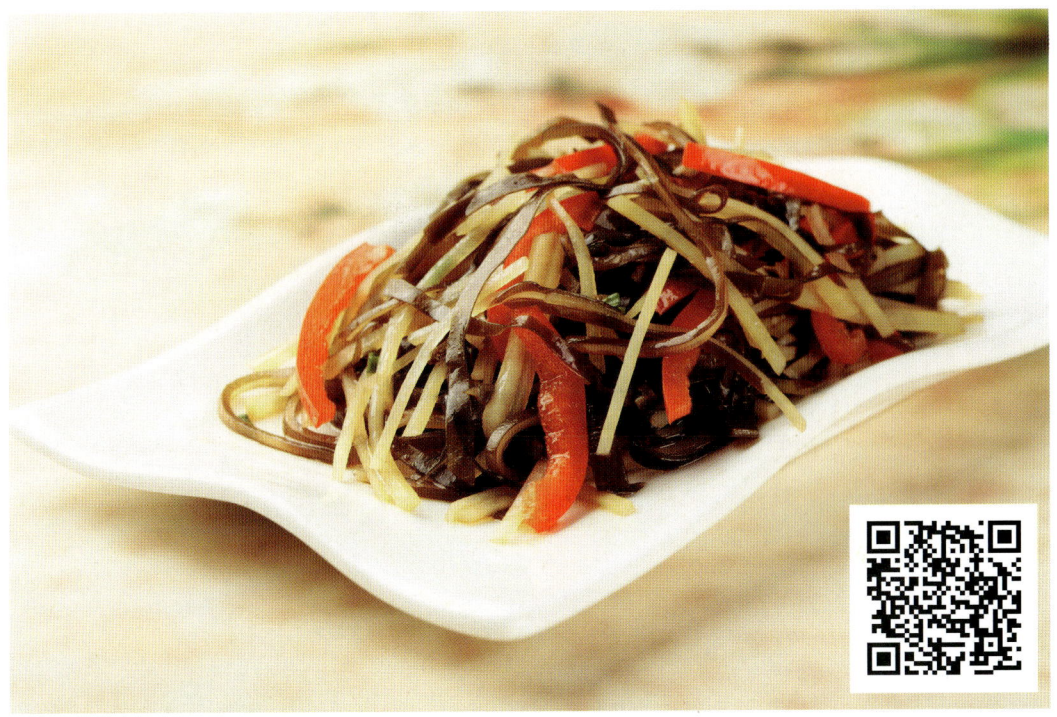

特效食谱 ❶ 海带丝拌土豆丝

原料
海带120克，土豆90克，彩椒50克，蒜末、葱花各少许

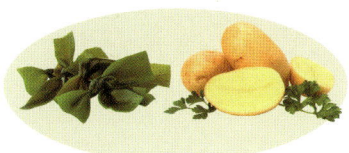

调料
盐3克，鸡粉4克，生抽6毫升，陈醋8毫升，芝麻油2毫升

做法
① 洗好的彩椒切成丝。
② 洗净的海带切方片，改切成丝。
③ 洗好去皮的土豆切片，改切成丝。
④ 锅中注入适量清水烧开，加入少许盐、鸡粉。
⑤ 倒入切好的海带、土豆丝搅匀，煮1分钟。
⑥ 倒入切好的彩椒，拌匀，焯煮至断生。
⑦ 把焯煮好的食材捞出，沥干水分，待用。
⑧ 将焯过水的食材装入碗中，放入蒜末、葱花。
⑨ 加入少许生抽、盐、鸡粉。
⑩ 淋上陈醋、芝麻油拌匀调味，装入盘中即可。

营养分析
海带、土豆与彩椒搭配，能提供多种维生素、矿物质、碳水化合物等人体必需的营养物质，还能清热利湿、软坚散结，适于颈椎病患者食用。

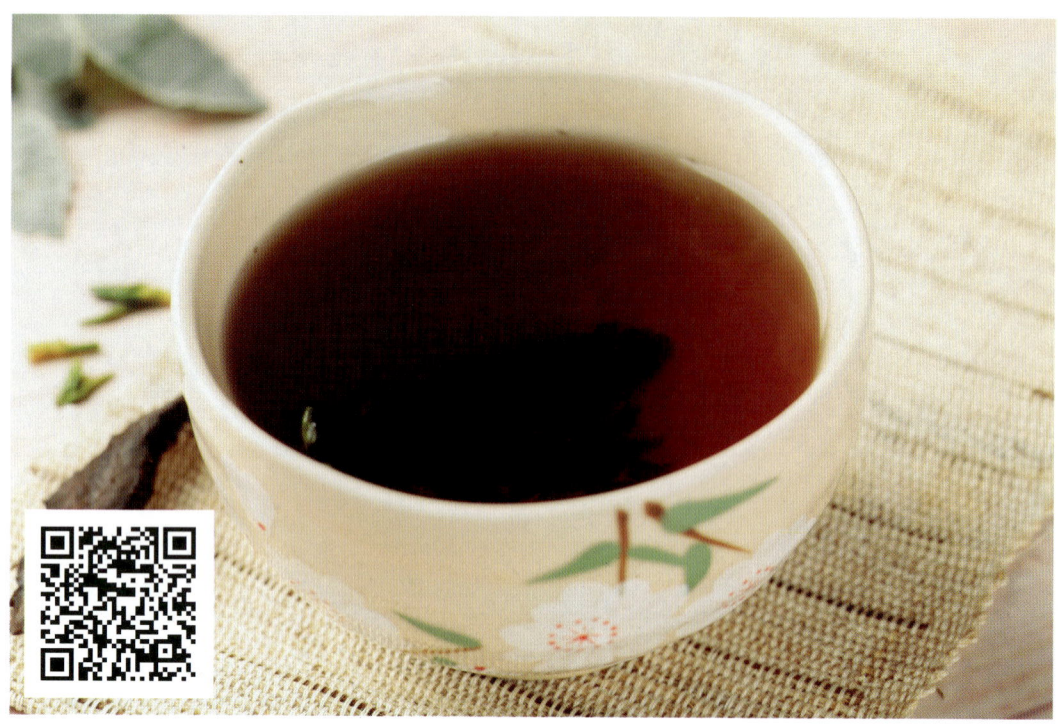

特效食谱❷ 生地莲子心饮

原料

生地5克,莲子心3克

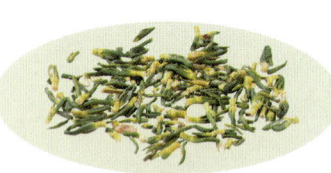

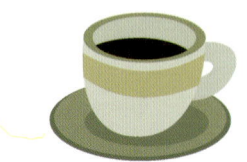

做法

① 砂锅中注入适量清水,用大火烧开。
② 倒入洗净的生地。
③ 放入备好的莲子心。
④ 盖上盖,煮沸后转用小火煮约10分钟。
⑤ 取下盖,搅拌片刻。
⑥ 用大火续煮一会儿。
⑦ 盛出煮好的汤料。
⑧ 装入汤碗中,稍微冷却后饮用即可。

营养分析

生地有补血活血、滋阴补肾、生津止渴的功效;莲子心能清热、解毒。二者搭配可促进血液循环、改善颈部肌肉、韧带和骨骼的供血,促进颈椎病的康复。

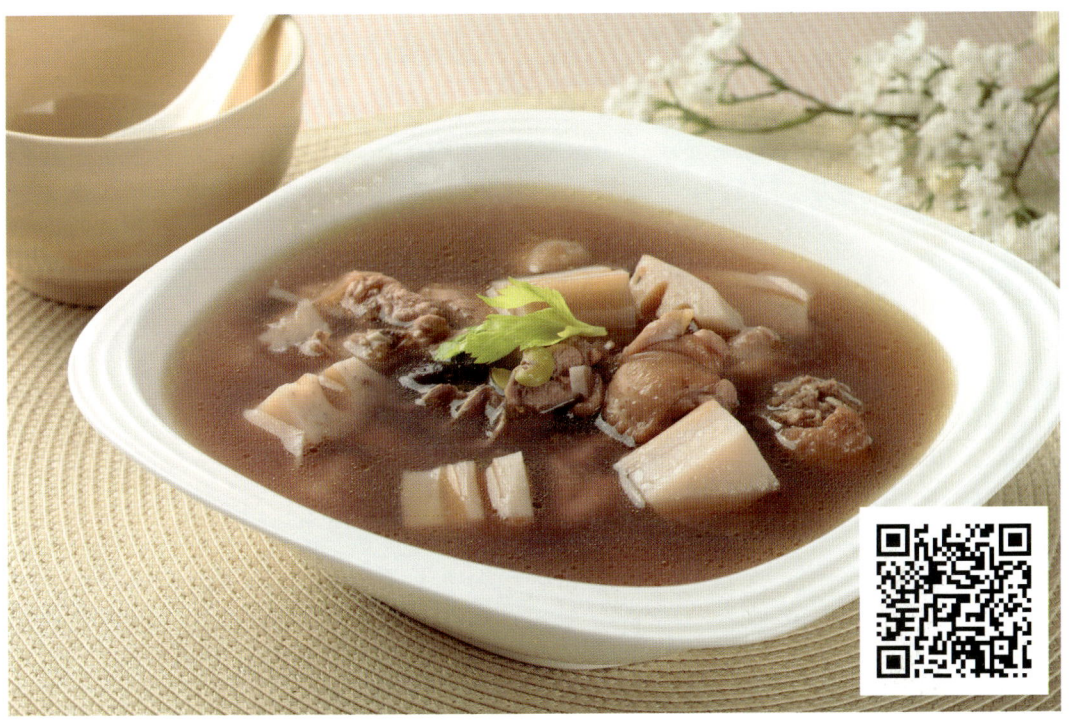

特效食谱 ❸ 黑豆莲藕鸡汤

原料

水发黑豆100克，鸡肉300克，莲藕180克，姜片少许

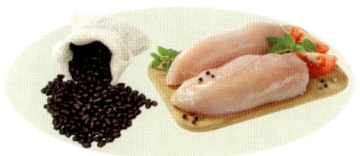

调料

盐、鸡粉各少许，料酒5毫升

做法

① 将洗净去皮的莲藕对半切开，再切成块，改切成丁。
② 洗好的鸡肉切开，再斩成小块。
③ 锅中注入适量清水烧开，倒入鸡块，烧煮片刻。
④ 去除血水后捞出，沥干水分，待用。
⑤ 砂锅中注入适量清水烧开，放入姜片。
⑥ 倒入余过水的鸡块，放入洗好的黑豆。
⑦ 倒入藕丁，淋入少许料酒。
⑧ 盖上盖，煮沸后用小火炖煮约40分钟，至食材熟透。
⑨ 加入少许盐、鸡粉搅匀调味，续煮一会儿，至食材入味；装入汤碗中即成。

营养分析

黑豆含有蛋白质、不饱和脂肪酸、磷脂、钙等；莲藕可补益脾胃、益血生肌；鸡肉可补身健体。颈椎病患者常食，能补益肝肾、强筋壮骨，预防颈椎病。

© jian zhou yan

肩周炎

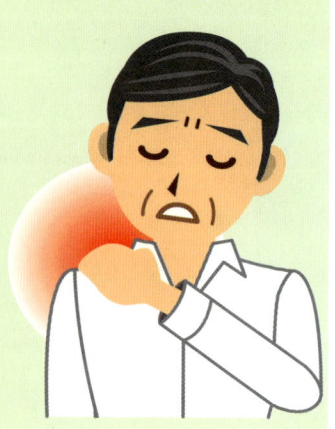

病症简介

肩周炎是肩关节周围肌肉、肌腱、滑囊和关节囊等软组织的慢性无菌性炎症。多因年老体衰，全身退行性变，活动功能减退，气血不旺盛，肝肾亏虚，复感风寒湿邪的侵袭，久之气血凝涩、筋脉失养、经脉拘急而发病。

健康诊所

肩周炎症见肩部疼痛难忍，尤以夜间为甚，睡觉时常因肩怕压而取特定卧位，翻身困难，影响入睡。肩关节活动受限，影响日常生活。端碗用筷以及穿衣提裤也感到困难等。病重时生活不能自理，日久者可见患肢肌肉萎缩，患肩比健肩略高耸、短窄，肩周有压痛点。局部肌肉粗钝变硬，肩关节活动范围明显受限，甚至不能活动。

生活保健

受凉常是肩周炎的诱发因素，因此要注意防寒保暖，尤其是肩部，一旦受凉，应及时就诊治疗。其次要加强功能锻炼，特别是肩关节肌肉的锻炼，经常伏案、双肩经常处于外展工作的人，要注意纠正不良姿势，要加强营养，补充足够的钙质。另外，除积极治疗患侧肩周炎外，还应对健侧肩周进行预防。

饮食宜忌

宜吃食物

✓ 发病期间，应选择具有温通经脉、祛风散寒、除湿镇痛作用的中药材和食物，如附子、丹参、当归、鸡血藤、川芎、羌活、枳壳、蕲蛇、蚕沙、川乌、肉桂、桂枝、三棱、莪术、黄柏、胆南星、两面针、青风藤、天仙子、薏米、细辛、葱、白花椒、豆卷、樱桃、木瓜、胡椒、狗肉、生姜等。

✓ 静养期间则应以补气养血或滋养肝肾等扶正法为主，宜吃桂皮、桑葚、葡萄、板栗、黄鳝、鲤鱼、牛肝、红枣、阿胶等。

忌吃食物

✗ 少吃生冷性凉的食物，如地瓜、豆腐、绿豆、海带、香蕉、柿子、猕猴桃、西瓜等。

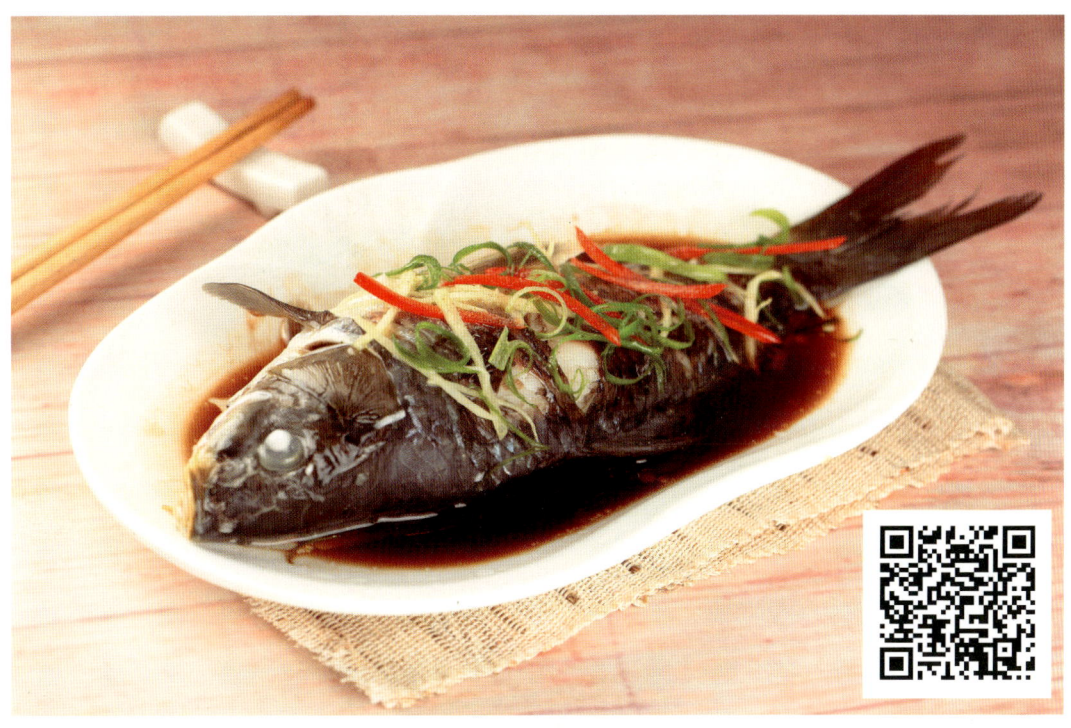

特效食谱 ❶ 豉油蒸鲤鱼

原料

净鲤鱼300克，姜片20克，葱条15克，彩椒丝、姜丝、葱丝各少许

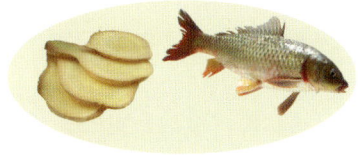

调料

盐3克，胡椒粉2克，蒸鱼豉油15毫升，食用油少许

做法

① 取一个干净的蒸盘，摆上洗净的葱条，放入处理好的鲤鱼，放上姜片。
② 再均匀地撒上少许盐，腌渍一会儿。
③ 蒸锅上火烧开，揭开盖，放入蒸盘。
④ 盖上盖，用大火蒸约7分钟，至食材熟透。
⑤ 揭开盖，取出蒸好的鲤鱼。
⑥ 拣出姜片、葱条，撒上姜丝，放上彩椒丝、葱丝。
⑦ 撒上少许胡椒粉，浇上少许热油。
⑧ 最后淋入适量蒸鱼豉油即成。

营养分析

鲤鱼含有蛋白质、磷脂、灰分、烟酸、钾、钙、磷、铁、硒等营养成分，有补气、健脾、养胃、祛风等功效，常食有助于防治肩周炎。

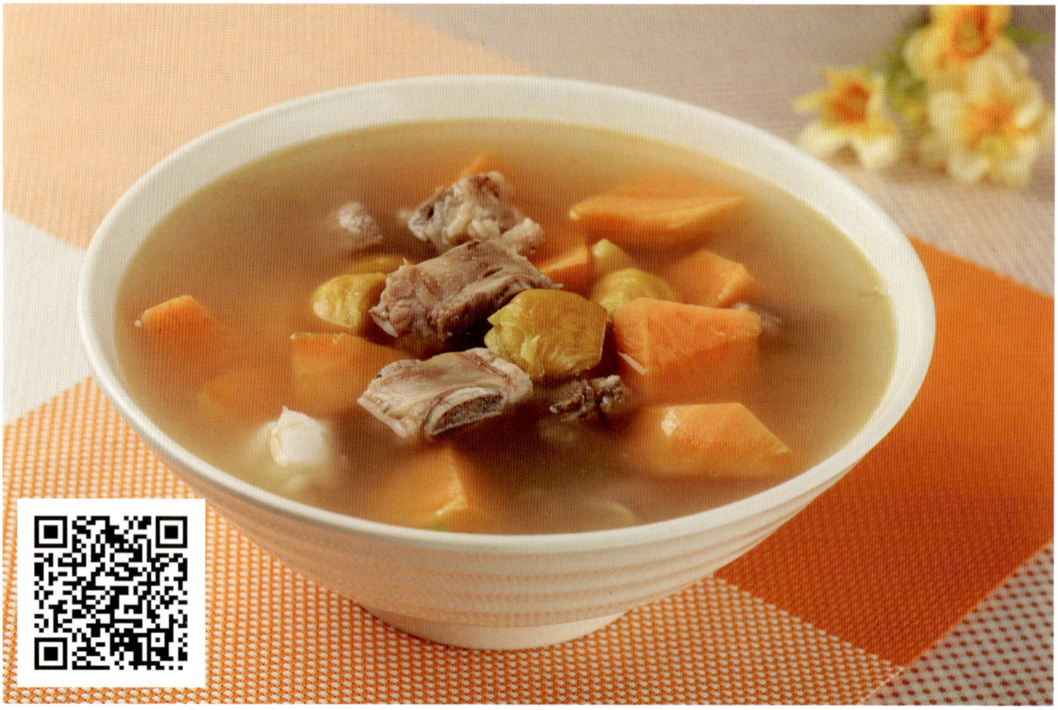

特效食谱 ❷ 红薯板栗排骨汤

原料
红薯150克，排骨段350克，板栗肉60克，姜片少许

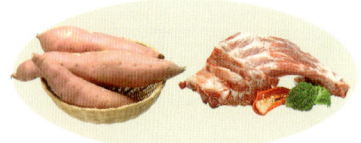

调料
盐、鸡粉各2克，料酒5毫升

做法
①红薯切成小块，板栗肉洗净切块。
②锅中注入适量清水烧开，放入洗净的排骨段，搅匀，汆煮一会儿。
③捞出煮好的排骨段，沥干水分，待用。
④砂锅中注入适量清水烧开，倒入汆煮过的排骨。
⑤放入切好的板栗肉，撒上姜片，淋入少许料酒。
⑥盖上盖，煮沸后用小火煮约30分钟，至食材熟软。
⑦揭开盖，倒入红薯块，用小火续煮约15分钟，至全部食材熟透。
⑧取下盖子，加入盐、鸡粉，搅匀调味，再煮一小会儿，至食材入味，盛入汤碗中即可。

营养分析
经常适量吃些红薯、板栗、排骨，能健脾和胃，促进人体对营养的吸收和运化功能，从而改善体质，改善肩颈部及全身肌肉、韧带和关节的血液循环，促进恢复。

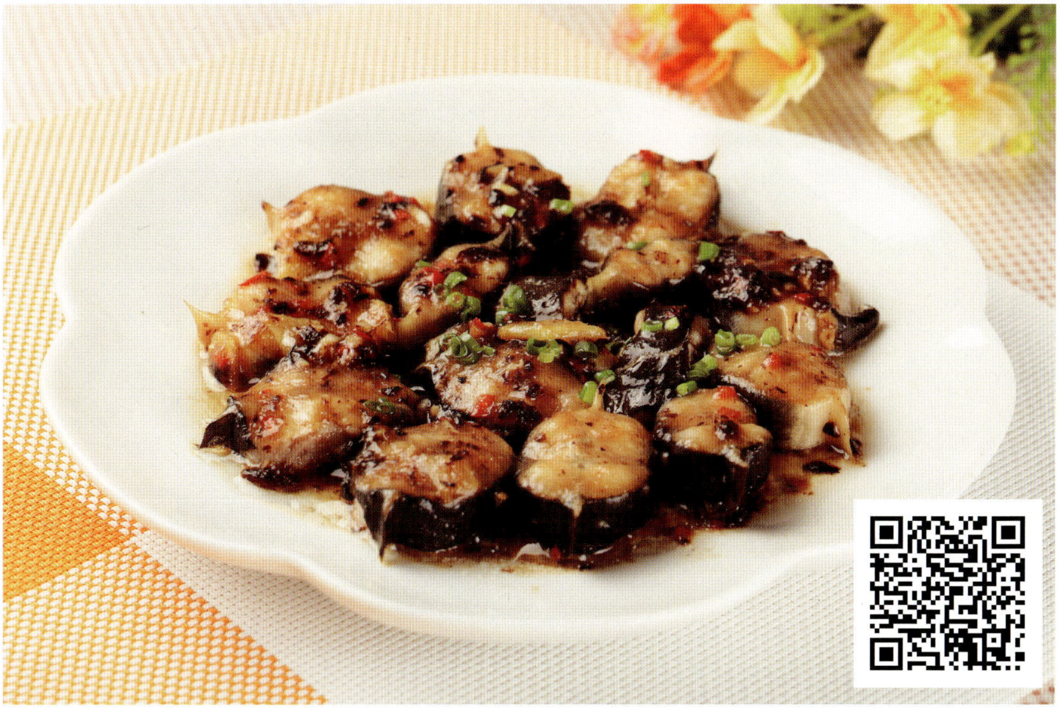

特效食谱 ❸ 豉汁蒸白鳝片

原料
白鳝鱼200克，红椒10克，豆豉12克，姜片、蒜末、葱花各少许

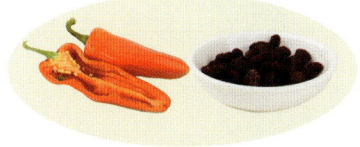

调料
盐3克，鸡粉2克，白糖3克，蚝油5克，生粉8克，料酒4毫升，生抽5毫升，食用油适量

做法
① 将处理干净的白鳝鱼切成小块，红椒洗净切丁，豆豉剁细末。
② 把鳝鱼片装在碗中，倒入红椒粒。
③ 放入切好的豆豉，撒上姜片，淋入少许生抽、料酒。
④ 再加入少许蚝油、鸡粉、盐、白糖。
⑤ 搅拌匀，撒上少许生粉，拌匀上浆。
⑥ 再注入适量食用油，腌渍约15分钟，至食材入味。
⑦ 取一个干净的蒸盘，放入腌渍好的鳝鱼片，摆放好。
⑧ 蒸锅中注入适量清水烧开，放入蒸盘。
⑨ 盖上盖，用大火蒸约8分钟，至食材熟透、入味，取出撒上葱花，浇少许热油即成。

营养分析
白鳝鱼含有多种不饱和脂肪酸和卵磷脂，是脑细胞不可缺少的营养物质，可补脑健身。白鳝有很好的滋补、强壮功能，适宜身体虚弱、气血不足、疲劳感明显的人食用。

© gu zhi zeng sheng ▶▶▶

骨质增生

病症简介

骨质增生是骨关节退行性改变的一种表现，可分为原发性和继发性两种。临床表现为关节边缘骨质增生，关节发僵发累感，伴有疼痛，当活动后发僵现象好转，疼痛缓解，持续活动多后疼痛又加重，关节有时轻度肿大，关节边缘压痛，两膝与手指关节最为明显。

健康诊所

骨质增生多由于中年以后体质虚弱及退行性变。长期站立或行走及长时间的保持某种姿势，由于肌肉的牵拉或撕脱，血肿机化，形成刺状或唇样的骨质增生。骨刺对软组织产生机械性的刺激和外伤后软组织损伤、出血、肿胀等因素也会导致骨质增生。

生活保健

骨质增生患者要避免在潮湿处躺卧，不要汗出当风，不要在出汗后立即洗凉水浴，以防邪气对骨关节的侵害。不要让膝关节过于劳累或负荷过重。关节肿胀、疼痛加重时应休息。

饮食宜忌

宜吃食物

✓ 宜食用可增强体质的中药材和食材有：补骨脂、骨碎补、续断、熟地黄、桂枝、牡蛎、板栗、黑芝麻、黑豆、鳝鱼、猪腰、羊腰等。

✓ 宜食用可抗衰老的中药材和食材，如人参、冬虫夏草、田七、天麻、枸杞、山药、白术、西洋参、菠菜、洋葱等。

✓ 宜食含钙量丰富的食物，以供应机体充足的钙质，如排骨、脆骨、海带、木耳、虾皮、发菜、核桃仁等。

✓ 宜食蛋白质含量丰富的食物，如鱼、鸡、瘦肉、牛奶、鸡蛋、豆类及豆制品等。

✓ 宜食含维生素C和维生素D丰富的食物，如苋菜、雪里蕻、香菜、小白菜以及新鲜水果等。

忌吃食物

✗ 忌食辛辣、过咸、过甜等刺激性食品，如茴香、辣椒、花椒、胡椒、桂皮、酒等。

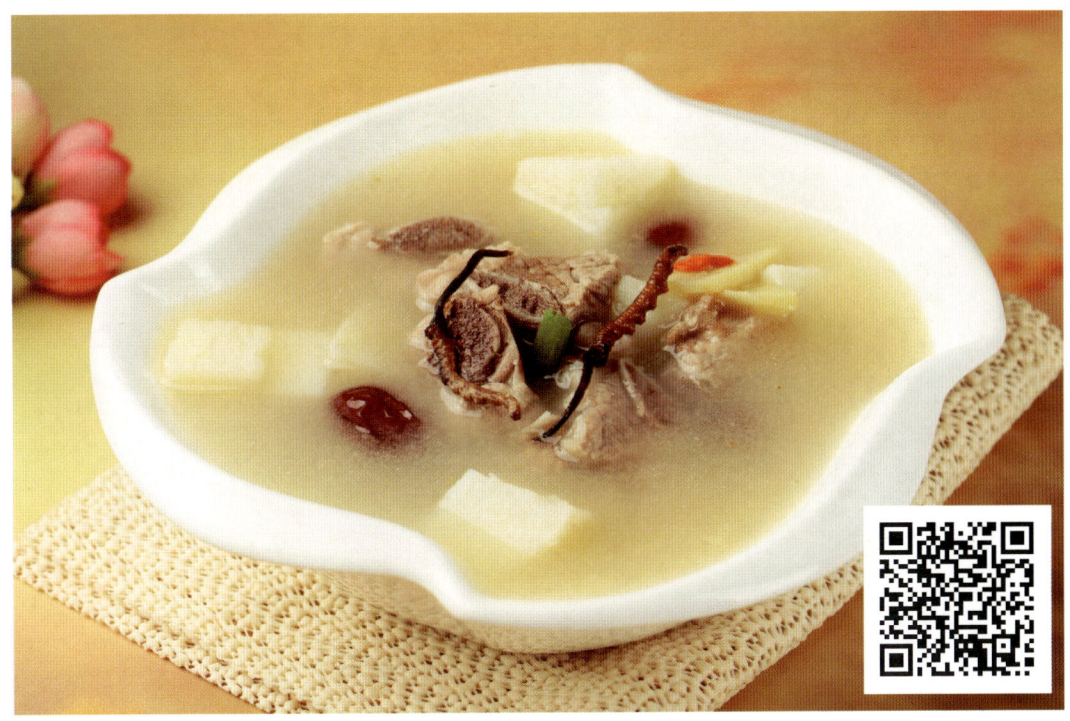

特效食谱 ❶ 虫草山药排骨汤

原料
排骨400克，虫草3根，红枣20克，枸杞8克，姜片15克，山药200克

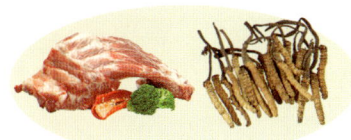

调料
盐2克，鸡粉2克，料酒16毫升

做法
① 洗净去皮的山药切块，再切条，改切成丁。
② 锅中注入适量清水烧开，倒入洗净的排骨，加入适量料酒，煮至沸，汆去血水，沥干备用。
③ 砂锅中注入适量清水烧开，放入洗净的红枣、枸杞、虫草，撒入姜片。
④ 加入汆过水的排骨，倒入山药丁，加盖煮至沸腾。
⑤ 再揭开盖，淋入少许料酒。
⑥ 盖上盖，用小火煮40分钟，至食材熟透。
⑦ 揭盖，放入少许盐、鸡粉，拌匀调味。
⑧ 关火后盛出煮好的汤料，装入汤碗中即可。

营养分析
虫草含有虫草酸、不饱和脂肪酸和多种氨基酸等营养成分，有益肝肾、填精髓、补虚损的功效；山药健脾益胃；排骨含丰富的钙。三者合用，可预防骨质增生。

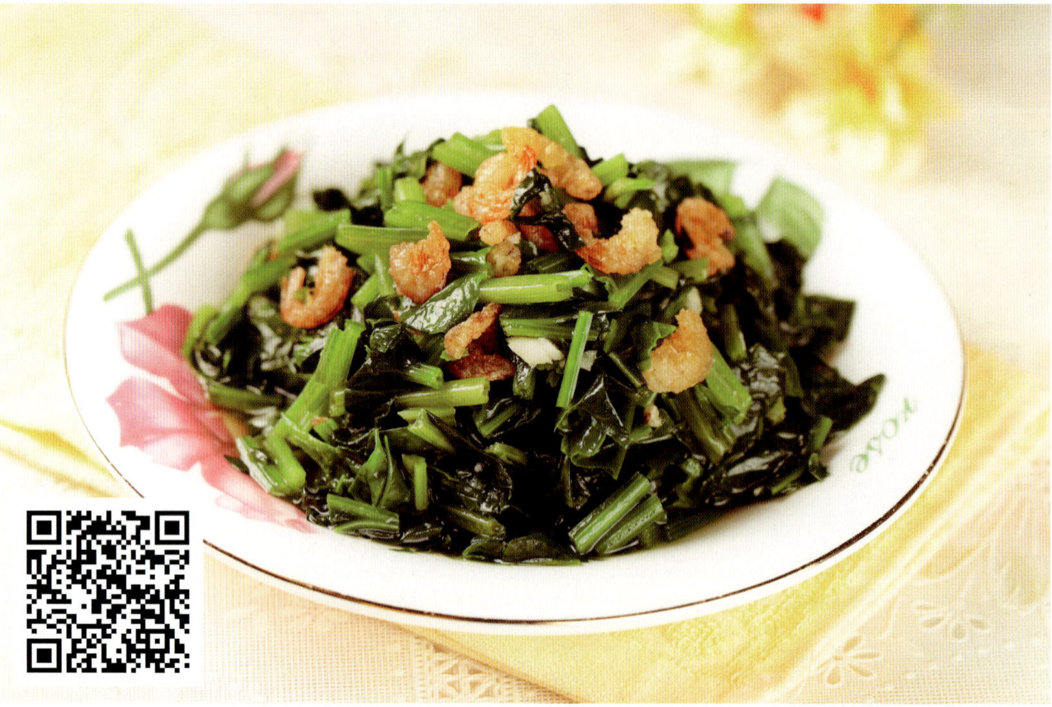

特效食谱❷ 虾米拌菠菜

原料
菠菜250克，虾米25克，红椒丝少许

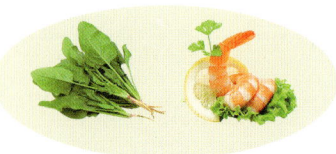

调料
盐3克，鸡粉2克，芝麻油3克，食用油适量

做法
① 将洗净的菠菜切去根部。切成约8厘米长的段。
② 热锅注油，烧至五成热，倒入虾米，炸至金黄色。
③ 锅底留油，倒入适量清水，用大火烧开。
④ 倒入菠菜，煮1分钟至熟。
⑤ 把煮好的菠菜捞出，装入碗中。
⑥ 加入适量盐、鸡粉。
⑦ 再淋入少许芝麻油。
⑧ 加入红椒丝、虾米。
⑨ 用筷子拌均匀。
⑩ 将拌好的材料夹出装盘即可。

营养分析
虾米含有丰富的钙，老年人常食虾皮，可预防自身因缺钙所致的骨质增生；菠菜可养血止血、敛阴润燥，二者合用对提高食欲和增强体质都很有好处。

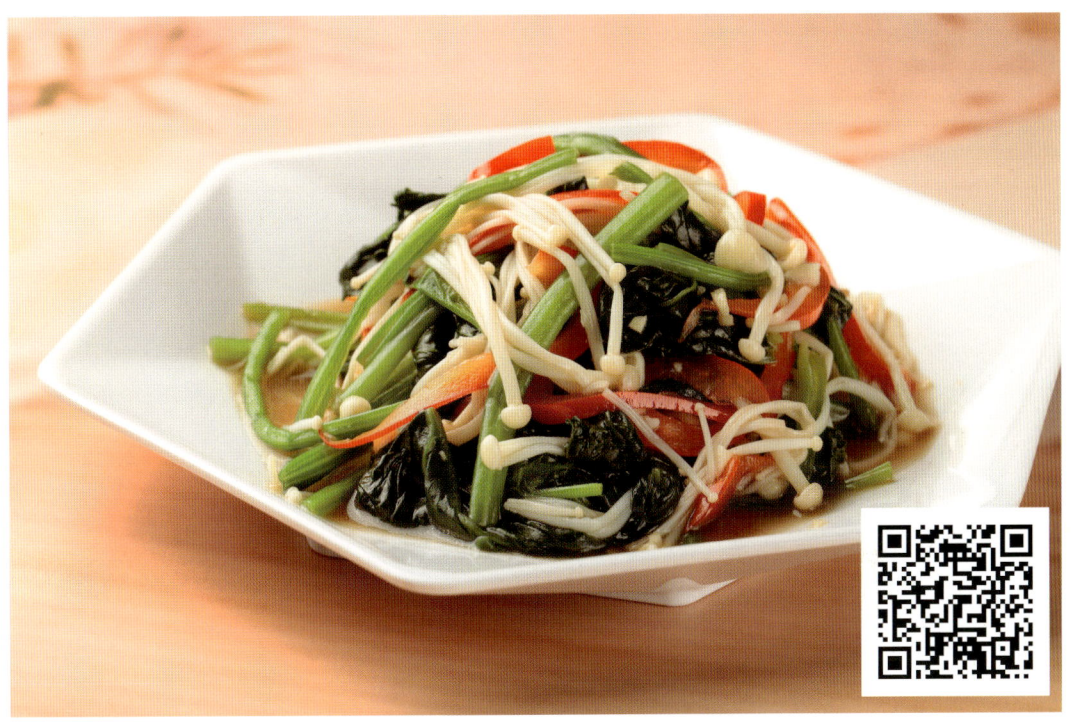

特效食谱 ❸ 菠菜拌金针菇

原料

菠菜200克，金针菇180克，彩椒50克，蒜末少许

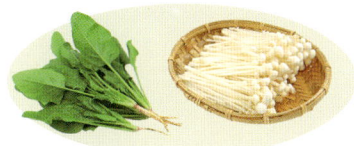

调料

盐3克，鸡粉少许，陈醋8毫升，芝麻油、食用油各适量

做法

① 金针菇洗净、切去根部；菠菜切去根部，再切成段。彩椒切成粗丝。
② 锅中注入适量清水烧开，加入少许食用油、盐。
③ 倒入切好的菠菜，略加搅拌，煮约1分钟。
④ 至食材熟软后捞出，沥干水分，待用。
⑤ 再倒入切好的金针菇，放入彩椒丝，搅拌匀，煮约半分钟至食材熟软后捞出，沥干水分，待用。
⑥ 取一个干净的碗，倒入焯煮过的菠菜，再放入煮好的金针菇和彩椒丝。
⑦ 取一个干净的碗，倒入菠菜，再放入金针菇和彩椒丝，撒上蒜末，加入少许盐、鸡粉，淋入适量陈醋。
⑧ 滴上少许芝麻油，搅拌至食材入味即成。

营养分析

金针菇含B族维生素、维生素C、碳水化合物等营养物质，有补肝脏、益肠胃的功效；菠菜能提供多种维生素、铁、钙等营养，有助于维持正常骨组织结构、延缓骨质增生的发展。

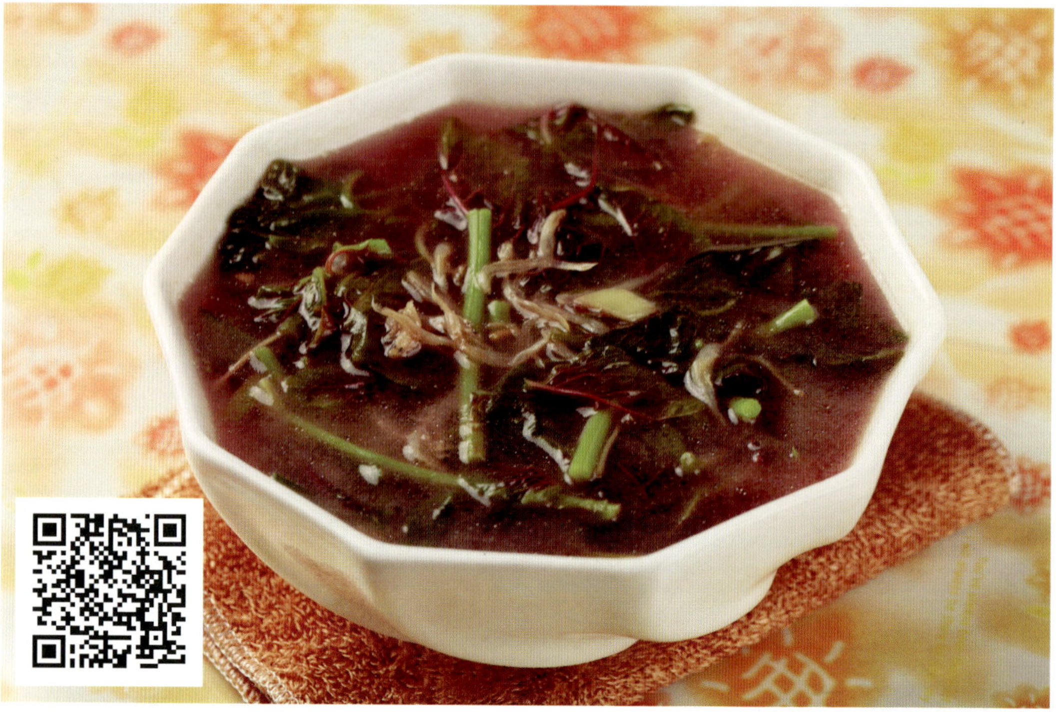

特效食谱 ❹ 苋菜银鱼汤

原料
苋菜150克，水发银鱼30克，姜片少许

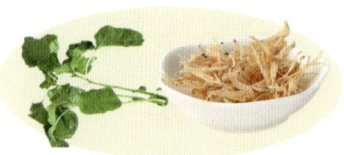

调料
盐少许，鸡粉2克，料酒、食用油各适量

做法
① 将洗净的苋菜切成段。
② 用油起锅，放入姜片，爆香。
③ 倒入泡好的银鱼，炒匀，淋入料酒，炒香。
④ 放入切好的苋菜，翻炒匀。
⑤ 倒入适量清水。
⑥ 盖上盖，用大火煮沸，煮约2分钟至熟。
⑦ 揭盖，加入适量盐、鸡粉。
⑧ 用锅勺搅匀调味。
⑨ 把煮好的汤料盛出，装入碗中即成。

营养分析
苋菜含有钙、铁、维生素K，具有促进凝血、增加血红蛋白含量、促进造血等功效；银鱼含有丰富的蛋白质和钙、磷，是维持骨骼健康的重要营养。

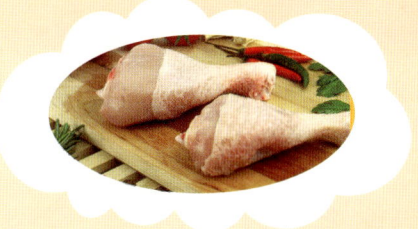
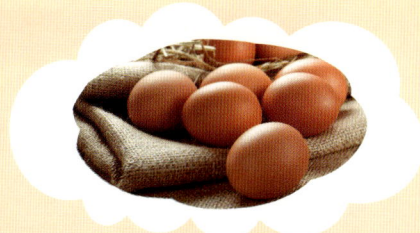
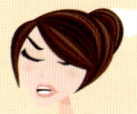

Part 5

泌尿与生殖系统内科常见病特效食谱

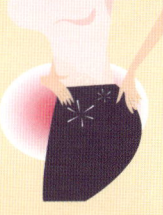

  泌尿系统包括肾脏、输尿管、膀胱和尿道等器官，其主要功能是将人体在代谢过程中产生的废物和毒素通过尿液排出体外，保持机体内环境的相对稳定，使新陈代谢正常地进行。常见的泌尿生殖系统疾病有前列腺炎、阳痿、早泄等；系统疾病主要介绍最让女性朋友头痛的痛经和月经不调。

  常用于泌尿系统疾病的食材药材：桑葚、莲子、银耳、韭菜、核桃、牛鞭、杜仲、猪腰……而常用于痛经和月经不调的食材药材有当归、生姜、羊肉、生蚝、牛肉、核桃、黑豆等。患者在日常饮食中，可通过食疗来改善自身症状。

前列腺炎

qian lie xian yan

病症简介

前列腺炎是指前列腺特异性和非特异性感染所致的急慢性炎症，从而引起全身或局部的某些症状。其症状多样，轻重也千差万别。常见的症状包括：排尿不适，后尿道、会阴、肛门处坠胀不适，下腰痛，性欲减退，射精痛，射精过早，甚至可合并神经衰弱症等。

健康诊所

引起前列腺炎的原因包括：前列腺结石或前列腺增生、淋菌性尿道炎等疾病，经常性酗酒，不注意时受凉，邻近器官炎性病变，支原体、衣原体、脲原体、滴虫等非细菌性感染。经常大量饮酒、吃刺激性食物者，长时间固定坐姿者很容易导致前列腺炎。

生活保健

前列腺炎患者应注重自我保健调理，建议多穿通风透气、散热好的内裤，春冬季节尤其注意防寒保暖，同时可在临睡前做自我按摩。具体方法如下：仰卧，左腿伸直，左手放在肚脐的神阙穴上，用中指、食指、无名指三指旋转，同时，右手同样的三指放在会阴穴部做旋转按摩，做一百次后换手，做同样的动作。

饮食宜忌

宜吃食物

✅ 前列腺炎患者宜选用具有增加锌含量功能的中药材和食材，如桑葚、枸杞、熟地黄、杜仲、人参、牡蛎、腰果、冬瓜皮、金针菇、苹果、鱼类、贝类、莴笋、西红柿等。

✅ 宜选用具有消炎杀菌功能的中药材和食材，如白茅根、冬瓜皮、南瓜子、洋葱、葱、蒜、花菜等。

✅ 宜食含脂肪酸多的食物，如南瓜子、花生等。

✅ 宜食新鲜水果、蔬菜、粗粮及大豆制品，如西瓜、马蹄、柚子、小麦、糙米、牛肉、鸡蛋等。

忌吃食物

❌ 忌食辣椒、生姜、狗肉、羊肉、榴莲等辛辣刺激性食物及烟、酒。

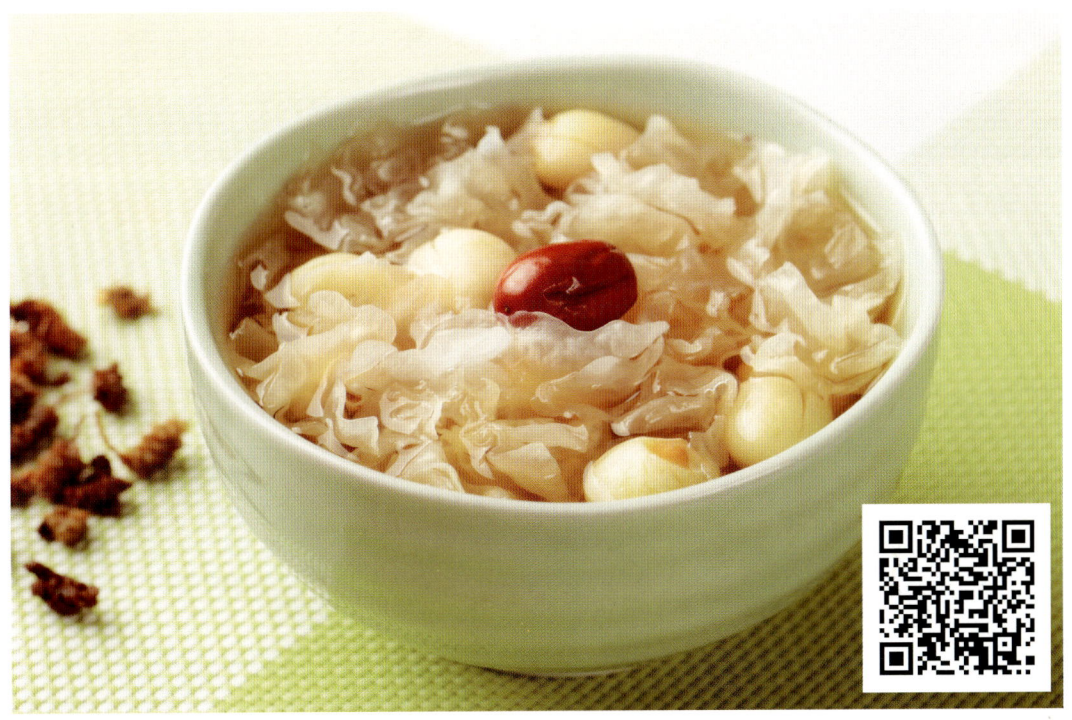

特效食谱 ❶ 桑葚莲子银耳汤

原料

桑葚干5克，水发莲子70克，水发银耳120克，冰糖30克

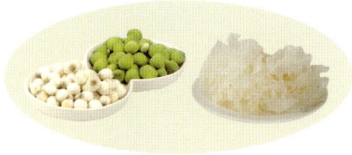

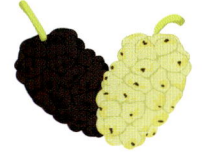

做法

① 洗好的银耳切成小块，备用。
② 砂锅中注入适量清水烧开，倒入桑葚干。
③ 盖上盖，用小火煮15分钟，至其析出营养物质。
④ 揭开盖，捞出桑葚。
⑤ 倒入洗净的莲子，加入切好的银耳。
⑥ 盖上盖，用小火再煮20分钟，至食材熟透。
⑦ 揭盖，倒入冰糖，搅拌匀。
⑧ 用小火煮至冰糖溶化。
⑨ 关火后将煮好的汤料盛出，装入碗中即可。

营养分析

莲子、银耳、桑葚与冰糖搭配，能清热润燥，既能调理肺燥咳嗽、心烦失眠、中暑等症，也能帮助前列腺炎患者清热、解毒、消炎。

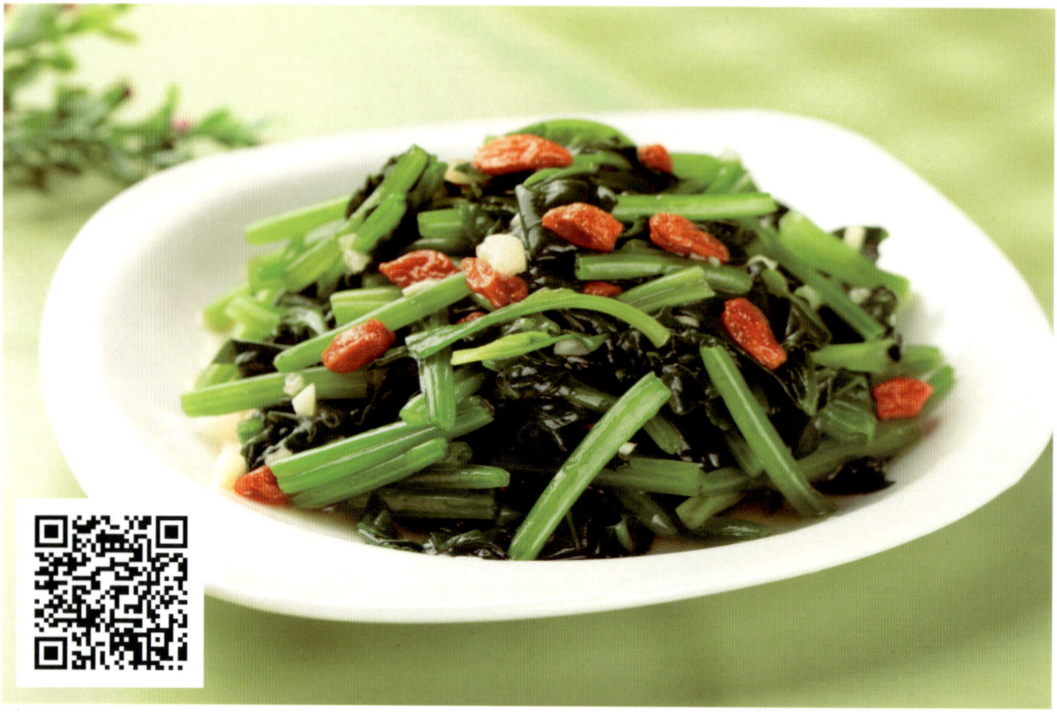

特效食谱 ❷ 枸杞拌菠菜

原料
菠菜230克，枸杞20克，蒜末少许

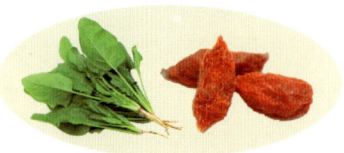

调料
盐2克，鸡粉2克，蚝油10克，芝麻油3毫升，食用油适量

做法
① 择洗干净的菠菜切去根部，再切成段，备用。
② 锅中注入适量清水烧开，淋入少许食用油，倒入洗好的枸杞，焯煮片刻。
③ 捞出焯煮好的枸杞，沥干水分，待用。
④ 把切好的菠菜倒入沸水锅中，搅拌匀，煮1分钟，至食材断生。
⑤ 捞出煮好的菠菜，沥干水分，备用。
⑥ 把焯好的菠菜倒入碗中，放入蒜末、枸杞。
⑦ 加入适量盐、鸡粉、蚝油、芝麻油。
⑧ 用筷子搅拌至食材入味。
⑨ 盛出拌好的食材，装入盘中即可。

营养分析
枸杞搭配菠菜，能提供人体所需的胡萝卜素、维生素B₁、维生素B₂、维生素C、钙、铁等多种营养成分，具有抗疲劳、降血糖、降血压的功效，也适于前列腺患者食用。

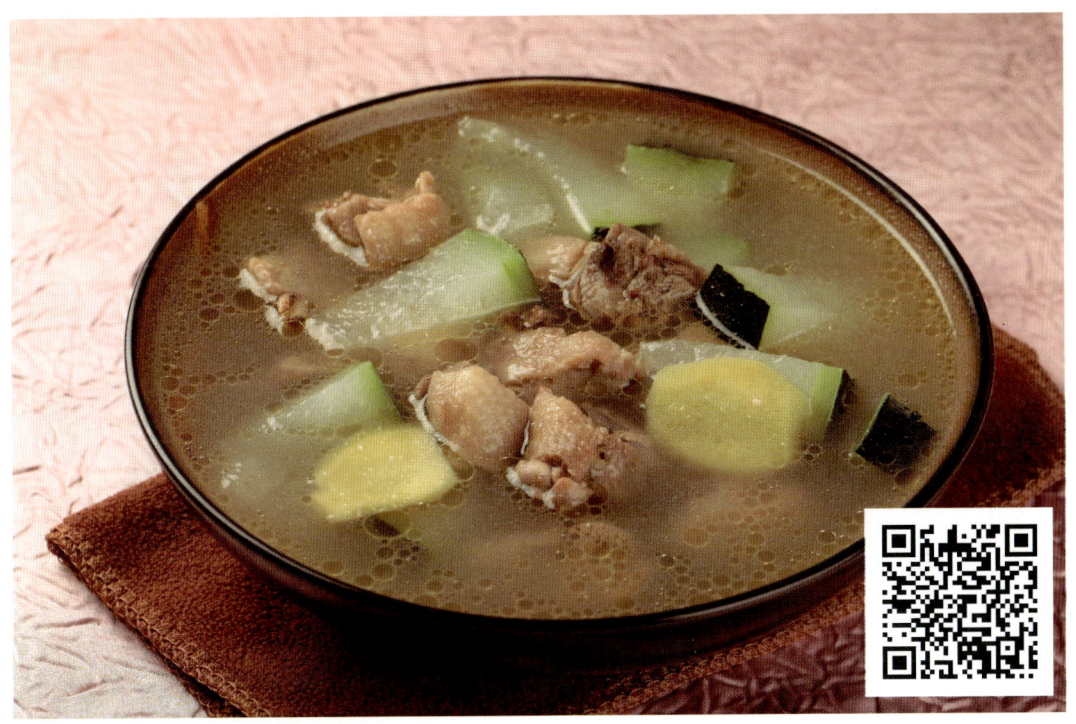

特效食谱 ❸ 冬瓜薏米煲水鸭

原料
鸭肉400克，冬瓜200克，水发薏米50克，姜片少许

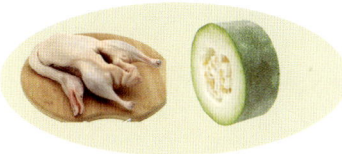

调料
盐2克，鸡粉2克，料酒8毫升，胡椒粉少许

做法
① 洗净的冬瓜切成小块。鸭肉斩成小块。
② 锅中注水烧开，加入适量料酒，放入鸭块余去血水，捞出待用。
③ 砂锅中注入适量清水，用大火烧开。
④ 放入少许姜片，倒入洗好的薏米。
⑤ 放入鸭肉，加适量料酒，搅匀。
⑥ 盖上盖，烧开后用小火炖20分钟，至薏米熟软。
⑦ 揭盖，放入冬瓜，搅匀。
⑧ 盖上盖，用小火炖15分钟，至食材熟烂。
⑨ 揭盖，放入适量盐、鸡粉、胡椒粉，搅匀调味。
⑩ 将煮好的粥盛出，装入碗中即可。

营养分析
鸭肉与冬瓜、薏米搭配，具有养心润肺、补肾、清热利水、开胃消食、消水肿等功效，对前列腺炎患者有食疗功效。

yang wei

阳痿

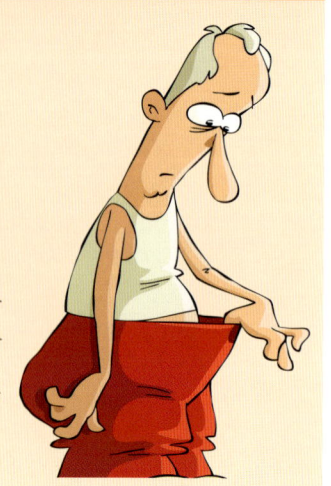

病症简介

阳痿是指男性阴茎勃起功能障碍，表现为男性在有性欲的情况下，阴茎不能勃起或能勃起但不坚硬，不能进行性交活动。阳痿的发病原因包括：精神方面的因素；手淫成习或性交次数过多；阴茎勃起中枢发生异常等。

健康诊所

主要症状表现为阴茎不能完全勃起或勃起不坚，不能顺利完成正常的性生活，阳痿虽然频繁发生，但于清晨或自慰时阴茎可以勃起并可维持一段时间。部分患者常有神疲乏力、腰膝酸软、自汗盗汗、性欲低下、畏寒肢冷等身体虚弱等伴随症状。

生活保健

预防阳痿，要从其病因出发。如与恣情纵欲有关，应清心寡欲，戒除手淫，减少房事次数；如与全身衰弱、营养不良或身心过劳等因素有关，应适当地补充相关营养成分，进补，并且注意劳逸结合，节制性欲。同时，要树立起战胜疾病的信心，对性知识有充分的了解，消除心理因素。进行体育锻炼以增强体质。注意休息，避免过度疲劳等。

饮食宜忌

宜吃食物

✅ 阳痿患者宜选择具有提高性欲功能的中药材和食材，如淫羊藿、牛鞭、羊鞭、肉苁蓉、肉桂、人参、韭菜、泥鳅、鸡蛋、海藻、洋葱等。

✅ 宜选用具有促进性功能的中药材和食材，如鹿茸、冬虫夏草、杜仲、枸杞、羊腰、猪腰、菟丝子等。

✅ 多补充优质蛋白质。富含优质蛋白的食物有：鸡肉、牛肉、鸭肉、鱼类、蛋类等。

✅ 补充一些维生素和微量元素，多吃鲜枣、山楂、青椒、西红柿等。

忌吃食物

❌ 慎食降低性能力的饮品，如咖啡、碳酸饮料、浓茶、酒等。

❌ 慎食肥腻、过甜、过咸的食物，如动物内脏、肥肉、奶油等。

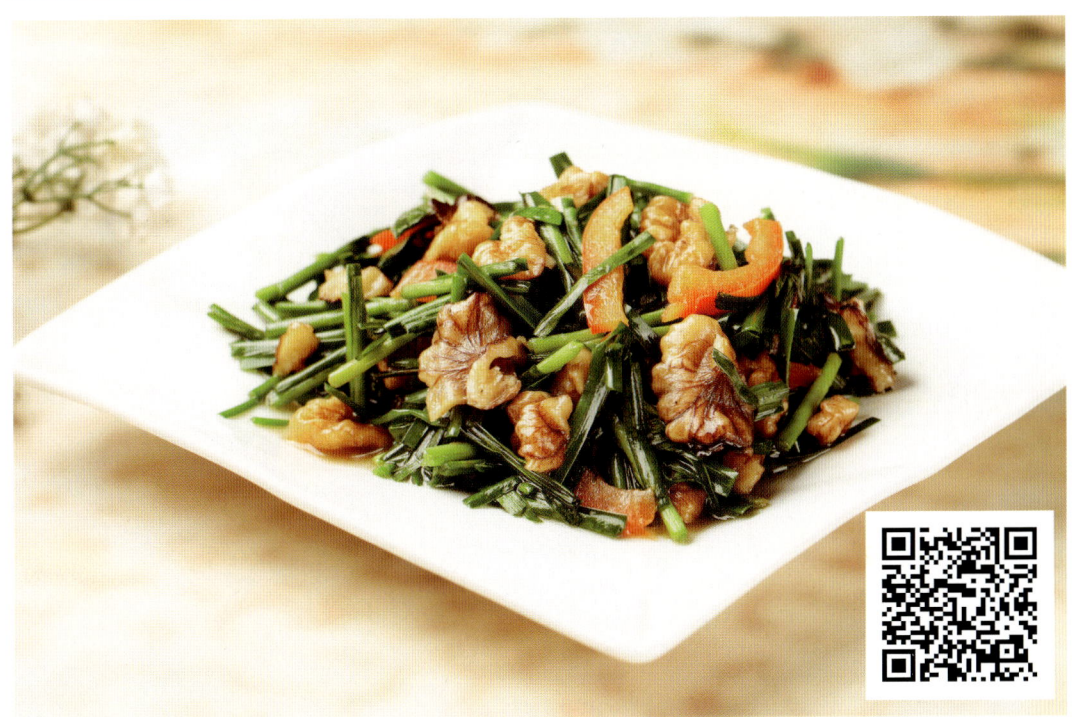

特效食谱❶ 韭菜炒核桃仁

原料

韭菜200克，核桃仁40克，彩椒30克

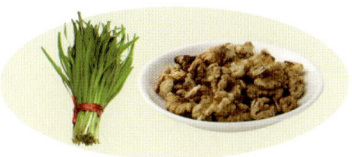

调料

盐3克，鸡粉2克，食用油适量

做法

①韭菜切段，彩椒切粗丝。
②锅中注入适量清水烧开，加入少许盐。倒入核桃仁煮约半分钟，沥干待用。
③用油起锅，烧至三成热。
④倒入煮好的核桃仁，略炸片刻。
⑤至水分全干，捞出，沥干油，待用。
⑥锅底留油烧热，倒入彩椒丝，用大火爆香。
⑦放入切好的韭菜，翻炒几下，至其断生。
⑧加入少许盐、鸡粉，炒匀调味。
⑨再放入炸好的核桃仁。快速翻炒一会儿，至食材入味，装入盘中即成。

营养分析

核桃仁含有蛋白质、膳食纤维、钙、铁等营养物质，有润肺强肾、强健筋骨的作用；韭菜能补益肾阳、温经散寒，与核桃仁搭配，能改善腰膝酸冷、疲乏等症状，辅助调理阳痿。

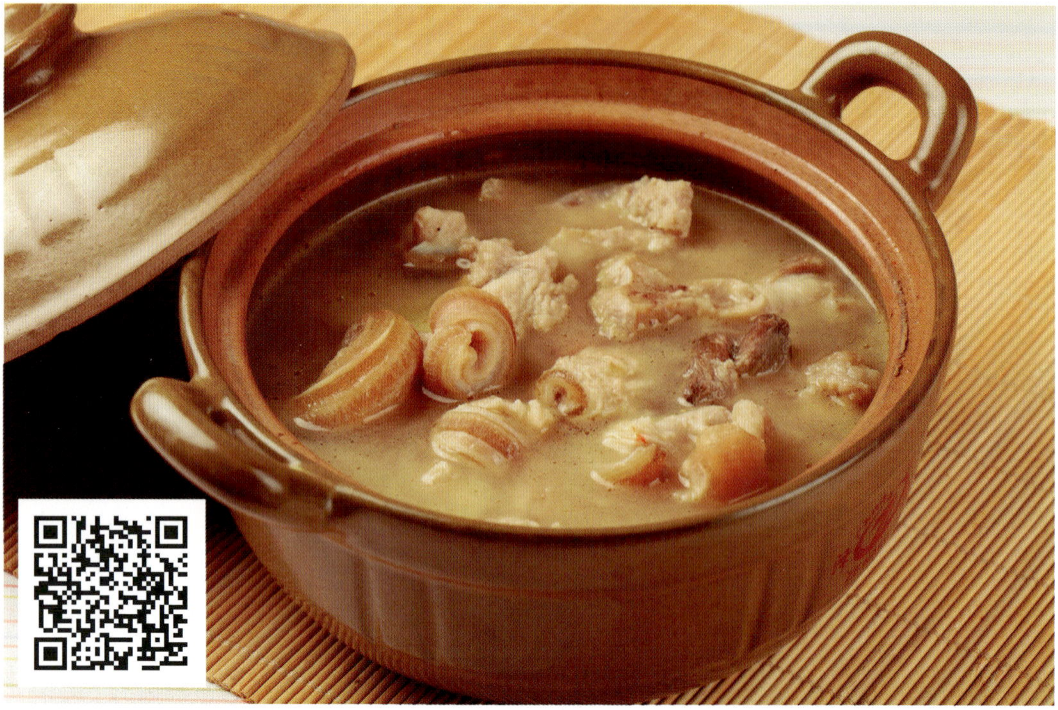

特效食谱 ② 清炖枸杞牛鞭汤

原料
牛鞭300克，姜片20克，枸杞10克

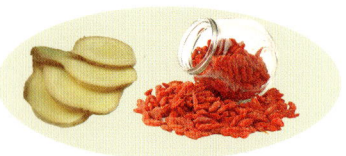

调料
盐、鸡粉各2克，料酒5毫升，白醋、食用油各适量

做法
① 锅中注入适量清水烧热，放入洗净的牛鞭，用大火煮约2分钟至其断生。
② 取下盖子，捞出煮好的牛鞭，加入盐和白醋清洗一会儿，捞出切成小段待用。
③ 用油起锅，放入姜片，用大火爆香。
④ 倒入切好的牛鞭，翻炒片刻，淋入料酒，炒匀。
⑤ 注入适量清水，撒上洗净的枸杞。
⑥ 盖上锅盖，用大火煮至汤汁沸腾。
⑦ 关火后取下锅盖，盛出锅中的食材，放在砂锅中。
⑧ 砂锅置于旺火上，盖上盖子，用小火煲煮约2小时，至食材熟透，加入盐、鸡粉，搅拌匀，再煮片刻至入味即成。

营养分析
牛鞭含有雄激素、蛋白质、脂肪等成分，具有壮阳补肾的功效；枸杞可补肝益肾。二者合用，有增强体质、改善男性性功能的作用，对调治阳痿有一定的帮助。

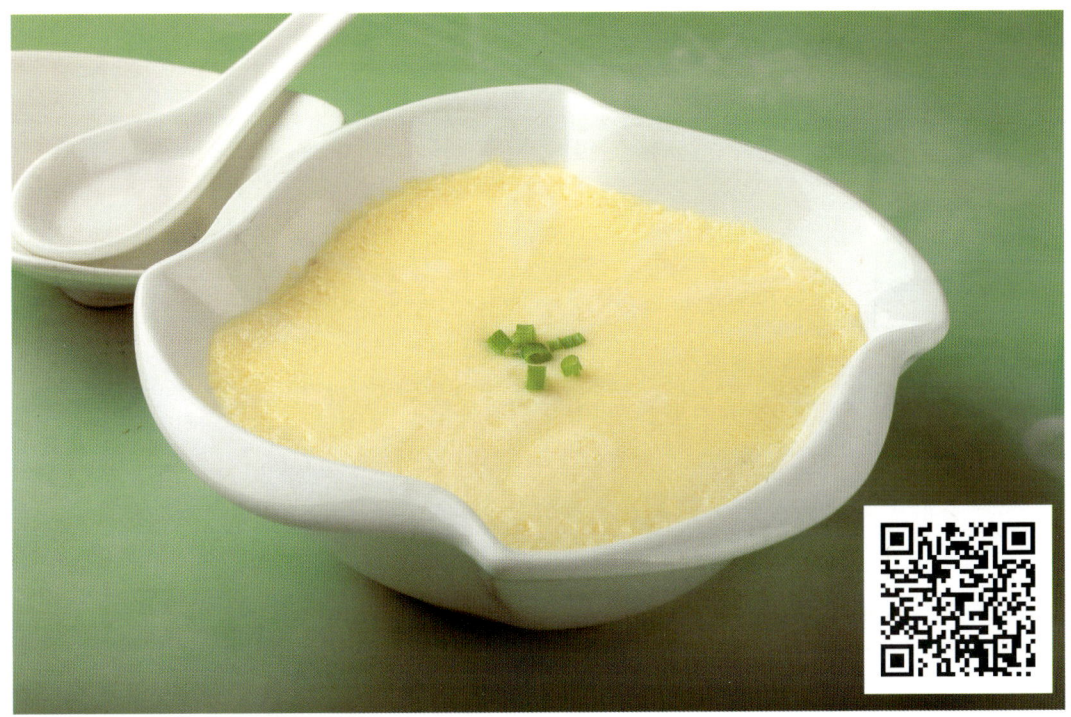

特效食谱 ❸ 鹿茸蒸蛋

原料
鸡蛋100克，鹿茸2克

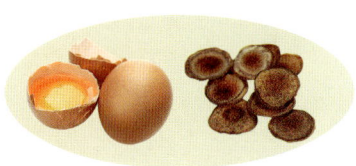

调料
盐、鸡粉各少许

做法
① 将洗净的鹿茸切成细末，备用。
② 取鸡蛋，打入碗中。
③ 加入少许盐、鸡粉，打散调匀。
④ 撒上切好的鹿茸。
⑤ 注入适量温水，搅匀，制成蛋液。
⑥ 取一个干净的蒸碗，倒入蛋液，静置片刻，待用。
⑦ 蒸锅上火烧开，放入蒸碗。
⑧ 盖上盖，用中火蒸约10分钟，至食材熟透。
⑨ 揭盖，取出蒸好的菜肴。
⑩ 待稍微冷却后即可食用。

营养分析
鸡蛋含有蛋白质、脂肪、卵黄素、卵磷脂、维生素和铁、钙、钾等营养物质，可补肺养血、保肝护肾；鹿茸善于补肾壮阳、生精益血。二者搭配对体虚所致的阳痿有较好的食疗作用。

早泄

© zao xie

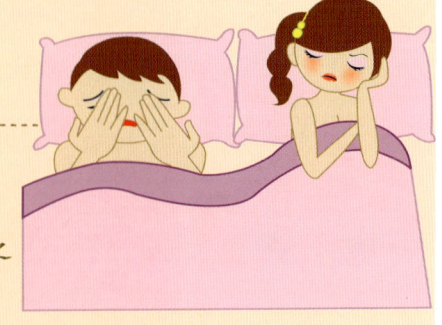

病症简介

早泄是指男子在阴茎勃起之后，未进入阴道之前或正当纳入以及刚刚进入而尚未抽动时便已射精，阴茎也随之疲软并进入不应期。性交时未接触或刚接触到女方外阴，抑或插入阴道时间短暂，尚未达到性高潮便射精，随后阴茎疲软，双方达不到性满足即泄精而痿软。

健康诊所

早泄多半是由于大脑皮层抑制过程的减弱、高级性中枢兴奋性过高、对脊髓初级射精中枢的抑制过程减弱以及骶髓射精中枢兴奋性过高所引起。

生活保健

早泄患者平时要注意多运动锻炼，多做慢跑、游泳、仰卧起坐、俯卧撑等有氧运动；注意控制体重，少食烟酒；适当的手淫对身体有所益处，但是要控制好频率；在性生活中应放松心情，调整好自己的情绪，消除紧张、自卑与恐惧的心理。

饮食宜忌

宜吃食物

✅ 早泄患者宜选用有助于增强肾功能、壮阳益的中药材和食材，如枸杞、巴戟天、淫羊藿、菟丝子、杜仲、韭菜、龙骨、牡蛎、海龙、海马、狗肉、羊肉、羊肾、狗肾、猪腰、羊腰、鹿肉、鹿鞭、牛鞭等。

✅ 宜选用具有抑制精液过早排出的中药材和食材，如桑螵蛸等。

✅ 宜食用蔬菜和水果，特别是维生素B_1能维持神经系统兴奋与抑制的平衡，如枣、青枣、葡萄、蜂蜜、芝麻、核桃、山药等。

忌吃食物

❌ 慎食辛辣、助火兴阳、伤阴的食物，如辣椒、胡椒、花椒、肉桂、葱、姜、蒜、茴香等。

❌ 慎食生冷性寒、损伤阳气的食物，如冷饮、田螺、蟹、柿子、绿豆、红薯、白萝卜、苦瓜、竹笋、薄荷、香蕉、西瓜、柚子、莴笋等。

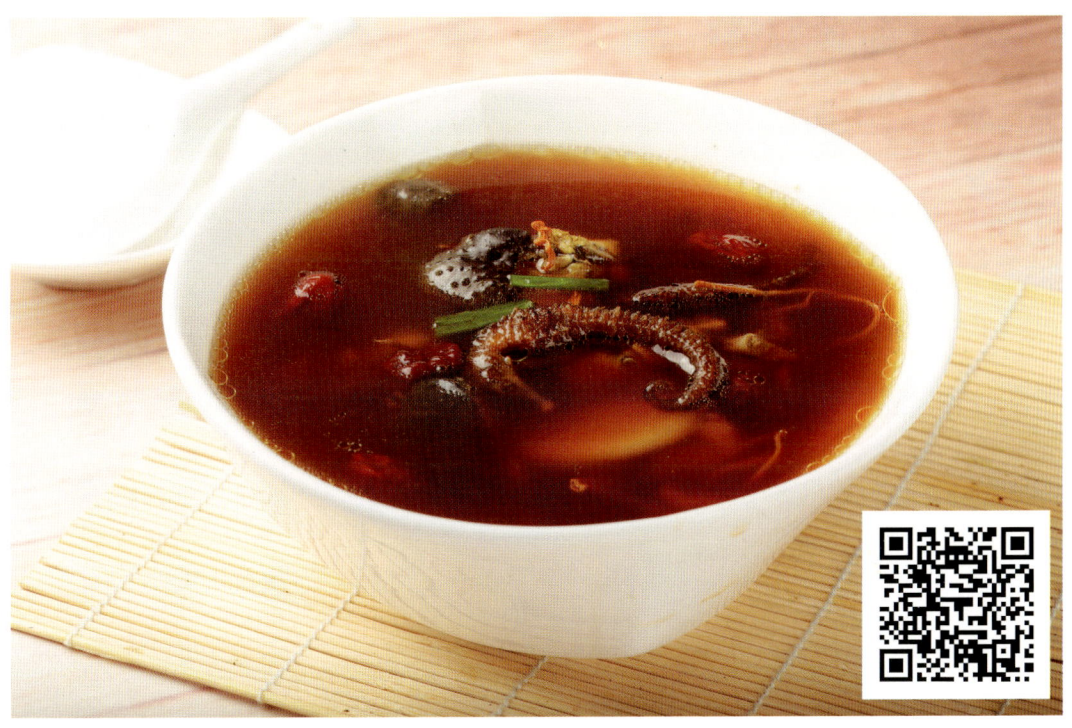

特效食谱 ① 乌鸡海马虫草花汤

原料
乌鸡块400克，虫草花50克，红枣、姜片各20克，海马8克

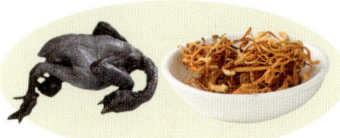

调料
盐、鸡粉各2克，料酒4毫升

做法
① 炒锅置火上烧热，倒入洗净的海马，用中火快炒。
② 至其呈焦黄色，关火后盛出，装入盘中，待用。
③ 锅中注入适量清水烧开，倒入洗净的乌鸡块，搅拌匀。
④ 煮约半分钟，汆去血渍，再捞出煮好的乌鸡肉，沥干水分，待用。
⑤ 砂锅中注入适量清水烧开，倒入汆过水的乌鸡肉。
⑥ 放入洗净的虫草花，撒上洗净的红枣、姜片。
⑦ 再倒入炒过的海马，淋入少许料酒，拌匀提味。
⑧ 盖上盖，煮沸后用小火煮约60分钟，至食材熟透。
⑨ 揭盖，加入少许鸡粉、盐，拌匀调味，用中火续煮片刻，至汤汁入味即成。

营养分析
乌鸡含有蛋白质、黑色素、B族维生素、维生素E、磷、铁、钾等营养成分，对神疲乏力、虚寒所致的男性早泄、阳痿、遗精和女性痛经等症状有较好的食疗作用。

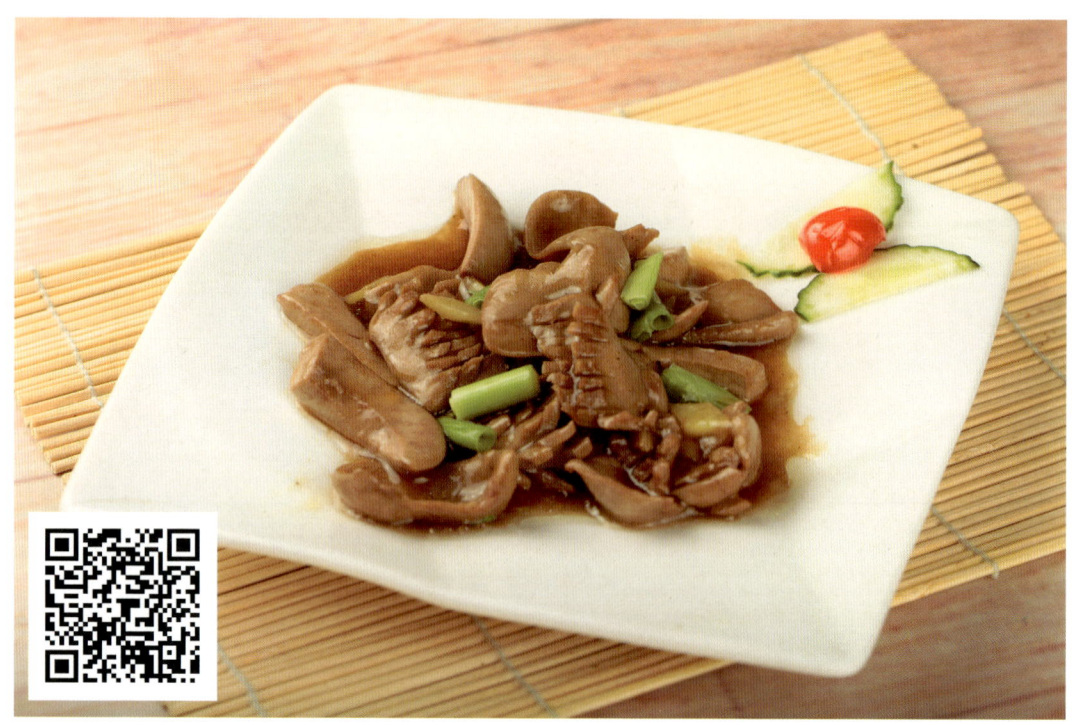

特效食谱❷ 杜仲猪腰

原料

杜仲10克，猪腰花片200克，姜片、葱段各少许

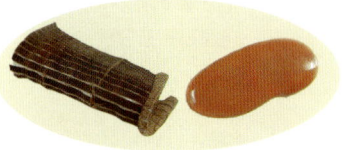

调料

料酒16毫升，盐2克，鸡粉2克，生抽4毫升，水淀粉4毫升，食用油适量

做法

①砂锅中注入适量清水，加入洗净的杜仲，加盖煮至沸，滤出药汁待用。
②锅中注入适量清水烧开，倒入处理好的猪腰，淋入料酒，汆去血水。
③把汆煮好的猪腰捞出，沥干水分，待用。
④用油起锅，放入姜片，爆香。
⑤倒入汆过水的猪腰，略炒片刻。
⑥淋入料酒，炒匀提味。
⑦倒入煮好的药汁，混合均匀。
⑧放入适量盐、鸡粉，淋入少许生抽，炒匀调味。
⑨加入适量水淀粉勾芡，炒匀盛出撒上葱段即可。

营养分析

杜仲含有果胶、维生素、亚油酸、黄酮类化合物等成分，对垂体肾上腺皮质功能有一定的调节作用，有助于改善肾脏功能。

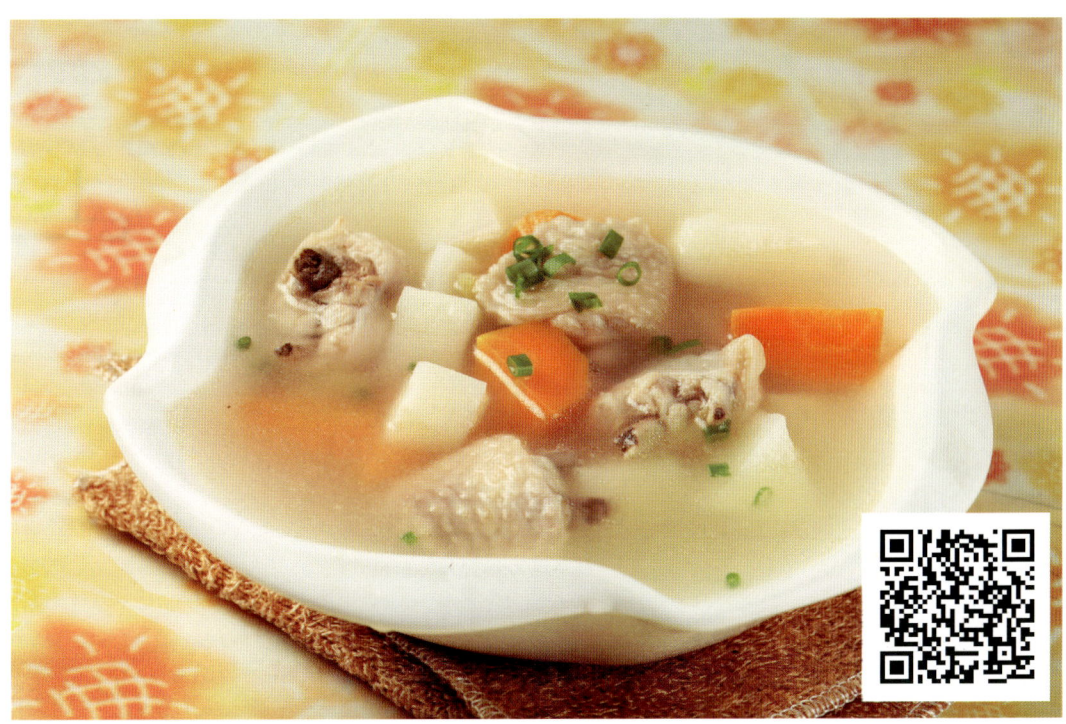

特效食谱 ❸ 山药胡萝卜鸡翅汤

原料

山药180克，鸡中翅150克，胡萝卜100克，姜片、葱花各少许

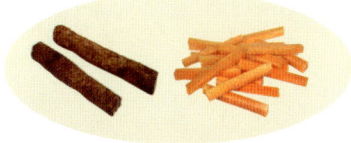

调料

盐2克，鸡粉2克，胡椒粉少许，料酒适量

做法

① 洗净去皮的山药切丁；洗好去皮的胡萝卜切小块；洗净的鸡中翅斩成小块。
② 锅中注入适量清水，用大火烧开，倒入鸡中翅搅匀；淋入少许料酒煮至沸腾，撇去浮沫；捞出鸡中翅待用。
③ 砂锅中注入适量清水烧开，倒入鸡中翅。
④ 再放入切好的胡萝卜。
⑤ 倒入切好的山药，放入姜片，搅匀。
⑥ 淋入适量料酒，盖上盖，转小火煮30分钟，至食材熟透。
⑦ 揭开盖，轻轻搅匀，放入盐、鸡粉、胡椒粉。
⑧ 撇去锅中浮沫，搅拌匀。
⑨ 把煮好的汤盛出，装入碗中，放入葱花即可。

营养分析

山药富含多种维生素、氨基酸和矿物质，可以改善人体脂质代谢异常，有强健机体、滋肾益精的作用。大凡肾亏遗精、妇女白带多、小便频数等症，都能食用。

痛经
© tong jing

病症简介

痛经是指妇女经期或行经前后，周期性发生下腹部胀痛、冷痛、灼痛、刺痛、隐痛、坠痛、绞痛、痉挛性疼痛、撕裂性疼痛，疼痛延至骶腰背部，甚至涉及大腿及足部，严重者可伴恶心呕吐、冷汗淋漓、手足厥冷，甚至昏厥，给工作及生活带来影响。

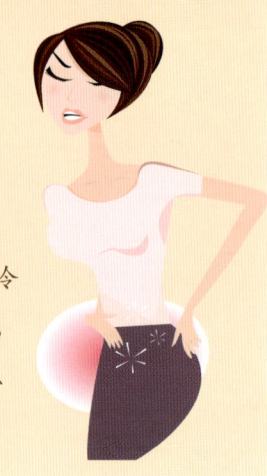

健康诊所

目前临床常将痛经分为原发性和继发性两种，原发性痛经多指生殖器官无明显病变者，故又称功能性痛经，多见于青春期、未婚及已婚未育者。此种痛经在正常分娩后疼痛多可缓解或消失。继发性痛经多因生殖器官有器质性病变所致。

生活保健

仰卧在床上，先将两手搓热，然后两手放在腹部偏下位置，先从上到下按摩60～100次，再由左至右按摩60～100次，最后转圈按摩60次即可缓解，如果腹部皮肤红润就最好了，每日早晚各一次，可以有效改善痛经症状。有痛经病史的妇女在树阴下、凉台上、过道里乘凉的时间不宜太长；吹电风扇的时间也不宜过长；空调房间的温度不要调得过低；沐浴后要把身上的水擦干。

饮食宜忌

宜吃食物

✓ 痛经伴小腹冰凉者宜选用具有温经、活血、止痛功能的中药材和食材，如艾叶、当归、川芎、红花、桃仁、玫瑰花、龙眼、干荔枝、肉桂、生姜等。

✓ 宜食用具有松弛子宫肌肉作用的中药材和食材，如益母草、韭菜、香油、花生油、香蕉、瓜子、杏仁、薏米、核桃等。

忌吃食物

✗ 慎食性味寒凉的食物，如螃蟹、田螺、蚌肉、黄瓜、莴笋、西瓜，忌冷饮等。

✗ 辛辣温热之品有辣椒、胡椒、大蒜、葱、姜、韭菜、烟、烈性酒及辛辣调味品等，痛经病人应该尽量少吃或不吃。

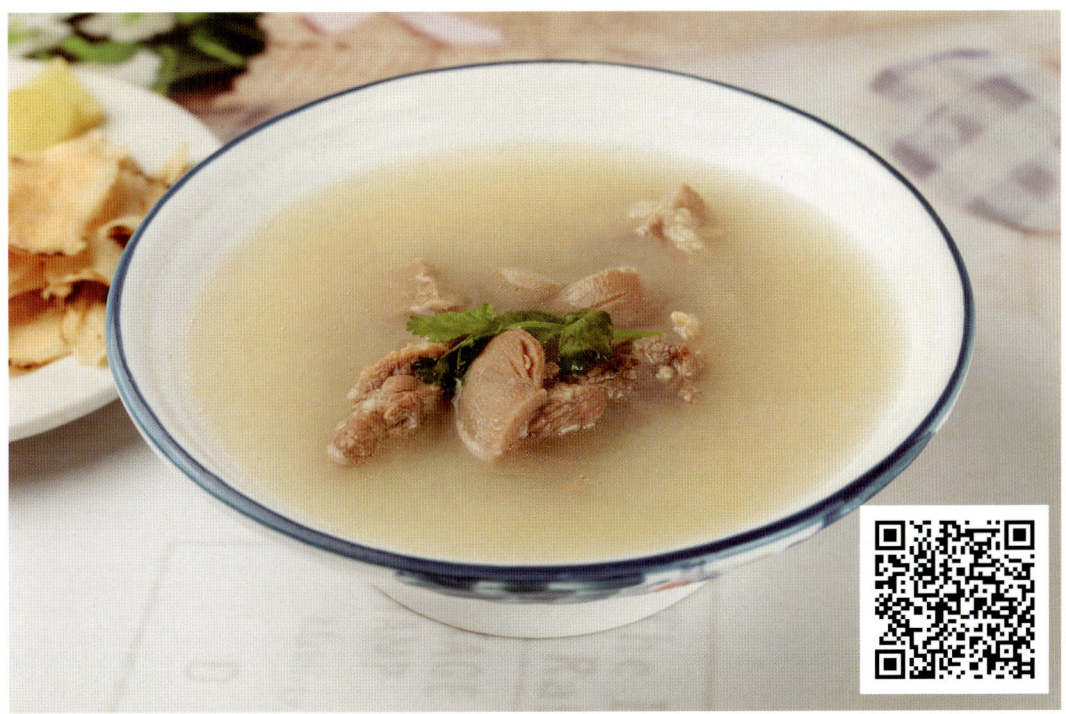

特效食谱 ❶ 当归生姜羊肉汤

原料
羊肉400克，当归10克，姜片40克，香菜段少许

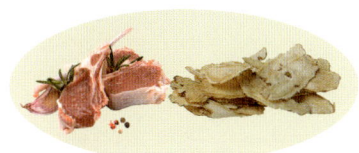

调料
料酒8毫升，盐2克，鸡粉2克

做法
① 锅中注入适量清水烧开，倒入羊肉，搅拌匀。
② 加入料酒，煮沸，氽去血水。
③ 把羊肉捞出，沥干水分，待用。
④ 砂锅注入适量清水烧开，倒入当归和姜片。
⑤ 放入羊肉，淋入料酒，搅拌匀。
⑥ 盖上盖，小火炖2小时至羊肉软烂。
⑦ 揭开盖子，放盐、鸡粉，拌匀调味。
⑧ 夹去当归和姜片。
⑨ 关火，盛出煮好的汤料装入盘中即可。

营养分析
羊肉有很好的温补效果，体质虚弱、容易疲劳、常感乏力的人可以服用黄芪来补气。与补血的当归搭配，能改善女性体虚畏寒、疲劳、月经不调、宫寒痛经等症。

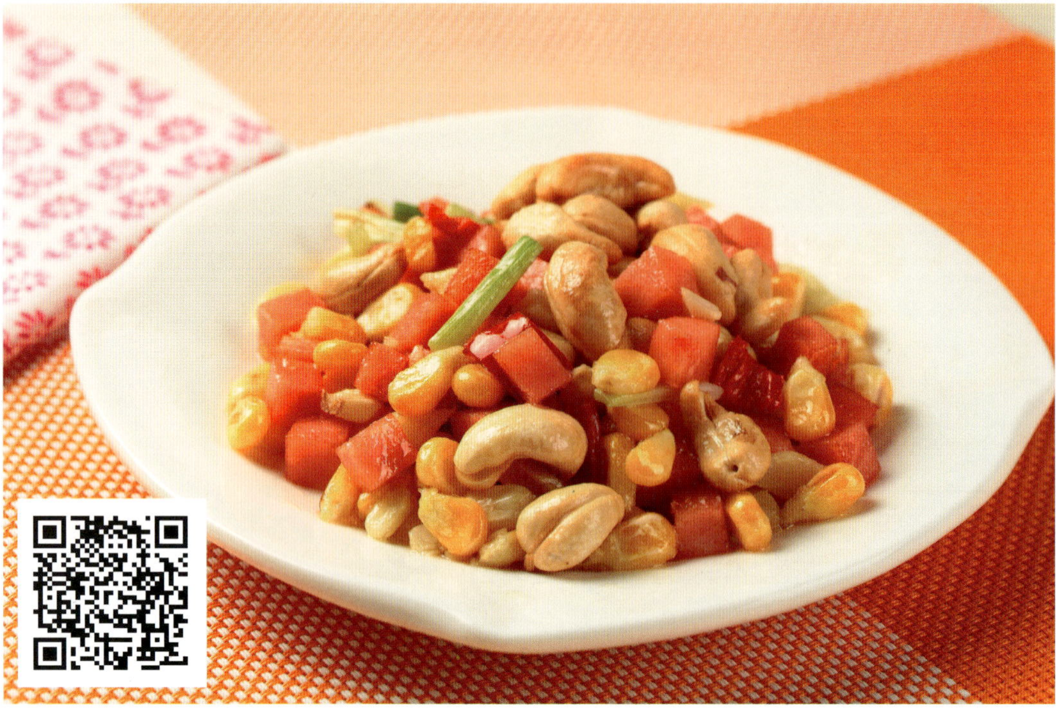

特效食谱 ❷ 玉米腰果火腿丁

原料

鲜玉米粒120克，火腿80克，红椒20克，腰果15克，姜片、蒜末、葱段各少许

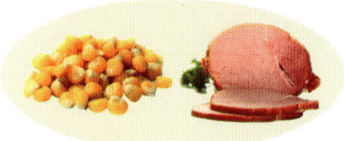

调料

盐、鸡粉各2克，料酒3毫升，水淀粉、食用油各适量

做法

① 火腿切成丁，红椒切成丁。
② 锅中注入适量清水烧开，放入少许盐，倒入玉米粒煮约半分钟，捞出沥干。
③ 热锅注油，烧至三成热。放入腰果，轻轻搅拌几下，炸至食材香脆，捞出炸好的腰果，沥干油待用。
④ 再放入火腿丁，搅散，炸约半分钟，沥干油待用。
⑤ 用油起锅，放入姜片、蒜末、葱段、红椒块，用大火爆香；倒入玉米粒、火腿丁，淋入少许料酒，快速炒匀。
⑥ 加入盐、鸡粉，倒入适量水淀粉。翻炒至食材入味。
⑦ 关火后盛出炒好的菜肴，放在盘中，撒上炸熟的腰果即可食用。

营养分析

玉米和腰果中含有丰富的维生素、不饱和脂肪酸和多种生物活性成分，常吃可改善血液循环、改善体质，帮助缓解痛经和月经不调等症。

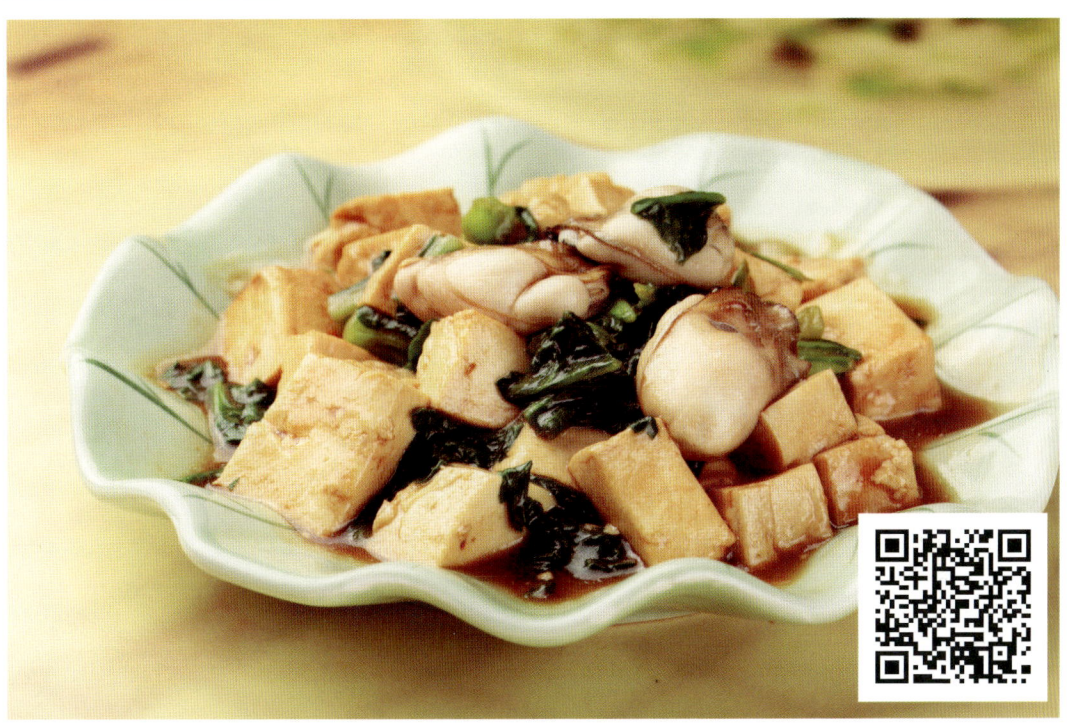

特效食谱 ❸ 生蚝茼蒿炖豆腐

原料

豆腐200克，茼蒿100克，生蚝肉90克，姜片、葱段各少许

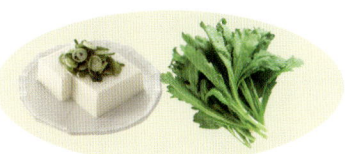

调料

盐3克，鸡粉2克，老抽2毫升，料酒4毫升，生抽5毫升，水淀粉、食用油各适量

做法

① 茼蒿洗净切段，豆腐切成小方块。
② 锅中注入适量清水烧开，加入少许盐。放入豆腐块，煮约半分钟。沥干待用。
③ 沸水锅中再倒入洗净的生蚝肉，搅匀，煮约1分钟，沥干待用。
④ 用油起锅，放入姜片、葱段，爆香。
⑤ 倒入氽过水的生蚝肉，淋入少许料酒，炒香、炒透。
⑥ 放入茼蒿，翻炒几下，再倒入焯过水的豆腐块。
⑦ 加入少许盐、老抽、生抽、鸡粉。
⑧ 轻轻翻动，转中火炖煮约2分钟，至食材入味，用大火收汁，倒入适量水淀粉，翻炒至汤汁收浓、食材熟透即可。

营养分析

豆腐蛋白属完全蛋白，含有人体必需的8种氨基酸，而且比例也接近人体需要；生蚝有滋阴潜阳、补益肝肾的作用。二者合用，适宜月经不调、痛经的女性食用。

© yue jing bu tiao

月经不调

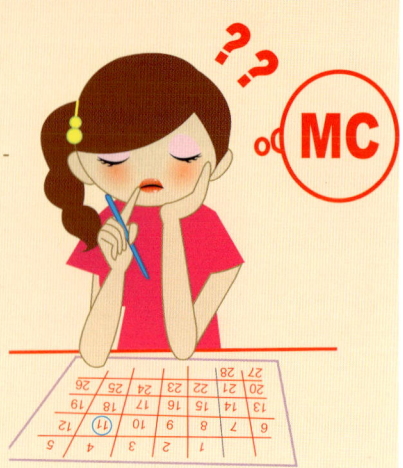

病症简介

月经不调,也称月经失调,多发于贫血、体质虚弱的女性,表现为月经周期或出血量的异常,或是月经前、经期时的腹痛及全身症状。

健康诊所

引发月经不调的因素常为情绪异常,长期的精神压抑、生闷气或遭受重大精神刺激和心理创伤。经期受寒冷刺激,会使盆腔内的血管过分收缩,也可致月经失调。另外,节食过度,机体能量摄入不足,嗜烟酒也是引发月经不调的重要因素。

月经不调具体临床表现为:不规则子宫出血,功能失调性子宫出血,闭经,绝经,月经失调性不孕症等。

生活保健

保持精神愉快,避免精神刺激和情绪波动。要注意卫生,预防感染,注意外生殖器的清洁卫生。月经期绝对不能性交。注意保暖,避免寒冷刺激,避免过劳。内裤宜选柔软、棉质、通风透气性能良好的,要勤洗勤换,换洗的内裤要放在阳光下晒干。保持大便通畅。

饮食宜忌

宜吃食物

✓ 月经不调患者宜选用具有松弛子宫肌肉作用的中药材和食材,如益母草、芹菜、韭菜、香油、花生油、香蕉、瓜子、杏仁、薏米、核桃等。

✓ 宜食肉、蛋、奶类食物,如猪肉、猪皮、牛肉、羊肉、兔肉、鸡肉、鱼类、蛋类等。

✓ 平时多吃富含维生素、糖分、水分和矿物质的蔬菜水果,如苹果、梨、香蕉、柑橘、山楂、马蹄、桃子、杏、石榴、柿子、杨梅、油菜、小白菜、包菜、菠菜、芹菜、莲藕等。

忌吃食物

✗ 慎食性味寒凉的食物,如螃蟹、田螺、黄瓜、莴笋、西瓜、冷饮等。

✗ 慎食性味辛辣、燥热、油腻的食物,如生姜、酒、辣椒、肥肉等。

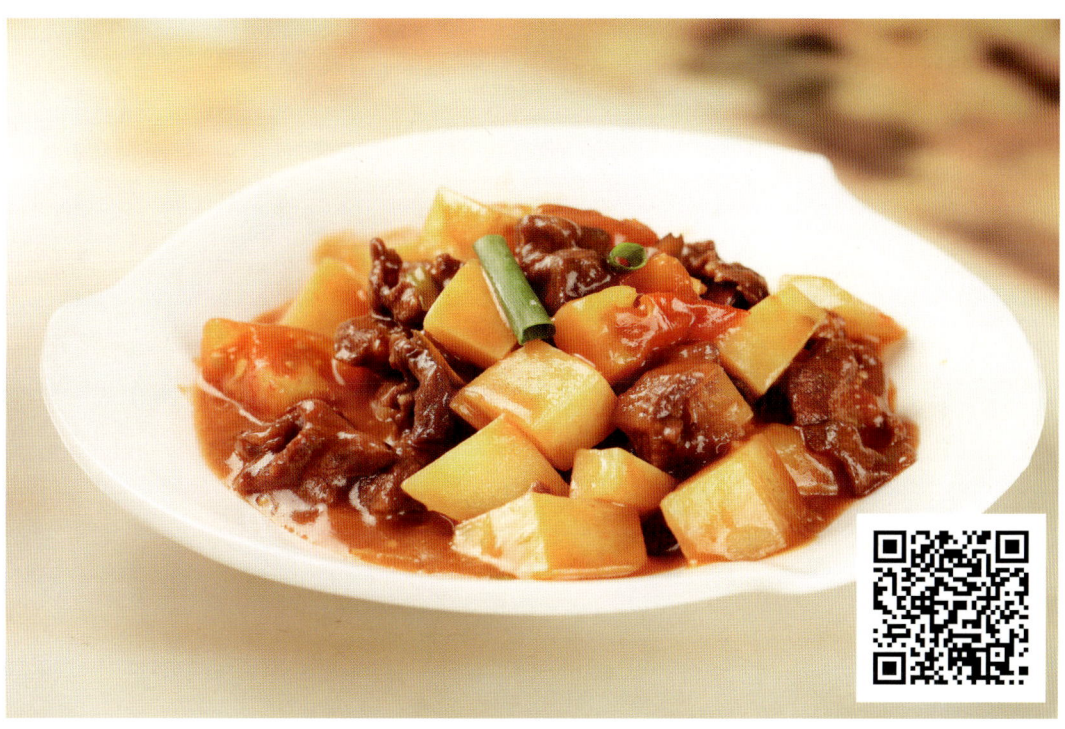

特效食谱 ❶ 西红柿土豆炖牛肉

原料

牛肉200克，土豆150克，西红柿100克，八角、香叶、姜片、蒜末、葱段各少许

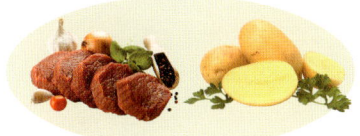

调料

盐3克，鸡粉2克，生抽12毫升，水淀粉10毫升，料酒10毫升，番茄酱10克，食粉、食用油各适量

做法

① 土豆洗净去皮、切丁，西红柿切小块，牛肉切丁。
② 将牛肉装入碗中，加入少许食粉、生抽、盐，搅拌匀；淋入适量水淀粉，拌匀，加入少许食用油，腌渍10分钟。
③ 锅中注入适量清水烧开，倒入牛肉丁汆去血水。
④ 用油起锅，放入姜片、蒜末、葱段，加入八角、香叶，翻炒香；倒入牛肉丁，淋入适量料酒、生抽，翻炒片刻；放入切好的西红柿、土豆，翻炒匀。
⑤ 加入少许盐、鸡粉，注入适量清水；倒入番茄酱，炒匀，用小火炖20分钟，至全部食材熟透。
⑥ 用大火收汁，淋入适量水淀粉勾芡，翻炒匀即可。

营养分析

牛肉含有优质蛋白质、烟酸、铁、锌、铜等营养物质。适量食用牛肉，有补中益气、温补五脏的效果，适合月经不调的女性食用。

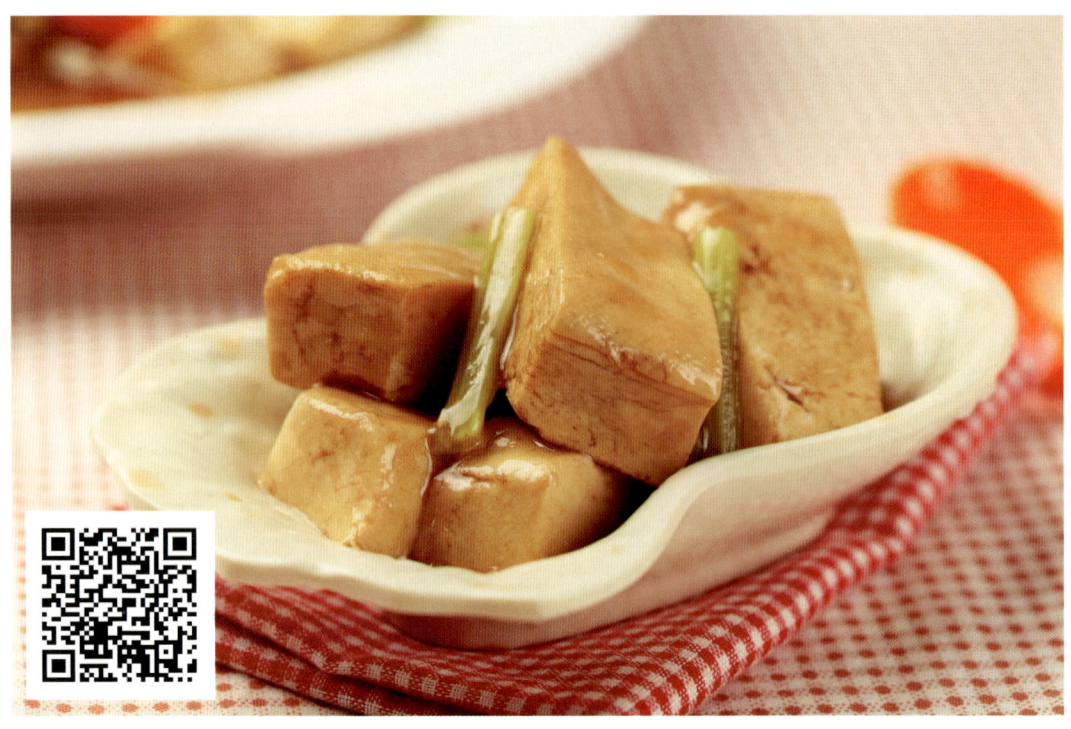

特效食谱 ❷ 芹菜烧豆腐

原料

芹菜40克，豆腐220克，蒜末、红椒圈各少许

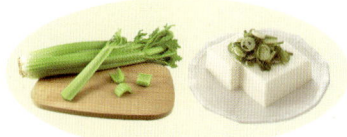

调料

盐3克，鸡粉少许，生抽2毫升，老抽、水淀粉、食用油各适量

做法

① 芹菜切成段，豆腐切成小块。
② 锅中注入适量清水烧开，放入盐、豆腐，煮2分30秒，沥干水份，待用。
③ 另起锅，注入适量食用油烧热，倒入蒜末爆香，放入芹菜翻炒。
④ 倒入适量清水，加入生抽、盐、鸡粉。
⑤ 倒入豆腐，煮至沸，再加入适量老抽，煮2分钟至豆腐入味。
⑥ 倒入适量水淀粉勾芡，装入盘中，放上红椒圈即可。

营养分析

豆腐及各种大豆制品中含有大豆异黄酮，能够调节人体内的雌激素含量；芹菜能养血补虚。二者合用，可起到调节月经、延缓衰老的作用。

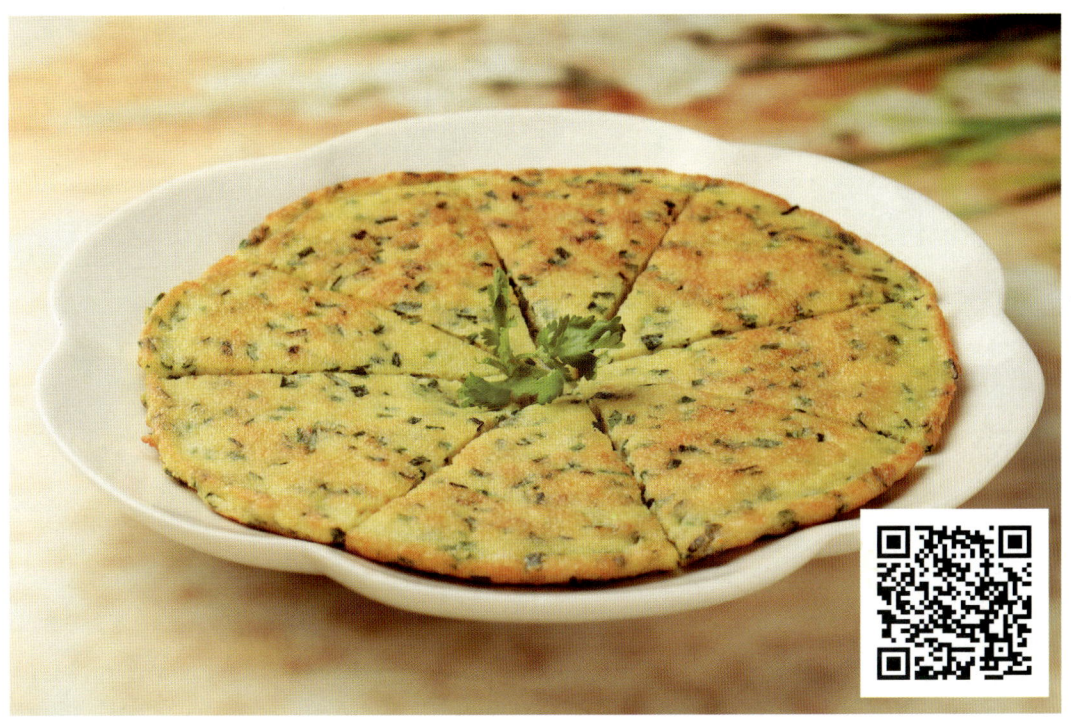

特效食谱 ❸ 韭菜豆渣饼

原料

鸡蛋120克，韭菜100克，豆渣90克，玉米粉55克

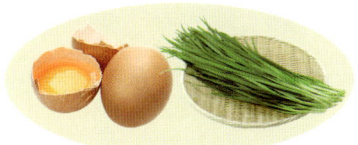

调料

盐3克，食用油适量

做法

① 将洗净的韭菜切成粒。
② 用油起锅，倒入切好的韭菜，翻炒至断生。
③ 放入备好的豆渣炒香、炒透，加入少许盐，炒匀调味。
④ 关火后盛出炒好的食材，装入盘中，待用。
⑤ 取来鸡蛋，打入碗中，加入少许盐打散，放入炒好的食材搅拌匀。
⑥ 撒上玉米粉，调匀，制成豆渣饼面糊。
⑦ 煎锅中注入少许食用油烧，倒入调好的面糊摊开，用中火煎一小会。
⑧ 翻转豆渣饼，再用小火煎约2分钟，至两面熟透、呈金黄色即成。

营养分析

韭菜可补肾助阳、温中开胃；豆渣中含有丰富的蛋白质、维生素、膳食纤维等营养，还含大豆异黄酮。此菜能够调节人体内的雌激素含量，从而调节月经、延缓衰老。

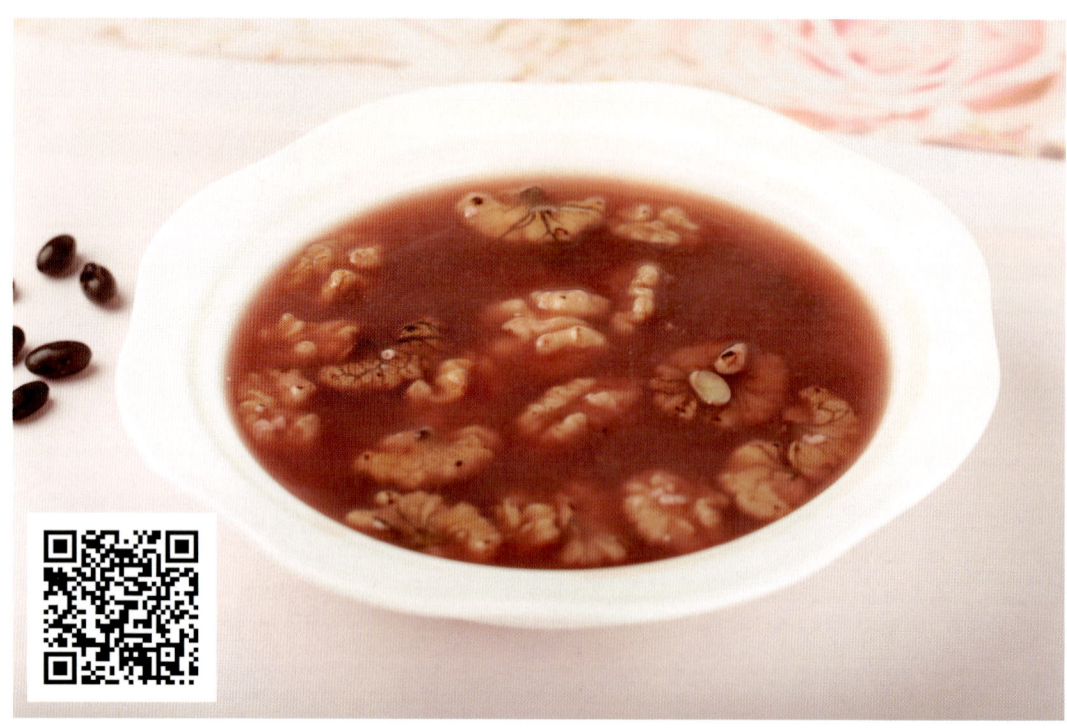

特效食谱 ④ 核桃黑豆煮甜酒

原料

水发黑豆120克，核桃仁30克，甜酒300克

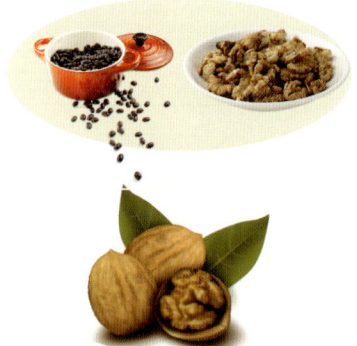

做法

① 炒锅置火上，烧热，倒入洗净的核桃仁，用中小火炒出香味。
② 关火后盛出，装入盘中，待用。
③ 砂锅中注入适量清水烧开，放入洗净的黑豆。
④ 倒入备好的甜酒，再撒上炒好的核桃仁。
⑤ 盖上盖，烧开后用小火煮约30分钟，至食材熟透。
⑥ 揭盖，搅拌匀，转中火略煮片刻。
⑦ 关火后盛出煮好的甜酒。
⑧ 装入碗中，待稍微冷却后即可食用。

营养分析

黑豆具有强筋壮骨、提高免疫力、补肾益阴的功效；核桃可补肾、固精强腰、温肺定喘、润肠通便。二者与甜酒搭配，尤其适合女性食用，可滋补身体、调理月经。

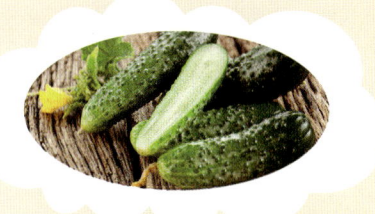
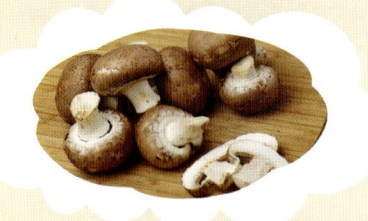
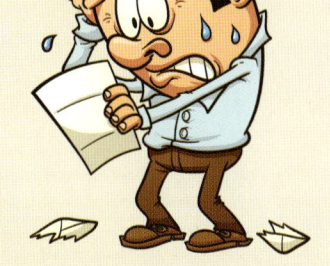

Part 6
生活杂病对症特效食谱

在日常生活中，每个人都会经历或多或少的疾病困扰，小至头痛、头晕，大至癌症肿瘤。大病除了要有合理的食疗外，还必须到医院进行专业的治疗。我们在生活中经常会遇到一些小问题，如偏头痛、头晕、失眠多梦、牙痛、咽炎、痤疮、脱发等，这类疾病说大不大，但也不能忽略不顾。

本章介绍了日常生活中较常见的12种疾病困扰，分析其特点，每种症状分别列举了3~4个食疗方供人们选择，希望患者能从中获益，恢复健康的体态。

偏头痛
© pian tou tong

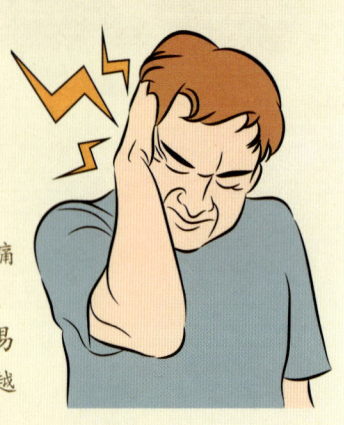

病症简介

偏头疼是反复发作的一种搏动性头疼，属于众多头痛类型中的"大户"。在头痛发生前或发作时可伴有神经、精神功能障碍。据研究显示，偏头痛患者比平常人更容易发生大脑局部损伤，进而引发中风。其偏头痛的次数越多，大脑受损伤的区域会越大。

健康诊所

典型性偏头痛多数病人呈周期性发作，女性多见。发病前大部分病人可出现视物模糊、闪光、幻视、盲点、眼胀、情绪不稳，几乎所有病人都怕光，数分钟后即出现一侧性头痛，大多数以头前部、颞部、眼眶周围、太阳穴等部位为主。可局限某一部位，也可扩散至整侧，头痛剧烈时可有血管搏动感或眼球跳出感。疼痛一般在1~2小时达到高峰，持续4~6小时或十几小时，重者可历时数天，病人头痛难忍十分痛苦。

生活保健

脚心中央凹陷处是肾经涌泉穴，每天按摩2次，每次按摩20~30分钟，对偏头痛有比较好的缓解作用；将冰块放在冰袋里或用毛巾包好，敷在头疼部位，等冷却的头部血管收缩后，症状自然会减轻。

饮食宜忌

宜吃食物

✓ 患者应多食可改善脑血管血液循环的食物：如三七、丹参、川芎、山楂、枸杞、玉竹、兔肉、海参等。

✓ 高血压引起的头痛患者宜选用具有降低胆固醇作用的中药材和食材，如黑芝麻、黄豆、南瓜、大蒜、绿色叶菜类、芦笋、黄精、决明子、山楂、鱼头、灵芝、杜仲、玉米须、何首乌等。

忌吃食物

✗ 忌食巧克力、狗肉、羊肉、含酒精的饮料（特别是红葡萄酒）、含咖啡因的饮料（咖啡、茶和可乐）、谷氨酸钠、代糖和亚硝酸盐等。

✗ 少吃盐。有些人摄取高量的盐会引发偏头痛。

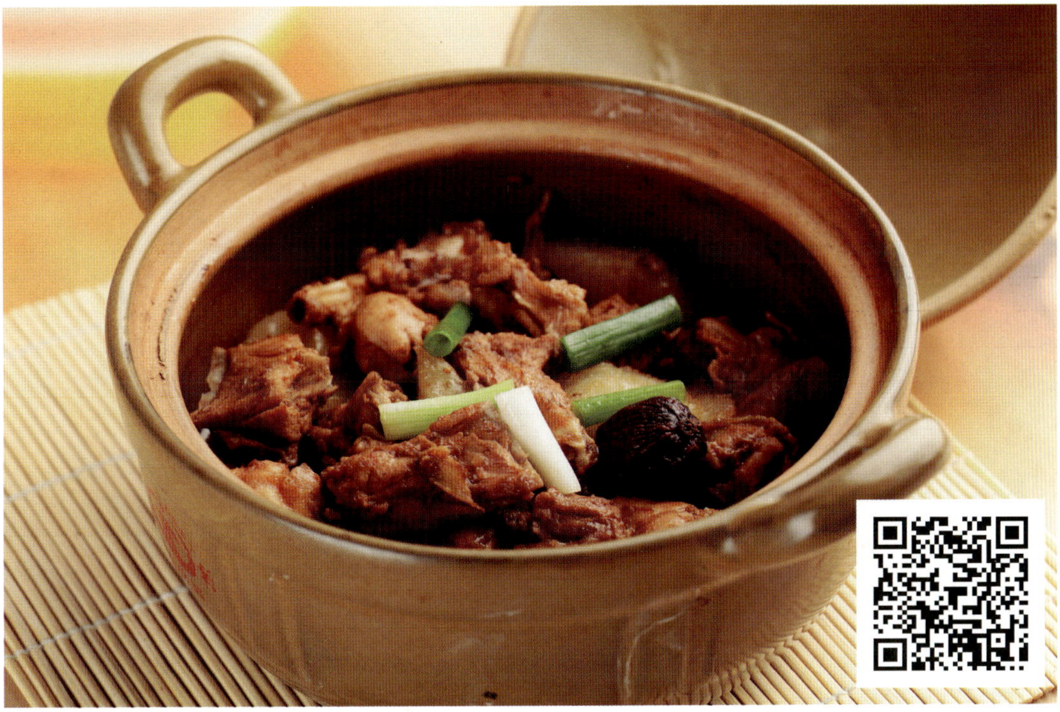

特效食谱 ① 兔肉萝卜煲

原料

兔肉500克，白萝卜500克，香叶、八角、草果、姜片、葱段各少许

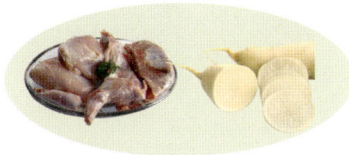

调料

盐2克，料酒10毫升，生抽10毫升

做法

① 白萝卜洗净去皮，切成小块。
② 锅中注入适量清水烧开，倒入洗净的兔肉，汆去血水，沥干待用。
③ 用油起锅，放入姜片、葱段，爆香；倒入兔肉，翻炒匀；放入香叶、八角、草果，淋入料酒、生抽，炒出香味。
④ 加入适量清水，煮至沸；放入白萝卜，用小火焖15分钟，至食材熟透。
⑤ 将锅中的食材转到砂锅中，置于旺火上。
⑥ 放入少许盐搅匀，盖上盖，用大火加热。
⑦ 揭开盖，取下砂锅，放入葱段即可。

营养分析

兔肉具有高蛋白、低胆固醇的特点，能补中益气、清解热毒；萝卜有很好的理气、下气效果。二者搭配，适合偏头痛患者食用。

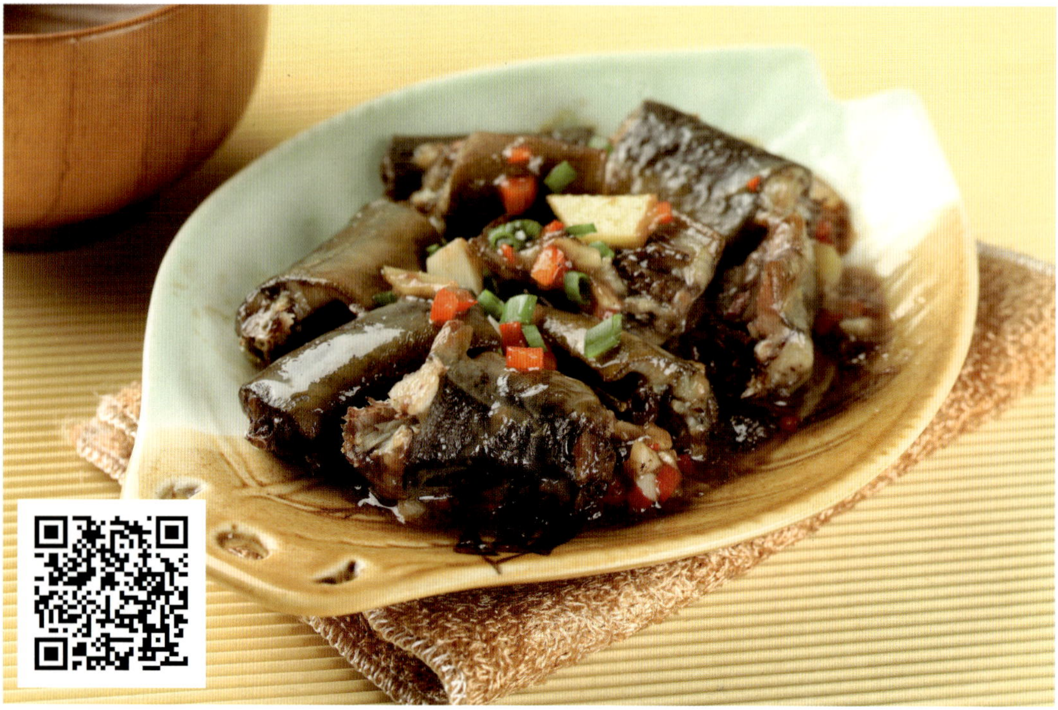

特效食谱 ❷ 生蒸鳝鱼段

原料

鳝鱼300克，红椒35克，姜片、蒜末、葱花各少许

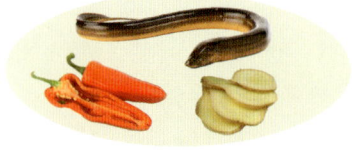

调料

盐2克，料酒3毫升，鸡粉2克，生粉6克，胡椒粉、生抽、食用油各适量

做法

① 将洗净的红椒切开，去籽，切成条，改切成粒。
② 宰杀处理干净的鳝鱼去头，切成段。
③ 将鳝鱼段装入碗中，放入蒜末、姜片、红椒粒。
④ 加入盐、料酒、鸡粉、胡椒粉、生抽，拌匀。
⑤ 放入适量生粉，拌匀。
⑥ 加入适量食用油，拌匀，腌渍15分钟。
⑦ 把鳝鱼段装入盘中，放入烧开的蒸锅中。
⑧ 盖上盖，用中火蒸10分钟至熟。
⑨ 把蒸好的鳝鱼取出。
⑩ 浇上少许热油，撒上少许葱花即可。

营养分析

鳝鱼含有蛋白质、脂肪及维生素等多种营养，能益气补血、滋补肝肾、除风湿，适于偏头痛患者食用，也适宜身体虚弱，有食欲不振、腰膝酸痛、畏寒肢冷等症状患者。

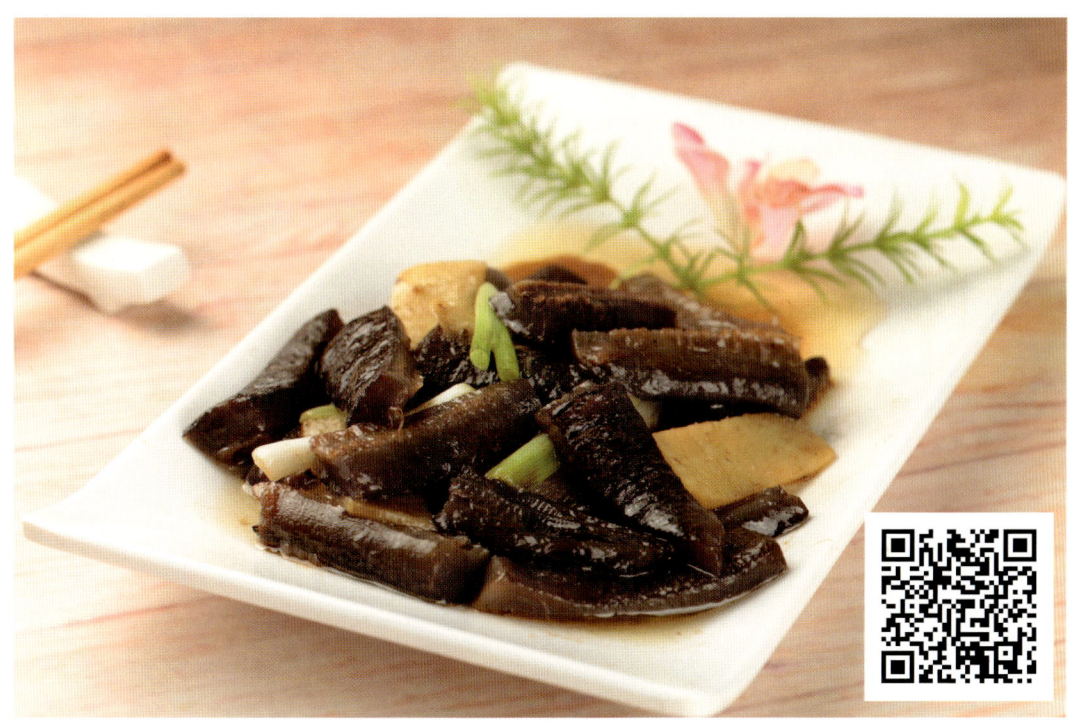

特效食谱 ❸ 葱爆海参

原料
海参300克，葱段50克，姜片40克，高汤200毫升

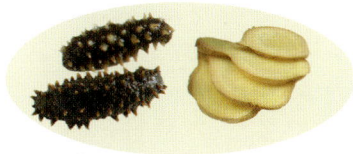

调料
盐、鸡粉各3克，白糖2克，蚝油5克，料酒4毫升，生抽6毫升，水淀粉、食用油各适量

做法
① 将洗净的海参切成段，再切条形。
② 锅中注入适量清水烧开，加入少许盐、鸡粉。
③ 倒入切好的海参，搅拌匀，煮约1分钟。
④ 再捞出海参，沥干水分，待用。
⑤ 用油起锅，放入姜片、部分葱段，爆香。
⑥ 倒入氽过水的海参，淋入少许料酒，炒匀提味。
⑦ 倒入备好的高汤，放入少许蚝油，淋入适量生抽。
⑧ 再加入少许盐、鸡粉、白糖，炒匀调味。
⑨ 转大火收汁，撒上余下的葱段，再倒入适量水淀粉。
⑩ 翻炒一会儿，至汤汁收浓，装入盘中即成。

营养分析
海参含有蛋白质、海参皂苷、钙、牛磺酸等营养成分，有养心润燥的作用，适于偏头痛患者食用。

头晕

© tou yun

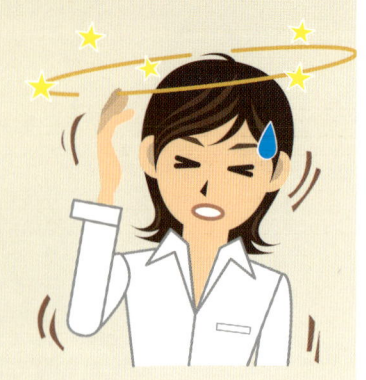

病症简介

头晕是多种心脑血管疾病的常见症状，高血压、高血脂、动脉硬化、贫血、低血压、颈椎病均会引起头晕。头晕可单独出现，但常与头痛并发。头晕伴有平衡觉障碍或空间觉定向障碍时，患者感到外周环境或自身在旋转、移动或摇晃，称为头晕。

健康诊所

引起头晕的原因有很多，很多人认为是小毛病，饿时会头晕、经期前后会头晕，蹲久了站起来会头晕。一般情况下，偶尔头晕或体位改变而头晕不会有太大的问题，应该无大碍。但如果长时间头晕，就应引起重视，因为长期头晕或经常头晕可能是重病的先兆。

生活保健

患者应充分保证安静的环境和充足的睡眠，避免过度用脑和精神紧张。可适当参加户外运动，例如晨跑，充分吸入新鲜空气，散步、慢跑均适宜。另外，对头部、耳部适当的按摩也可缓解头晕症状。出门时常可常备清凉油。发作期宜卧床休息，防止起立跌倒受伤。减少头部转动。此外，患者还应保持愉快的心情。

饮食宜忌

宜吃食物

✓ 高血压、高血脂、动脉硬化所引起的头晕多属于风痰上扰、或肝阳上亢证型头晕，治疗可摄入钩藤、天麻、全蝎、半夏、地龙、莲心、苦瓜、海带等平肝潜阳、熄风祛痰的食物。

✓ 贫血、低血压所引起的头晕多属于气血亏虚型头晕，治疗应常食红枣、阿胶、黄芪、党参、熟地、龙眼肉、乌鸡、土鸡等补益气血的食物。

忌吃食物

✗ 减少饮食中食盐的摄入量，减少烈性酒、浓茶、咖啡的饮用，但可喝少量黄酒或葡萄酒。

✗ 忌食肥腻辛辣之品，如肥肉、烟、酒、辣椒、胡椒等，容易助热、耗气的食品。

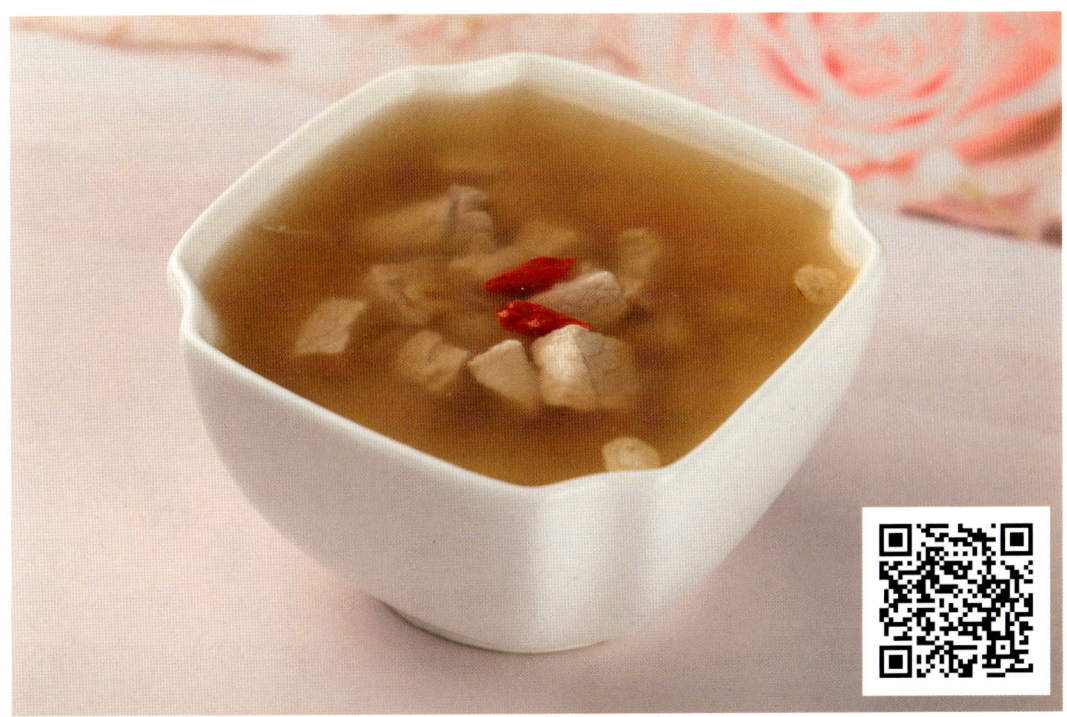

特效食谱 ❶ 西洋参瘦肉汤

原料

猪瘦肉90克，西洋参6克，枸杞少许

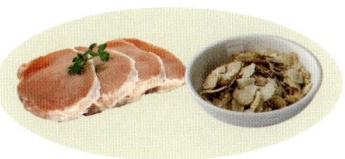

调料

盐、鸡粉各少许，料酒4毫升

做法

①将洗净的猪瘦肉切片。
②再切条形，改切成肉丁。
③砂锅中注入适量清水烧开，放入洗净的西洋参。
④倒入瘦肉丁，淋入少许料酒提鲜。
⑤盖上盖，煮沸后转小火炖煮约20分钟，至食材熟软。
⑥揭开盖，加入少许盐、鸡粉。
⑦拌匀调味，续煮一会儿，至汤汁入味。
⑧关火后盛出煮好的瘦肉汤，装入汤碗中，撒上备好的枸杞即成。

营养分析

西洋参含有人参皂苷类、甾醇等有效成分，能调节中枢神经功能，有调节情绪、改善记忆力等作用，可用于调理失眠、烦躁、头晕、心律失常等问题。

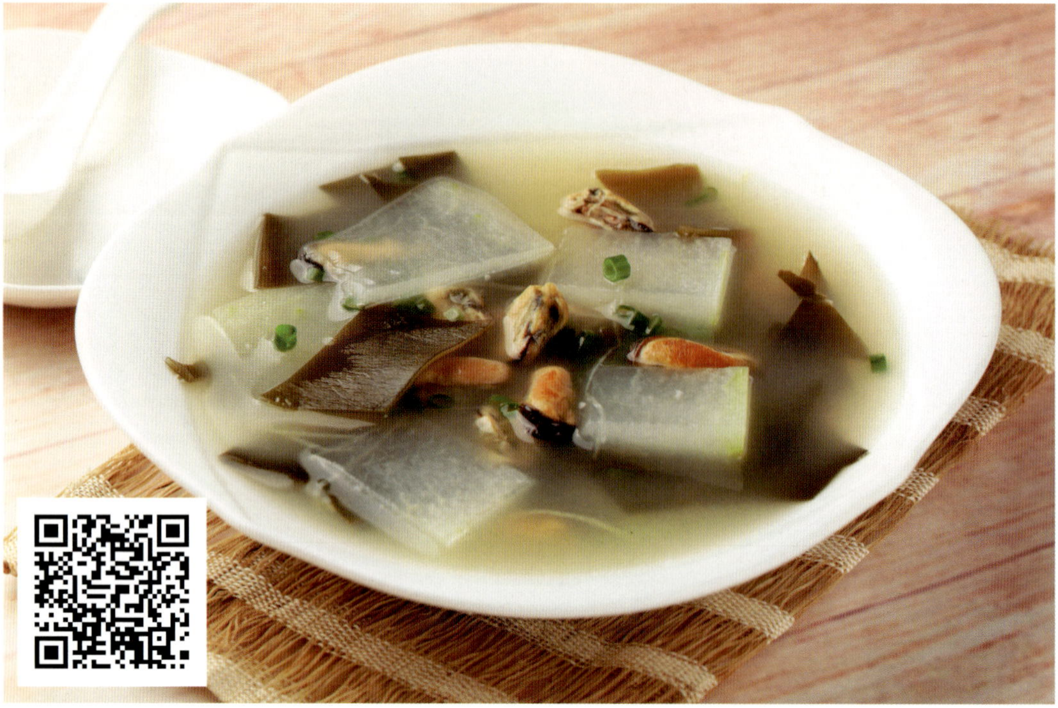

特效食谱 ❷ 淡菜海带冬瓜汤

原料

冬瓜300克，海带200克，水发淡菜150克，姜丝、葱花各少许

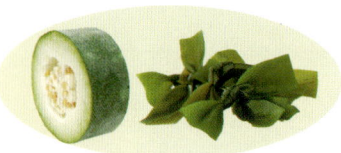

调料

盐、鸡粉各2克，料酒4毫升

做法

①将洗净去皮的冬瓜切小块，改切成片。
②洗好的海带切开，再切小块。
③砂锅中注入适量清水烧开。
④倒入洗净的淡菜，撒上姜丝，淋入少许料酒。
⑤盖上盖，煮沸后用小火煮约20分钟，至淡菜变软。
⑥揭盖，倒入冬瓜片，放入切好的海带，搅拌匀。
⑦盖上盖，用小火续煮约20分钟，至食材熟透。
⑧取下盖，加入少许盐、鸡粉，搅匀调味。
⑨用大火再煮片刻，至汤汁入味。
⑩关火后盛出煮好的冬瓜汤，装入汤碗中，撒上葱花即可食用。

营养分析

冬瓜属于高钾低钠的食物，有降血压的作用；海带可祛脂降压、消痰软坚、泄热利。二者合用，适合因高血压引起头晕、头痛的病患者食用。

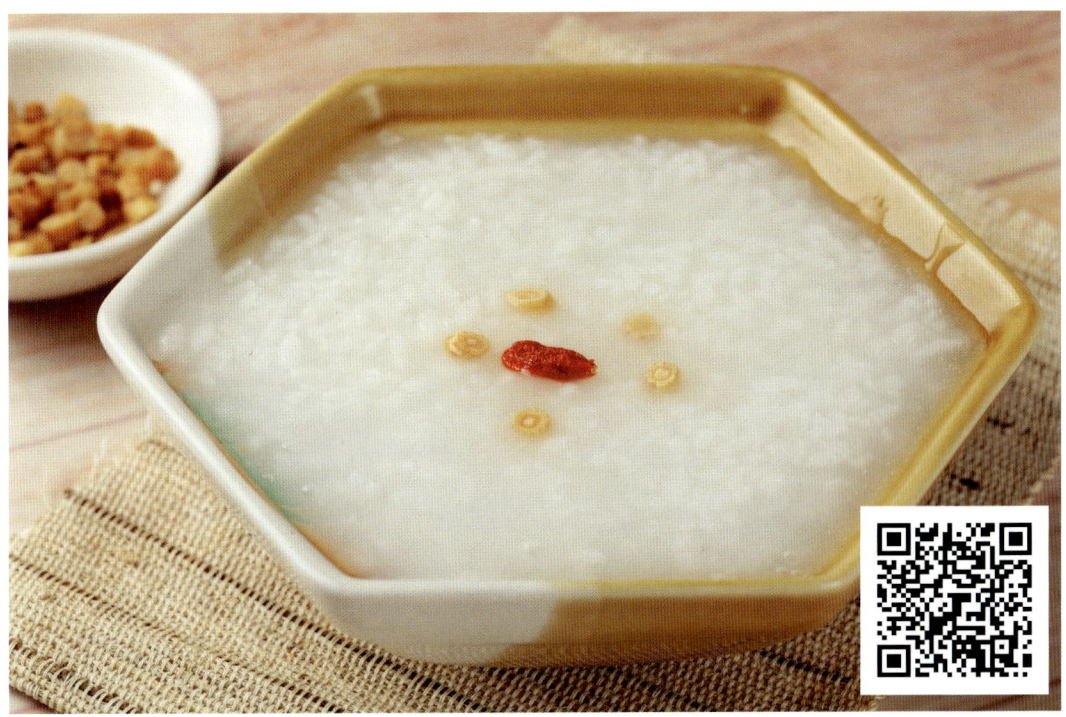

特效食谱❸ 黄芪粥

原料
水发大米170克，黄芪15克

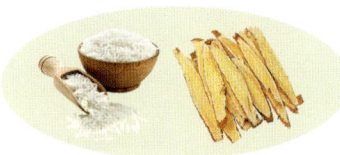

做法
① 砂锅中注入适量清水烧开。
② 倒入洗净的黄芪。
③ 盖上盖，煮沸后用小火煮约15分钟。
④ 揭盖，取出黄芪，待用。
⑤ 砂锅中倒入洗净的大米，搅拌匀。
⑥ 盖上盖，煮沸后用小火煮约30分钟，至大米熟透。
⑦ 揭盖，盛出煮好的米粥。
⑧ 装入汤碗中，放上煮好的黄芪即成。

营养分析
黄芪有很好的补气效果，与大米搭配煮粥食用，易于消化，可调理气虚所致的头晕、无力、多汗等症状。

© shi mian duo meng

失眠多梦

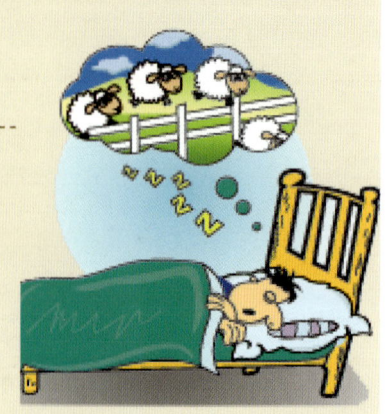

病症简介

失眠多梦是指睡眠质量差，从睡眠中醒来后自觉乱梦纷纭，并常伴有头昏神疲的一种脑科常见病症。中医认为，失眠多梦的根源是机体内在变化，常见的如气不足、情志损伤、阴血亏虚、劳欲过度等。

健康诊所

失眠多梦主要临床表现为：无法入睡，无法保持睡眠状态，早醒、醒后很难再入睡，频频从梦中惊醒，常伴有焦虑不安、全身不适、无精打采、反应迟缓、头痛、记忆力不集中等症状。

生活保健

睡眠不好的人应选择软硬、高度适中，回弹性好，且外形符合人体整体正常曲线的枕头，这样的枕头有助于改善睡眠质量，防止失眠多梦的产生。失眠多梦危害身体健康，平时要注意安排生活规律，保持良好的情绪状态，适度运动锻炼，睡前合理饮食。

饮食宜忌

宜吃食物

✓ 治疗失眠首先是要缓解心悸，其次是抑制思虑过度，避免大脑皮层过度兴奋，具有宁心安神、帮助睡眠的药材和食材有：远志、莲子、酸枣仁、核桃仁、柏子仁、夜交藤、益智仁、合欢皮、灵芝、葵花子、牛奶、猪肝等。

✓ 失眠多梦者应设法将导致此病的各种病因消除，适当地为大脑补充营养，使大脑功能完全恢复正常。可多食用核桃仁、桂圆肉、猪脑、莲子、何首乌、猪脑、猪心、鱼头等。

忌吃食物

✗ 忌油腻食物：油腻的食物吃了会加重肠、胃、肝、胆和胰的工作负担，刺激神经中枢，所以可能导致失眠。

✗ 忌辛辣食物：辣椒、大蒜、洋葱等辛辣食物食用后会造成胃中有灼烧感和消化不良，进而影响睡眠。所以平时，特别是晚餐时，尽量避免吃辛辣食物。

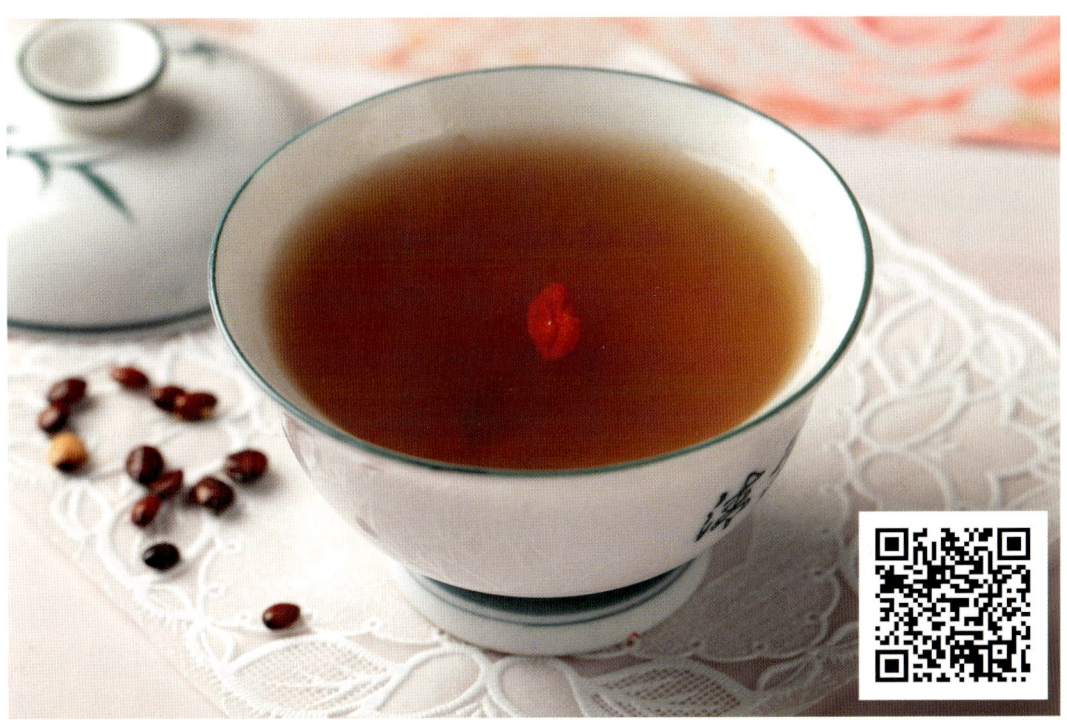

特效食谱 ❶ 酸枣仁枸杞茶

原料
酸枣仁8克，枸杞5克

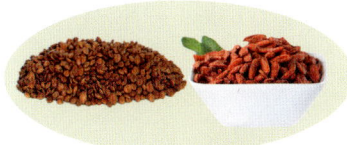

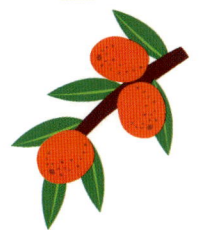

做法
① 取一干净的砂锅，注入适量清水，用大火烧开。
② 倒入洗净的枸杞、酸枣仁。
③ 盖上盖，用小火煮15分钟，至析出营养成分。
④ 揭开盖，搅拌几下。
⑤ 把煮好的酸枣仁枸杞茶盛出，装入杯中即可。

营养分析
酸枣仁有很好的安神、助眠作用，搭配枸杞还能滋补肝肾、改善体质、调节神经功能，对失眠多梦患者有很好的食疗作用。

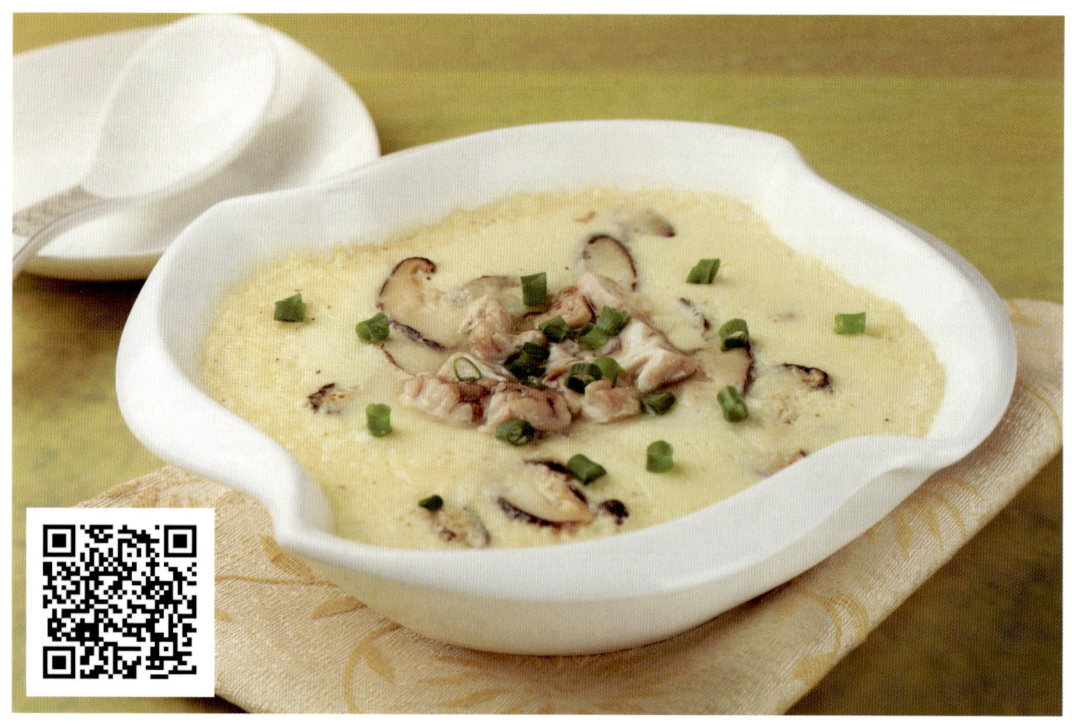

特效食谱 ❷ 香菇猪脑蒸蛋

原料

猪脑1具，鸡蛋2个，水发香菇40克，葱花少许

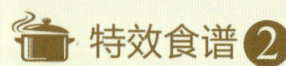

调料

盐3克，鸡粉2克，料酒6毫升，芝麻油2毫升，胡椒粉适量

做法

① 锅中注入适量清水烧开，放入适量盐、料酒。倒入处理好的猪脑汆去血水。捞出沥干放凉待用。
② 洗好的香菇切成小块。猪脑切成小块。
③ 鸡蛋打入碗中，放入少许盐、鸡粉、胡椒粉、芝麻油，搅散打匀。
④ 加入香菇块，搅匀，倒入适量温开水，调匀。
⑤ 放入部分猪脑，拌匀，备用。
⑥ 将处理好的食材装入另一个碗中，放入烧开的蒸锅中。
⑦ 用小火蒸10分钟。揭开盖子，放入余下的猪脑。
⑧ 盖上盖，再蒸4分钟，至食材完全熟透，取出撒上葱花即可食用。

营养分析

猪脑含有的钙、磷、铁比猪肉多，但胆固醇含量较高，具有益脑髓、补虚劳、镇惊安神的功效，适合体质虚弱者、气血虚亏所致的头晕头痛者及神经衰弱引起的失眠者食用。

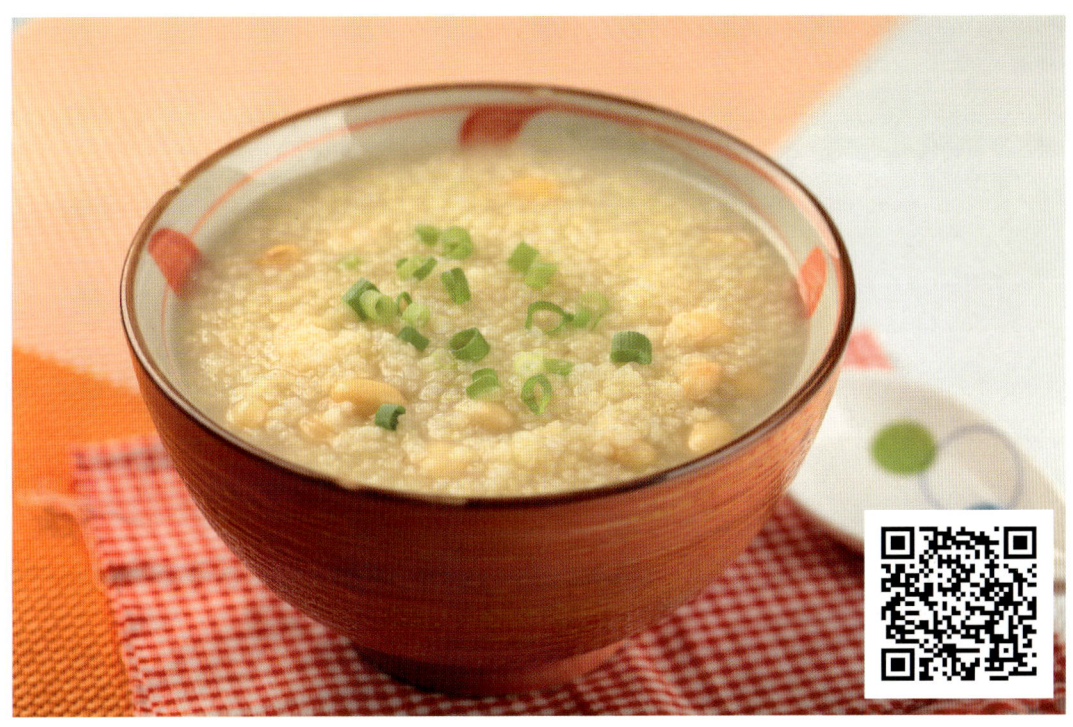

特效食谱 ❸ 小米黄豆粥

原料

小米50克，水发黄豆80克，葱花少许

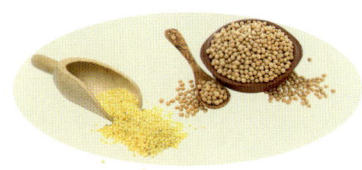

调料

盐2克

做法

① 砂锅中注入适量清水，烧开，倒入洗净的黄豆。
② 再加入泡发好的小米。
③ 用锅勺将锅中食材搅拌均匀。
④ 盖上盖，转大火烧开，调小火煮30分钟至小米熟软。
⑤ 揭开锅盖，搅拌一会儿，以免粘锅。
⑥ 加入适量盐。
⑦ 快速拌匀至入味。
⑧ 关火，盛出做好的小米黄豆粥，装入碗中，再放上适量葱花即可。

营养分析

黄豆所含的卵磷脂和不饱和脂肪酸是大脑和神经系统工作的必须营养成分，与能补虚损、开肠胃的小米搭配，适宜失眠、多梦、神经衰弱的人食用。

神经衰弱

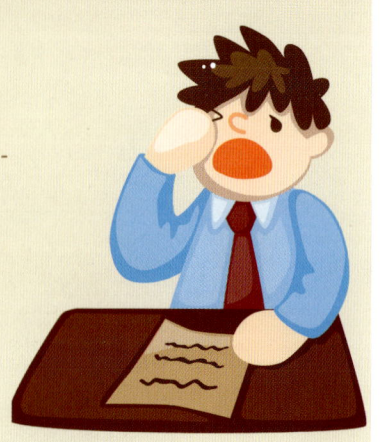

病症简介

神经衰弱属于心理疾病，是精神容易兴奋和脑力容易疲乏，常有情绪烦恼和心理、生理症状的神经症性障碍。分为忧郁型神经衰弱、混合型神经衰弱、兴奋性神经衰弱、迁延型神经衰弱。

健康诊所

神经衰弱多发于青壮年，16～40岁之间多发，以脑力劳动者、青年学生多见。患者常会出现注意力不集中、没有持久性、记忆力减退、失眠、入睡后多梦、头昏脑涨等症状。病情加重时可见强光和大声刺激、头痛、眼花、耳鸣、腰酸背痛、心慌、气短、食欲不振或出现阳痿等男性病。发病原因为：神经系统功能过度紧张，生活无规律，过分疲劳；内分泌失调、颅脑创伤和躯体疾病等；长期的心理冲突和精神创伤引起的负性情感体验；人际关系紧张等。

生活保健

患者要改善生活和工作环境，避免长期紧张而繁重的工作，减少紧张刺激，对自己要求不要太高，要学会放松自己，放松身心。保证充足的睡眠，忌熬夜，睡前避免过度兴奋或其他刺激，少喝酒，少抽烟，下午或晚上尤其要少食巧克力、咖啡、茶和含咖啡的饮料。

饮食宜忌

宜吃食物

✓ 神经衰弱患者应设法将导致此病的各种病因消除，适当地为大脑补充营养，使大脑功能完全恢复正常，可选择养血益精、补脑健脑功效的中药食材，如核桃仁、枸杞、桂圆、何首乌、猪脑、鱼头等。

✓ 选择富含脂类的食物，如肝、瘦肉、羊肉、牛肉、蛋黄、核桃、黄油、大豆、玉米、芝麻油等，为身体补充蛋白质和糖分。

✓ 桂圆肉、酸枣仁、益智仁、柏子仁、葵花子、牛奶等具有促进睡眠、提高睡眠质量的作用，可常食。

忌吃食物

✗ 忌吃肥腻、不易消化、引起胀气、辛辣、刺激性的食物，如烤肉、烤鸭、香肠、肥肉、胡椒、浓茶、白酒、肉桂、辣椒、白萝卜、蚕豆等。

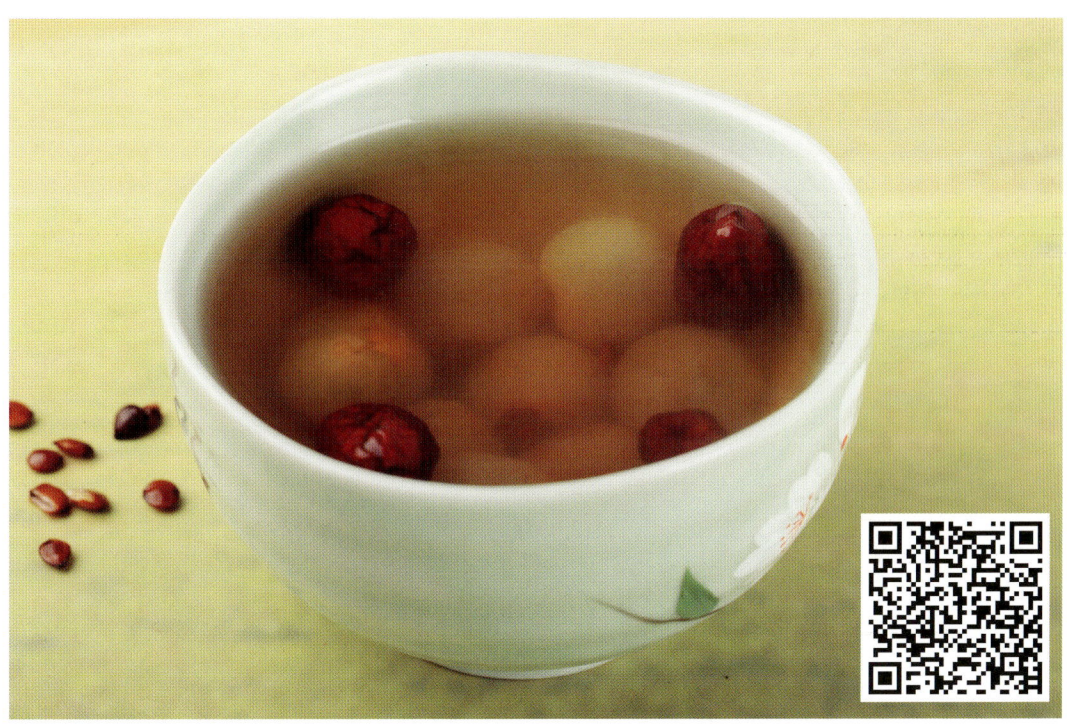

特效食谱 ❶ 桂圆酸枣仁红枣饮

原料

桂圆肉100克，红枣20克，酸枣仁10克

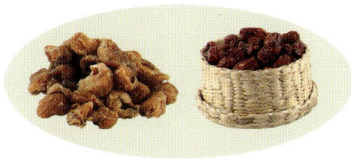

调料

冰糖20克

做法

① 砂锅中注入清水烧开，倒入洗净的红枣、酸枣仁。
② 加入洗好的桂圆肉，搅拌均匀。
③ 盖上盖，用小火煮15分钟，至药材析出有效成分。
④ 揭开盖，放入适量冰糖。
⑤ 搅匀，煮至冰糖完全溶化。
⑥ 关火后将煮好的药茶盛出，装入杯中即可。

营养分析

红枣能增强体力、消除疲劳、改善睡眠质量；酸枣仁、桂圆具有养心安神的功效。三者搭配使用，安神效果更佳，适合神经衰弱患者食用。

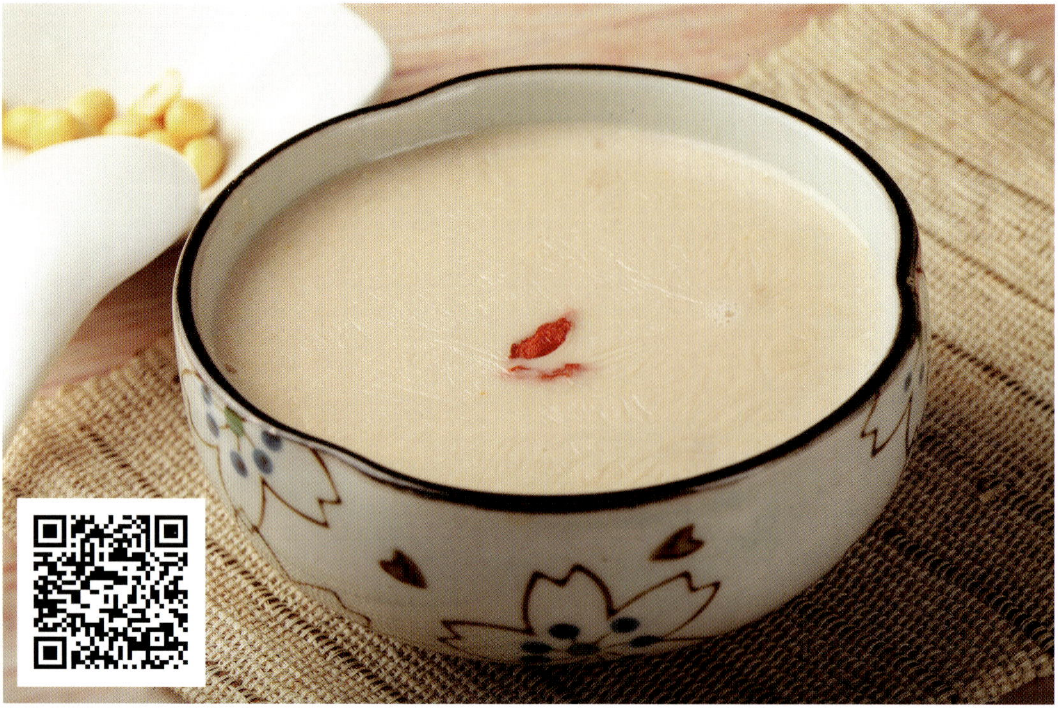

特效食谱 ❷ 核桃豆浆

原料

水发黄豆120克，核桃仁40克

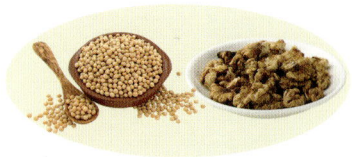

调料

白糖15克

做法

① 取榨汁机，选择搅拌刀座组合，倒入洗净的黄豆。
② 注入适量清水，盖上盖子。
③ 通电后选择"榨汁"功能，搅拌至黄豆成细末状；断电后倒出搅拌好的材料，用滤网滤取豆汁，装入碗中待用。
④ 取榨汁机，选择搅拌刀座组合，放入洗净的核桃仁。
⑤ 注入备好的豆汁，盖上盖子。
⑥ 通电后选择"榨汁"功能，搅拌一会儿。
⑦ 至核桃仁呈碎末状，断电后装入碗中，即成生豆浆。
⑧ 砂锅置火上，倒入拌好的生豆浆，大火煮约1分钟，掠去浮沫。加入适量白糖，煮至溶化，盛入碗中即可。

营养分析

黄豆所含的卵磷脂和不饱和脂肪酸是大脑和神经系统工作的必需营养成分，与富含营养的核桃做成豆浆饮用，尤其适用于失眠、多梦、神经衰弱的人。

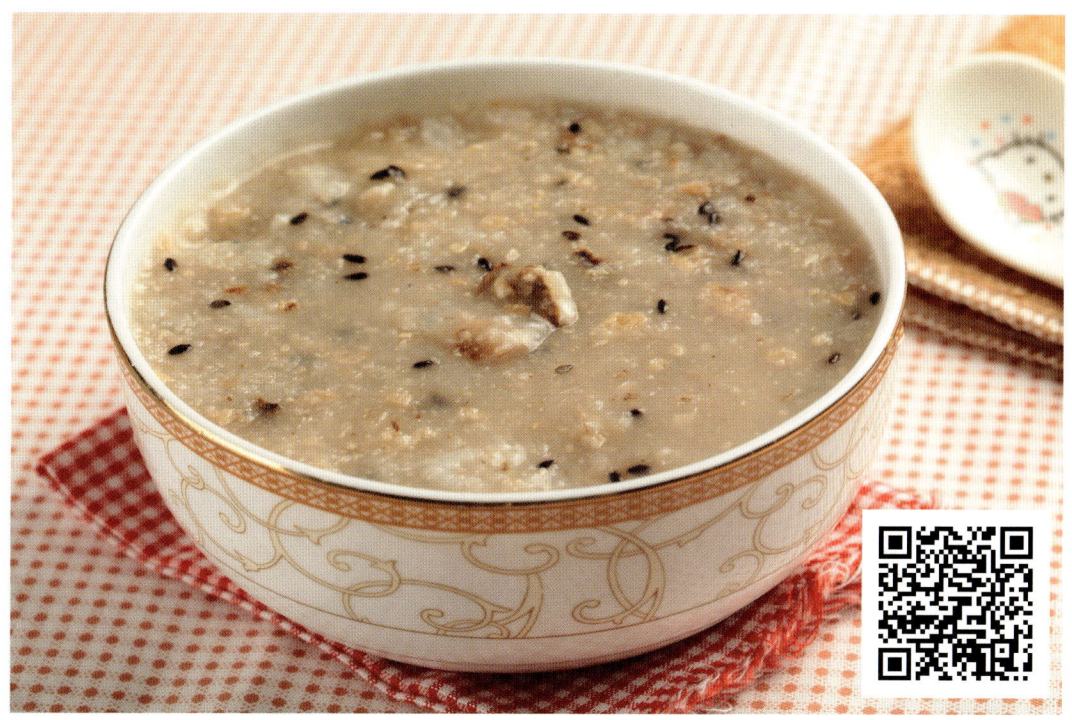

特效食谱 ❸ 黑芝麻核桃粥

原料

黑芝麻15克，核桃仁30克，糙米120克

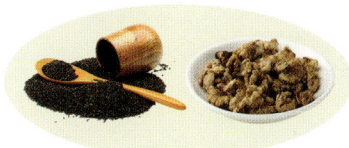

调料

白糖6克

做法

① 将核桃仁倒入木臼，压碎。
② 把压碎的核桃仁倒入碗中，待用。
③ 汤锅中注入适量清水，用大火烧热。
④ 倒入洗净的糙米，拌匀。
⑤ 盖上盖，烧开后用小火煮30分钟至糙米熟软。
⑥ 倒入备好的核桃仁，拌匀。
⑦ 盖上盖，用小火煮10分钟至食材熟烂。
⑧ 揭盖，倒入黑芝麻，搅拌匀。
⑨ 加入适量白糖，拌匀，煮至白糖溶化。
⑩ 将粥盛出，装入碗中即可。

营养分析

糙米中含有丰富的B族维生素，黑芝麻、核桃中的不饱和脂肪酸，都是维持神经系统功能重要的营养物质，因此神经衰弱人群宜常吃。

多汗症

© duo han zheng ▶▶▶

病症简介

多汗症是由于交感神经过度兴奋引起汗腺过多分泌的一种病症。该症病人出汗和面部潮红完全失去了正常的控制，多汗和面部潮红使患者每日处在无奈、焦躁或恐慌之中。多汗表现为全身或局部异常地出汗过多。

健康诊所

汗是津液的组成部分，经过阳气蒸发后，从汗孔排出体表。中医认为，凡是不因惊恐、情绪激动、气候炎热、衣服过暖等因素所影响而汗出不止者，就可以称为汗证，即多汗症指的是全身或局部汗腺过度分泌的情形。

出汗的原因通常因人体阳气蒸发阴液所形成，所以才会有"阳加于阴，谓之汗"的说法，也认为民众在大热天穿着厚衣服会促使腠理开、汗排出，在天气严寒时则腠理闭，气湿不行，这时水不留于膀胱，便为溺与气，也就是说，生理性出汗与气温高低、衣着厚薄有关。

生活保健

单纯的味觉性多汗应避免饮食辛辣和刺激性食物及饮料。精神因素所致的多汗症，应积极自我调整心态，避免精神紧张、情绪激动、愤怒、恐怖及焦虑等。

饮食宜忌

宜吃食物

✓ 应多摄入具有益气固表、敛阴止汗作用的药材及食材，如浮小麦、太子参、黄芪、山药、五味子、五倍子、猪肚、芡实、牛肉、燕麦等。

✓ 多汗症患者要进行营养补充，可多吃一些牡蛎、瘦肉、鱼虾以及动物内脏等食物，这些都是补锌的食物，可提高患者的免疫力，增强体质，从而减轻流汗的情况。

✓ 乌梅汁有助于生津清热、消瘟解渴，可改善气阴两虚所造成的烦热口渴，同时也可以跟天花粉、葛根、麦冬、人参、黄芪等药材一起使用。

忌吃食物

✗ 多汗患者应忌食生姜、辣椒、胡椒、桂皮、薄荷、桑叶辛辣刺激、发汗食物。

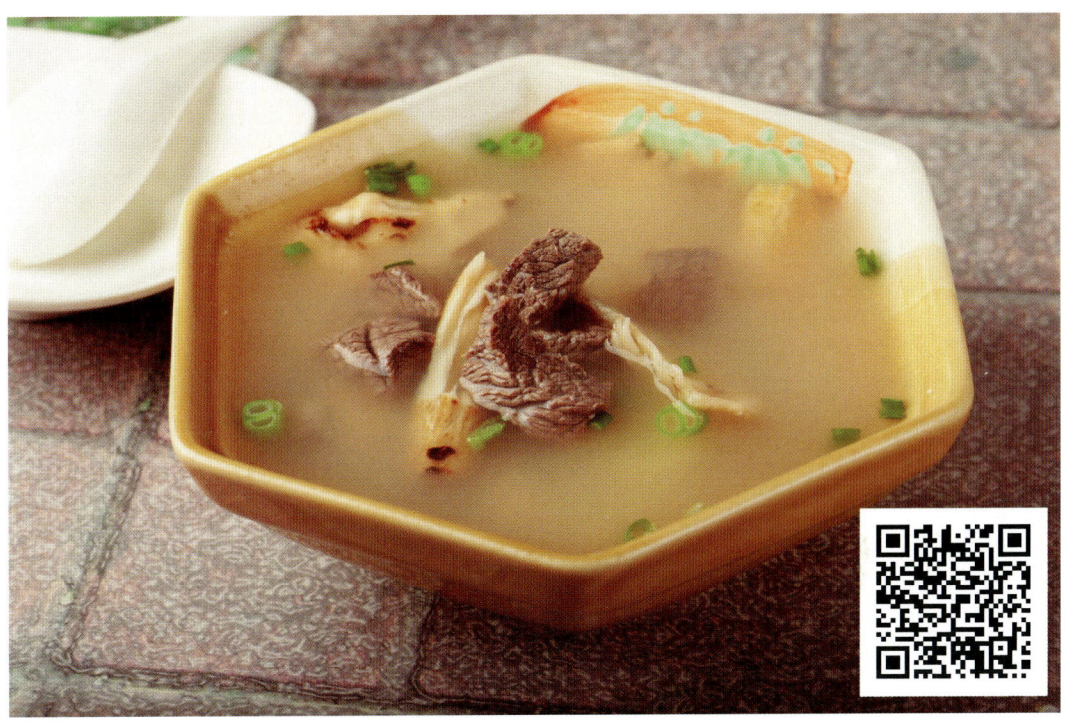

特效食谱 ❶ 当归黄芪牛肉汤

原料
牛肉240克，当归、黄芪各7克，姜片、葱花各少许

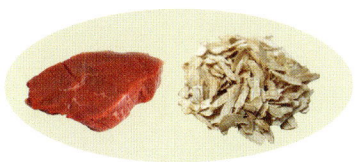

调料
盐、鸡粉各2克，料酒10毫升

做法
①将洗净的牛肉切厚块，再切条形，改切成丁。
②锅中注入适量清水烧开，倒入牛肉丁，搅拌匀。
③淋上少许料酒，煮约半分钟。
④余去血水后捞出食材，沥干水分，待用。
⑤砂锅中注入适量清水烧开，倒入余过水的牛肉丁。
⑥撒上姜片，放入洗净的当归、黄芪，再淋入少许料酒。
⑦盖上盖，煮沸后用小火煮约60分钟，至材料熟透。
⑧揭盖，加入少许盐、鸡粉，拌匀调味。
⑨用中火续煮片刻，至汤汁入味。
⑩关火后盛出煮好的牛肉汤，装入汤碗中，撒上葱花即成。

营养分析
牛肉营养丰富，对预防筋骨不健、腰膝酸软等病症，促进血液循环、稳定血压都有一定的作用。用当归、黄芪与牛肉搭配，能起到很好的补气、补血作用，适合气虚多汗者食用。

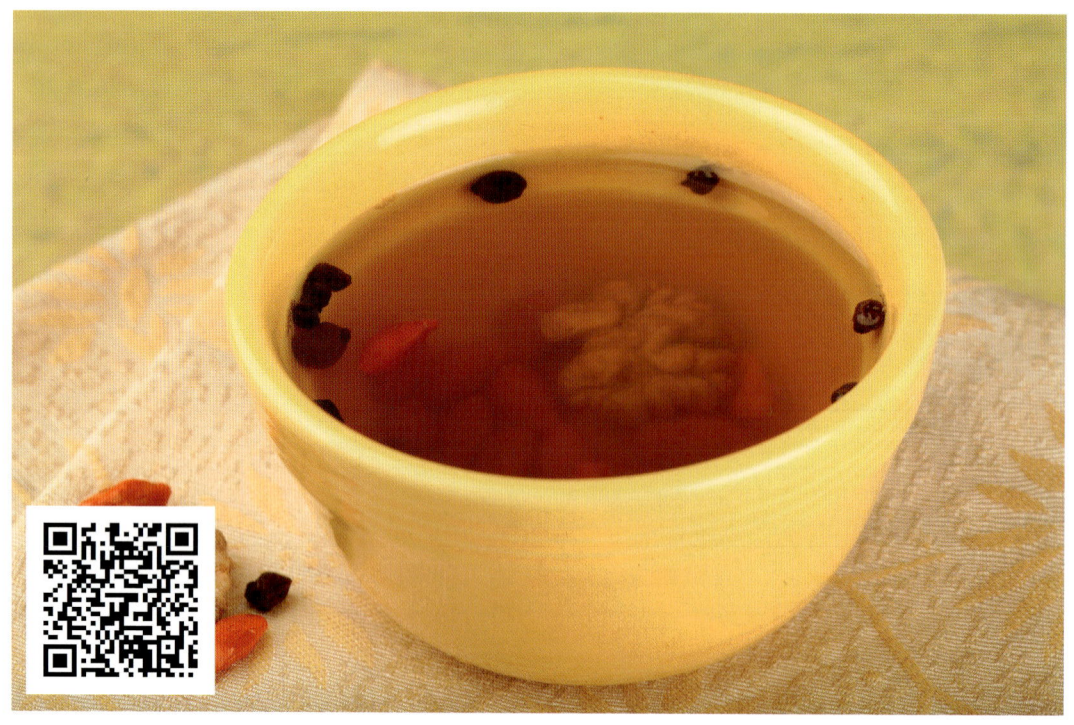

特效食谱 ❷ 核桃枸杞五味子饮

原料

核桃仁20克，枸杞8克，五味子4克

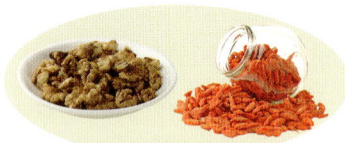

做法

① 砂锅中注入适量清水烧开。
② 倒入准备好的核桃仁，放入洗净的枸杞、五味子。
③ 用勺搅拌均匀。
④ 盖上盖，用小火煮15分钟，至药材析出有效成分。
⑤ 揭开盖子，持续搅拌片刻。
⑥ 将煮好的药汁盛出，装入碗中即可。

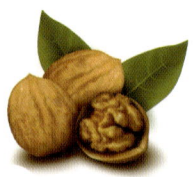

营养分析

五味子有敛肺、滋肾、生津、收汗、涩精的功效，与枸杞、核桃一起食用，可调理肺虚喘咳、口干作渴、自汗、盗汗、劳伤羸瘦、梦遗滑精、久泻久痢等症。

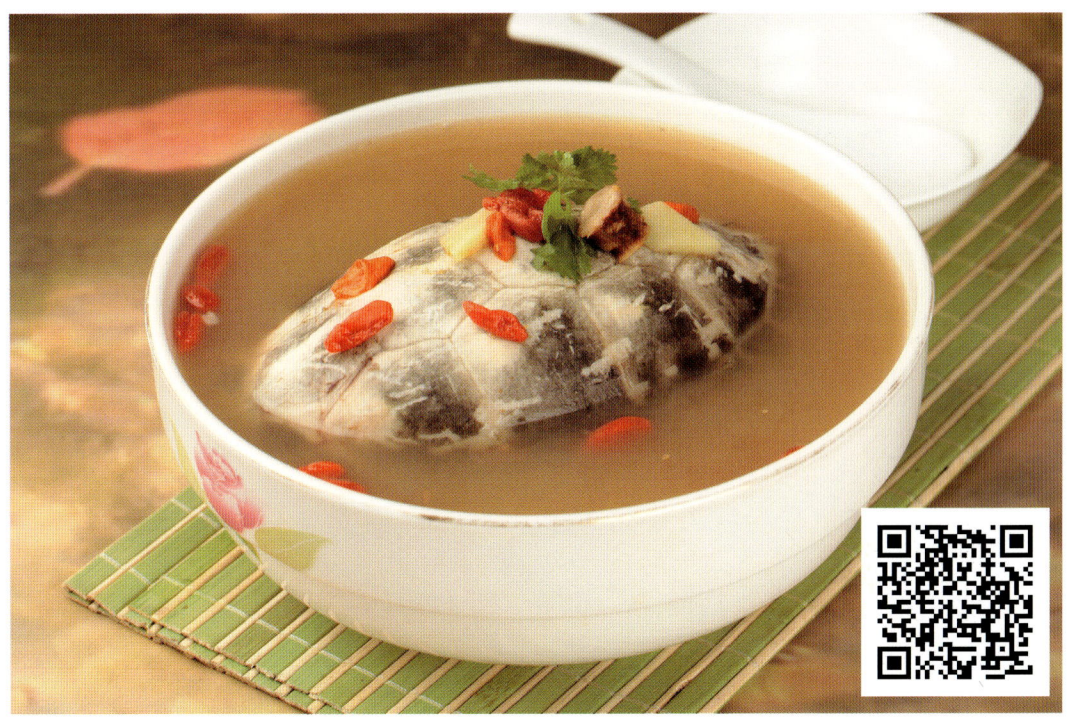

特效食谱❸ 人参枸杞乌龟汤

原料

人参7克，枸杞12克，姜片10克，乌龟450克

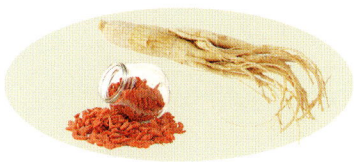

调料

料酒10毫升，鸡汁20毫升，盐2克，鸡粉2克，胡椒粉少许

做法

①锅中注入适量清水。
②放入宰杀处理干净的乌龟，汆去血水，沥干待用。
③砂锅中注入适量清水烧开，放入汆过水的乌龟。
④加入洗净的枸杞、人参，放入姜片。
⑤淋入料酒搅匀。加盖，煮至沸腾。倒入鸡汁，搅匀。
⑥盖上盖，烧开后用小火煮1小时，至食材熟透。
⑦揭开盖子，放入少许盐、鸡粉、胡椒粉，拌匀调味。
⑧关火后盛出煮好的汤料，装入汤碗中即可。

营养分析

人参含有人参皂苷、甾醇、人参多糖、维生素、有机酸等有效成分，有很好的补气作用，与枸杞、乌龟搭配，适合气虚造成多汗的人群食用。

qi xue xu ruo

气血虚弱

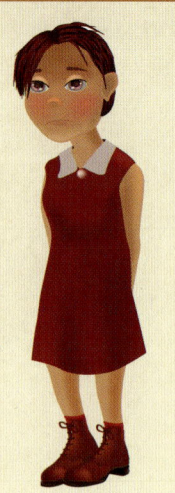

病症简介

气血虚弱包括气血和血虚，一般多发于女性。由于女性的生理性出血以及生产时耗伤气血过多，大多都有气血虚弱的症状。主要表现为：面色苍白或萎黄，唇甲色淡，神疲乏力，少气懒言，头晕嗜睡，精神萎靡，严重者出现多汗、心悸失眠、月经不调等症状。

健康诊所

气血虚弱一般出现在贫血、白细胞减少症、血小板减少症、大出血后、妇女月经过多者等。

气虚患者症见言语音低、呼吸短促微弱，神疲肢倦，懒于行动，自汗，胸闷，脱肛，滑泄不止，平时易于感冒及血失统摄。血虚患者症见心悸，失眠，头晕，目眩，脱头发，面色苍白，爪甲不华，肌肤干清枯裂，形体消瘦，大便难解，妇女月经量少或经闭，舌质淡白，脉象细小。

生活保健

气血两虚的人要注意保持良好的作息习惯，尽量避免熬夜。少吃辛辣或者刺激性食物。积极参加户外运动，放松心情。不要给自己太大的压力，要学会合理减压。气血虚弱患者进补宜采用益气生血、培补气血、气血并补。

饮食宜忌

宜吃食物

✓ 可用一些补气的药物调理，如人参、黄芪、白术、红枣、甘草用来炖鸡或排骨以补气。

✓ 平时可常吃补血养血的食物，如菠菜、黑豆、胡萝卜、金针菜、莲藕、黑木耳、鸡肉、猪肉、羊肉、海参等；水果可选用桑葚、葡萄、红枣、桂圆等。同时也可结合中药进行药补，常用的补血中药有当归、藏红花、熟地、川芎、白芍、阿胶等。

✓ 女性在秋冬季节应该多吃萝卜、大枣、排骨汤等补气的食物。

忌吃食物

✗ 要慎食寒凉生冷食物，如菊花、冰淇淋、西瓜、冷饮、鱼生等，以免耗伤气血。

气血虚弱 ◀◀ 213

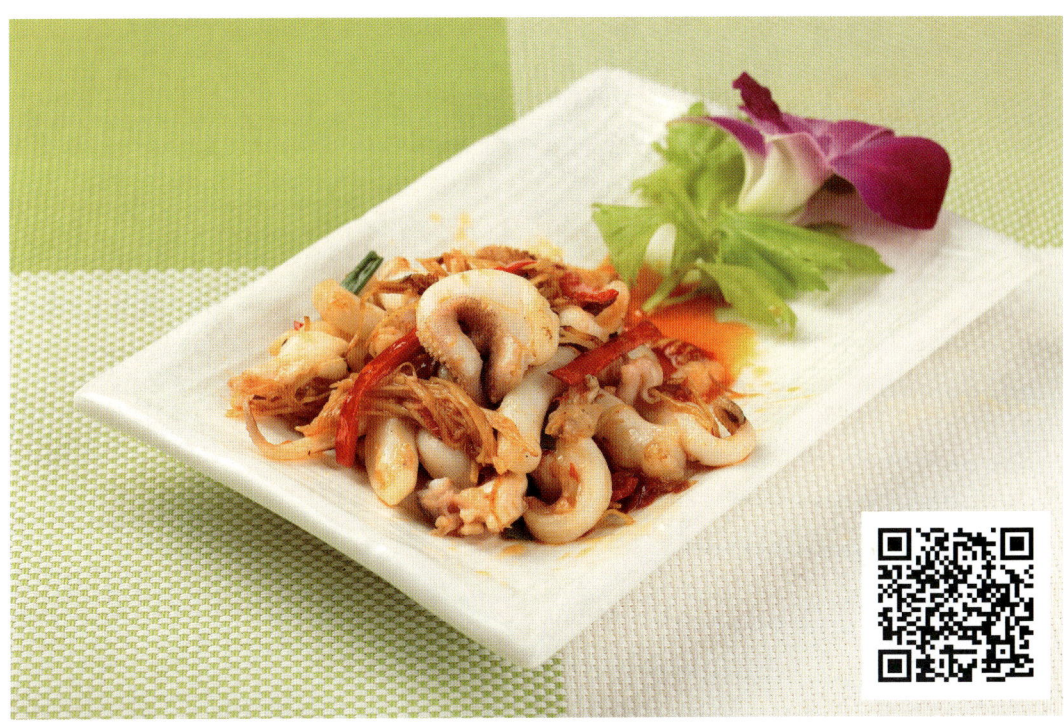

特效食谱 ❶ 姜丝炒墨鱼须

原料

墨鱼须150克，红椒30克，生姜35克，蒜末、葱段各少许

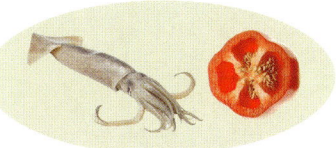

调料

豆瓣酱8克，盐、鸡粉各2克，料酒5毫升，水淀粉、食用油各适量

做法

① 洗净去皮的生姜切成细丝，红椒切成粗丝，墨鱼须洗净切段。
② 锅中注入适量清水烧开，倒入切好的墨鱼须。
③ 搅拌片刻，淋入少许料酒，煮约半分钟捞出沥干。
④ 用油起锅，放入蒜末，撒上红椒丝、姜丝，爆香。
⑤ 倒入氽过水的墨鱼须，快速翻炒几下，至肉质卷起。
⑥ 淋入少许料酒炒匀，放入豆瓣酱，翻炒片刻，至散发出香辣味。
⑦ 加入盐、鸡粉，炒匀调味。倒入水淀粉勾芡，翻炒片刻至食材熟透。
⑧ 撒上葱段，炒出葱香味。装入盘中即成。

营养分析

墨鱼含有碳水化合物、维生素A、B族维生素、钙、磷、铁等营养物质，是一种高蛋白、低脂肪滋补食品。气血亏虚者宜常食用墨鱼，有较好的食疗效果。

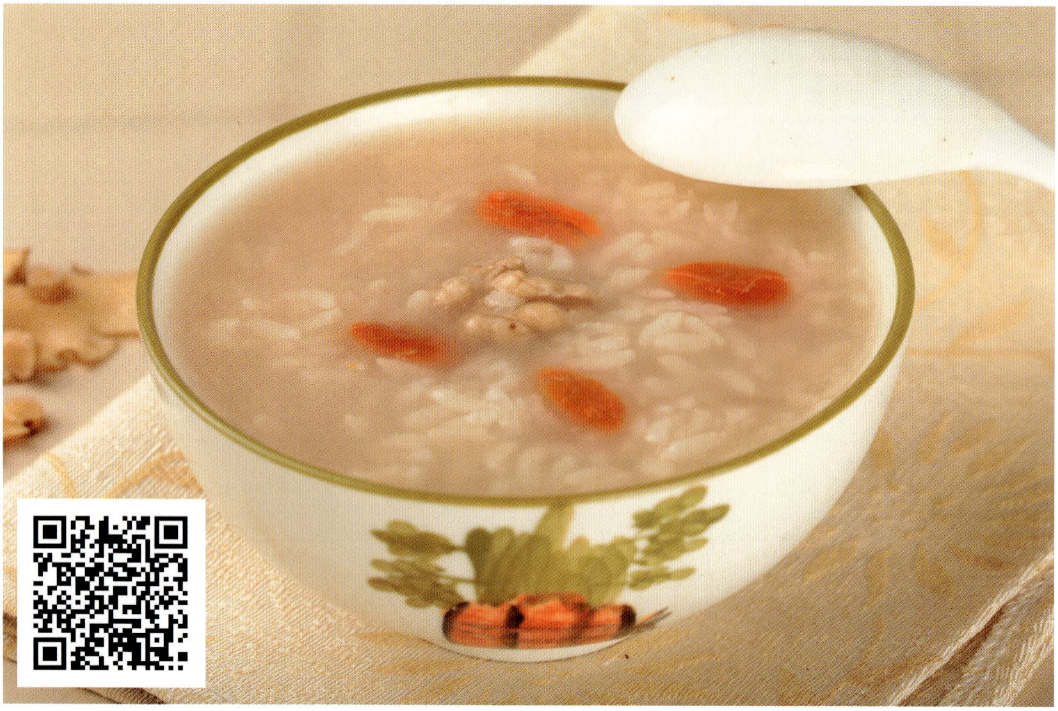

特效食谱❷ 当归黄芪核桃粥

原料

当归7克，黄芪6克，核桃仁20克，枸杞8克，水发大米160克

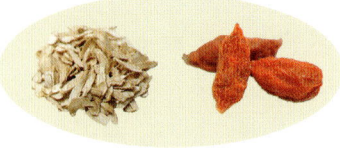

做法

①砂锅中注入适量清水烧开，放入洗净的黄芪、当归。
②盖上盖，用小火煮15分钟，至其析出有效成分。
③揭开盖子，捞去药渣。
④放入洗好的核桃仁、枸杞。
⑤倒入洗净的大米。
⑥盖上盖，用小火再煮30分钟，至大米熟透。
⑦揭开盖子，搅拌片刻。
⑧关火后将煮好的粥盛出，装入碗中即可。

营养分析

当归具有补血和血、调经止痛、润燥滑肠的功效，黄芪有很好的补气作用，搭配营养丰富的核桃仁、枸杞煮粥，常吃能益气补血、改善体质。

气血虚弱 ◂◂ 215

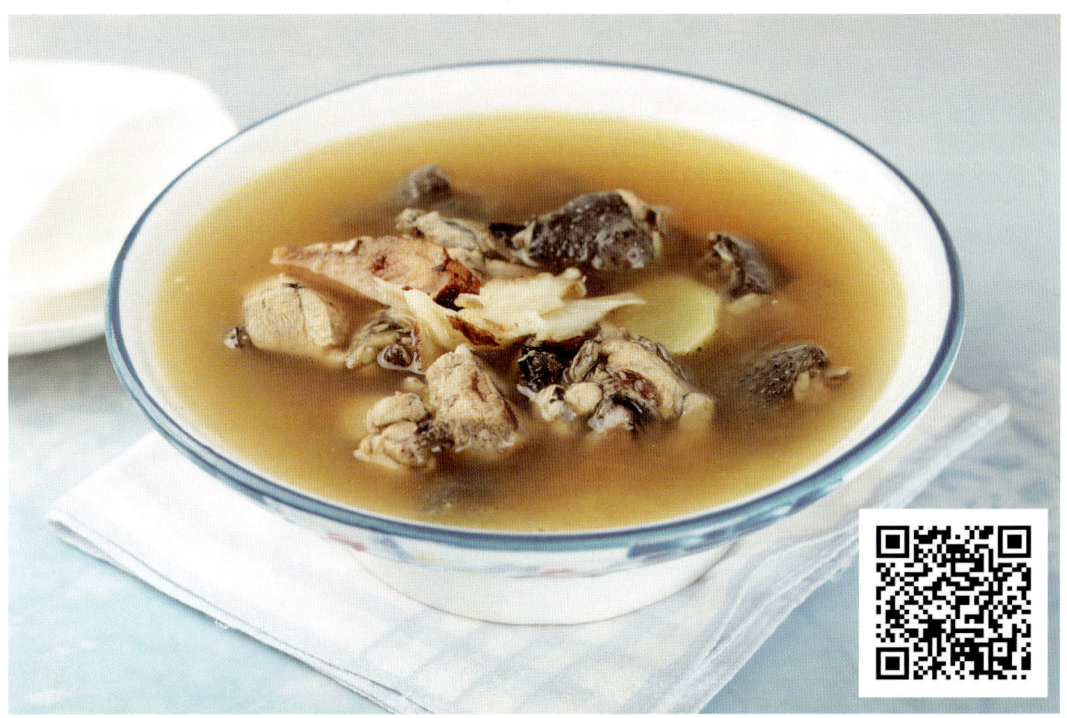

特效食谱 ❸ 阿胶乌鸡汤

原料
乌鸡肉500克，阿胶15克，当归12克，甘草12克，姜片20克

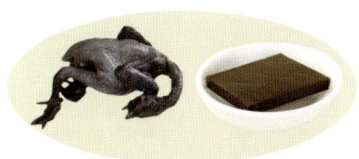

调料
盐1克，鸡粉1克，料酒10毫升

做法
①锅中注入适量清水烧开，倒入洗净的乌鸡肉汆去血水。
②把汆煮好的乌鸡肉捞出，沥干水分，备用。
③砂锅中注入适量清水烧开。
④倒入汆过水的乌鸡肉，放入姜片。
⑤加入洗净的当归、甘草，淋入适量料酒。
⑥盖上盖子，烧开后用小火煮40分钟。
⑦揭盖，放入阿胶。
⑧盖上盖子，用小火续煮5分钟至溶化。
⑨揭盖，放入少许盐、鸡粉，搅匀装入碗中即可。

营养分析
阿胶含有氨基酸、糖类、维生素、钙、钾、铬、镍、锰、铁、铜、锌等营养成分，有益气补血、滋阴润燥的功效，与乌鸡搭配食用，补气血效果更佳。

产后缺乳

© chan hou que ru

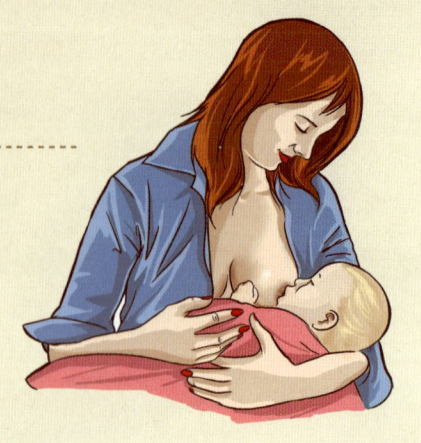

病症简介

产后缺乳又称为产后"乳汁不行",是指哺乳期的妇女乳汁分泌量少,满足不了婴儿的需要的一种产后病症。中医认为,气血虚弱、肝郁气滞者均容易发生乳汁不行。

健康诊所

产后缺乳主要的临床表现为乳汁量极少甚至接近没有,乳汁清稀或浓稠,乳房柔软或胀痛,同时伴有头晕、神疲乏力、食欲不振、心烦等。引起产后乳汁不行的原因包括:乳汁不通、乳汁缺乏、乳房感染等,此外,精神的过度紧张、焦虑、悲伤、愤怒或惊恐,也会引起阻碍乳汁的分泌从而引起乳汁不行。

生活保健

女性在怀孕前,如有乳腺发育不良,应尽早做诊断治疗;怀孕期间要注意纠正贫血、清洁乳房;产后应注意调畅情志,保持轻松、愉快的心情,同时要保证充足的睡眠,注意营养。指导产妇正常哺乳,尽早开始喂奶,可以刺激母乳分泌。按需哺乳,挤出多余的乳汁,可将乳汁分泌时间提前并产生更多的乳汁。坚持夜间哺乳,这样可使母乳分泌增多。

饮食宜忌

宜吃食物

✓ 宜选择具有补足气血作用的中药材,如当归等。

✓ 产后乳汁缺乏,应选择高蛋白、高热量、多维生素的食物以及有通乳催奶的作用的中药材和食物,如猪蹄、黄芪、当归、川芎、王不留行、通草、羊肉、老母鸡、虾、泥鳅、乌贼鱼、鲫鱼、鲤鱼、章鱼、鸡蛋、猪瘦肉、骨头汤、南瓜子、黑芝麻、豌豆、花生、赤小豆、萝卜、茭白、黄花菜、豆腐、龙眼、大枣等。

忌吃食物

✗ 忌食辛辣刺激性或生冷性寒的食物,如大麦芽、香菜、花椒、辣椒、胡椒、芥末、烈酒、咖啡、浓茶、苦瓜、西瓜、生黄瓜、生菜瓜、香蕉、柿子、螃蟹、田螺、螺蛳等。

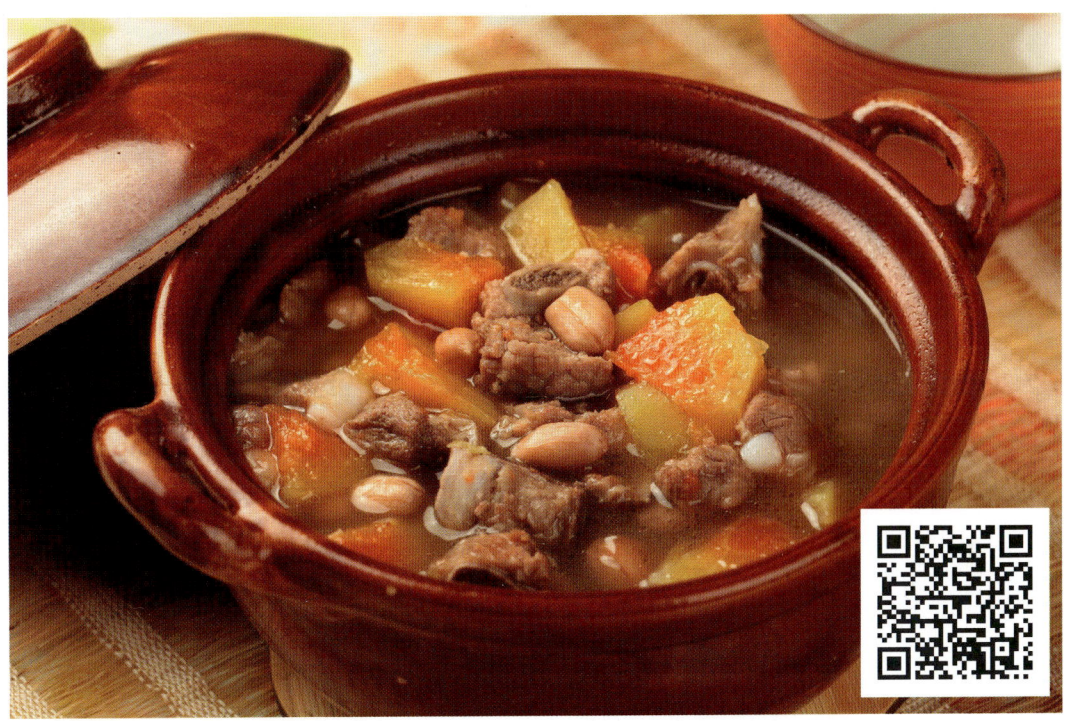

特效食谱 ❶ 木瓜花生排骨煲

原料
木瓜100克，排骨170克，水发花生米60克，姜片、蒜末、葱段各少许

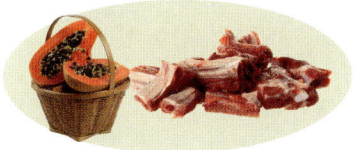

调料
盐2克，鸡粉2克，生抽3毫升，蚝油5毫升，食用油适量

做法
①木瓜去皮、去籽，切成小块。
②洗净的排骨倒入沸水中，汆去血水，沥干待用。
③用油起锅，放入姜片、蒜末、葱段，爆香。
④倒入排骨，放适量生抽、蚝油，拌炒匀。
⑤加适量清水，放入花生米。加盖烧开后用小火焖15分钟，至食材熟透。
⑥倒入切好的木瓜，加入适量盐、鸡粉，搅匀。
⑦将锅中材料转到砂锅中。置于旺火上，盖上盖，烧开后，用小火炖15分钟，至食材熟烂。

营养分析
排骨、花生中含有丰富的脂肪和优质蛋白质、维生素等营养，木瓜具有一定利水、通乳作用，搭配食用适合产后缺乳的女性。

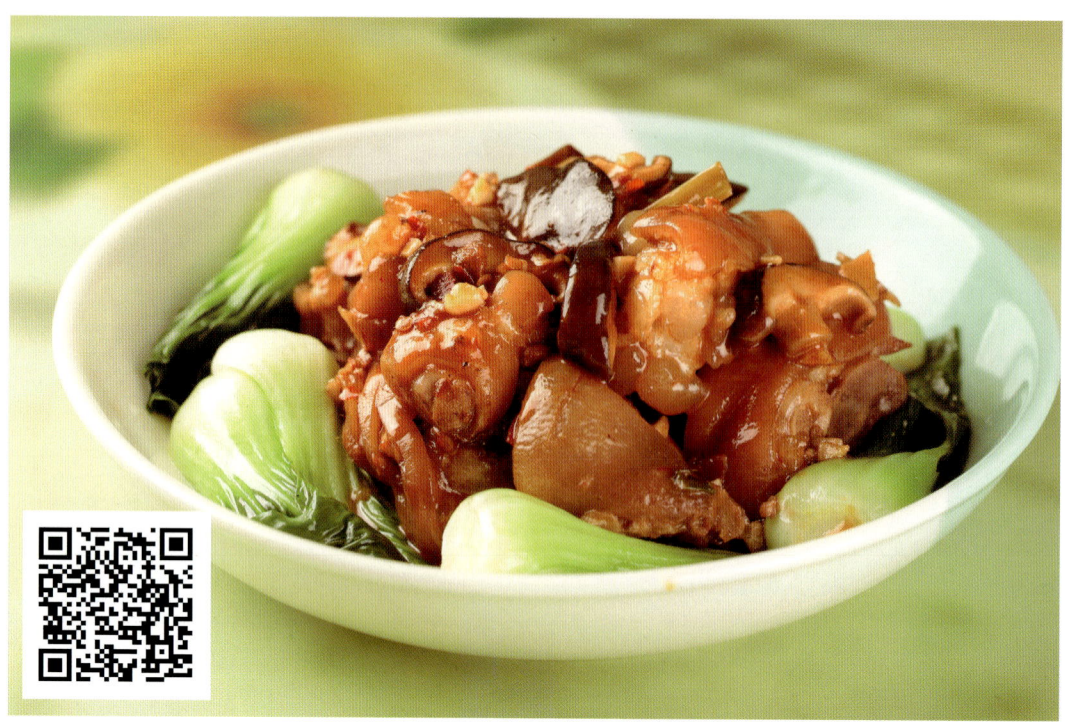

特效食谱 ❷ 香菇炖猪蹄

原料

猪蹄块280克，上海青100克，鲜香菇60克，姜片、蒜末、葱段各少许

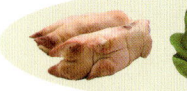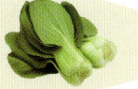

调料

盐3克，鸡粉2克，白糖3克，豆瓣酱10克，生抽8毫升，料酒20毫升，白醋10毫升，老抽3毫升，水淀粉5毫升，食用油适量

做法

①香菇洗净去蒂、切成小块，上海青对半切开。
②锅中倒入适量清水烧开，加入少许食用油，放入上海青煮1分钟至熟，捞出沥干备用。
③把猪蹄块倒入沸水中，加入少许料酒、白醋，煮至沸，撇去浮沫，捞出汆煮好的猪蹄，沥干水分。
④锅中倒入适量食用油烧热，放入姜片、蒜末、葱段，爆香；倒入汆煮的好猪蹄，翻炒片刻。淋料酒，放豆瓣酱、生抽，翻炒均匀。
⑤加入适量清水，放入香菇，加入盐、鸡粉、白糖，翻炒均匀；倒入老抽，炒匀上色，用小火焖25分钟，加水淀粉勾芡；用上海青摆盘，倒入锅中的食材即可。

营养分析

《随息居饮食谱》所载，猪蹄能"填肾精而健腰脚，滋胃液以滑皮肤，长肌肉可愈漏疡，助血脉能充乳汁，较肉尤补。"因此，较适宜产后缺乳者。

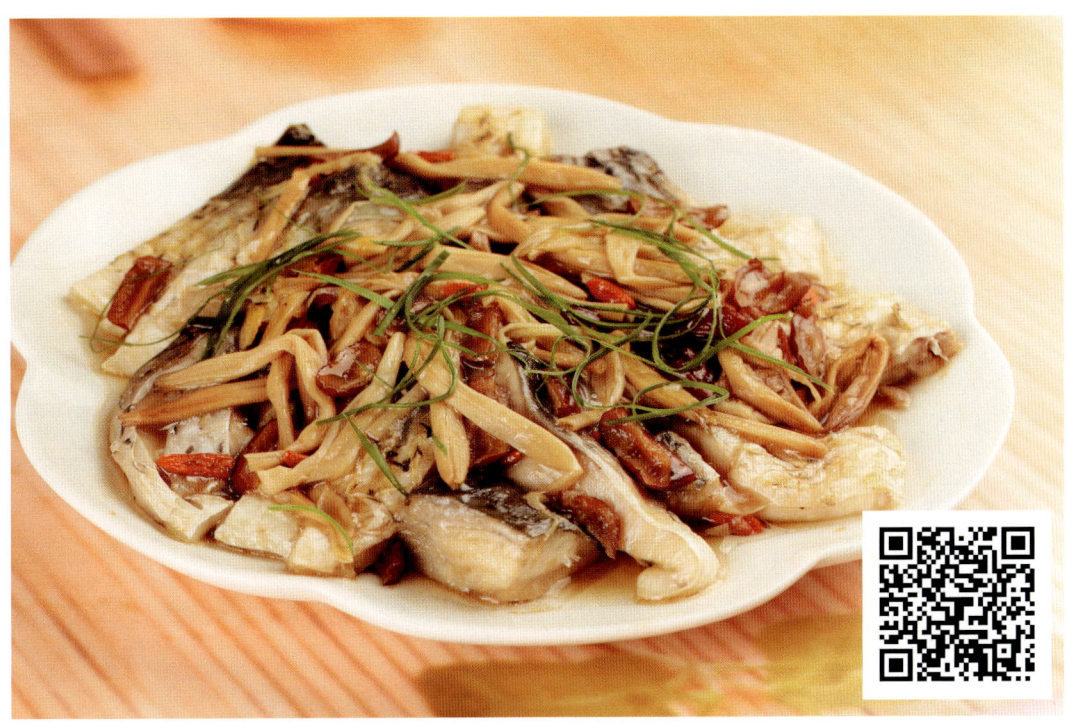

特效食谱 ❸ 黄花菜蒸草鱼

原料

草鱼肉400克，水发黄花菜200克，红枣20克，枸杞、姜丝、葱丝各少许

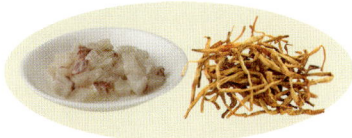

调料

盐3克，鸡粉2克，蚝油6克，生粉15克，料酒7毫升，蒸鱼豉油15毫升，芝麻油、食用油各适量

做法

①红枣去核切小块，黄花菜切去蒂，草鱼肉切块。
②把鱼块装入碗中，撒上姜丝，放入洗净的枸杞。
③倒入切好的红枣、黄花菜，再淋上少许料酒，加入适量鸡粉、盐、蚝油。
④注入少许蒸鱼豉油，搅拌匀，倒入少许生粉。
⑤拌匀上浆，滴上少许芝麻油拌匀，腌渍至其入味。
⑥取干净的蒸盘，将材料码放整齐，放入蒸锅。
⑦盖上盖，用大火蒸约10分钟，至食材熟透。
⑧取出蒸盘点缀上葱丝，再浇上少许热油即成。

营养分析

黄花菜含有糖类、蛋白质、维生素C、钙、脂肪、胡萝卜素等营养成分，草鱼含丰富的优质蛋白，有益智、抗衰老的作用，能提供乳汁中所含的营养全面。

更年期综合征

geng nian qi zong he zheng

病症简介

更年期综合征是由雌激素水平下降而引起的一系列症状。更年期妇女，由于卵巢功能减退，垂体功能亢进，分泌过多的促性腺激素，引起植物神经紊乱。其主要的临床表现为四肢乏力、失眠忧郁、情绪不稳定、心悸胸闷、性交不适、出汗潮热、月经紊乱、体重增加、肌肉疼痛、血压升高、面部出现皱纹等。

健康诊所

妇女进入绝经期后，家庭和社会环境的变化都可加重其身体和精神负担，使原来已有的某些症状加重。有些本身精神状态不稳定的妇女，绝经期综合征就更为明显，甚至喜怒无常。绝经期综合征虽然是由于性生理变化所致，但发病率高低与个人经历和心理负担有直接关系。对心理比较敏感的绝经期妇女来说，生理上的不适更易引起心理的变化，于是出现了各种绝经期症状。

生活保健

保持愉快、豁达、乐观的情绪。不宜过多卧床休息，身体尚好时应该主动从事力所能及的工作和家务。由于阴道抵抗力下降，故要注意下身清洁卫生。饭菜要多样化，并可以多食用一些有滋补肾精及镇静安神作用的食物。绝经期容易出现浮肿，患者要少吃咸食。

饮食宜忌

宜吃食物

✓ 宜选用具有补充雌激素作用的中药材和食材，如黄豆、扁豆、豌豆、小麦、土豆、葵花子、松仁、黑米、当归、生地黄、桑葚、女贞子、杜仲、枸杞、旱莲草、紫河车、补骨脂、仙茅、葛根等。

✓ 宜补充蛋白质，最好采用生理价值高的动物性蛋白质，如鸡蛋、牛奶、瘦肉、牛肉等。

✓ 宜食健脾、益气、补血作用的汤粥类食物，如红枣桂圆汤、红枣小豆粥、红枣莲子糯米粥等。

忌吃食物

✗ 忌食破坏神经系统的辛辣调味品及刺激性食物，如酒、咖啡、浓茶、葱、姜、蒜、辣椒、胡椒等。

✗ 慎食胆固醇高的食物，如蛋黄、肥肉、动物内脏等。

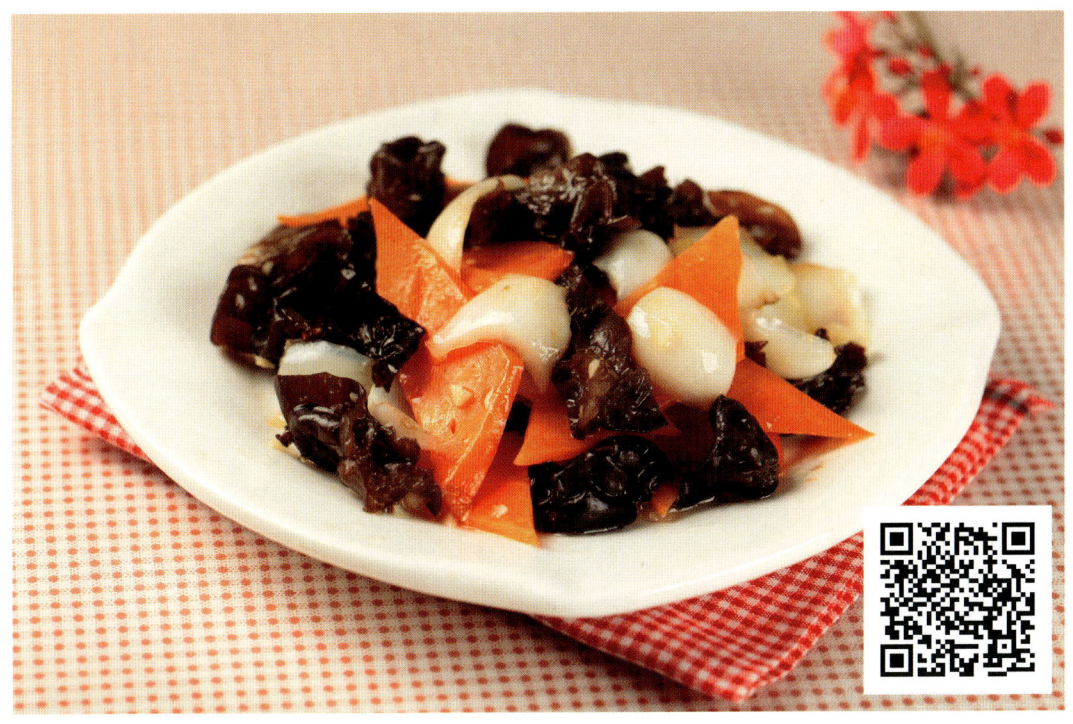

特效食谱 ❶ 木耳炒百合

原料

水发木耳50克，鲜百合40克，胡萝卜70克，姜片、蒜末、葱段各少许

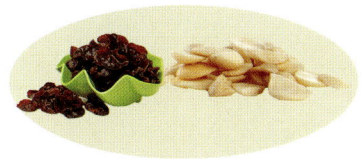

调料

盐3克，鸡粉2克，料酒3毫升，生抽4毫升，水淀粉、食用油各适量

做法

① 胡萝卜去皮切片，木耳洗净切成小块。
② 锅中注入适量清水烧开，加入少许盐。
③ 放入胡萝卜、木耳。淋入少许食用油，煮约1分钟，捞出沥干待用。
④ 用油起锅，放入姜片、蒜末、葱段，爆香。
⑤ 倒入洗净的百合，翻炒匀，再淋入少许料酒。
⑥ 倒入焯煮好的食材，快速翻炒至全部食材熟透。
⑦ 转小火，加入盐、鸡粉，淋入生抽。
⑧ 倒入少许水淀粉，翻炒几下，至食材入味。
⑨ 关火后盛出炒好的食材，装在盘中即成。

营养分析

百合、木耳与胡萝卜搭配，能补充多种维生素和膳食纤维，有滋阴、清热、除烦的功效，更年期女性宜常吃。

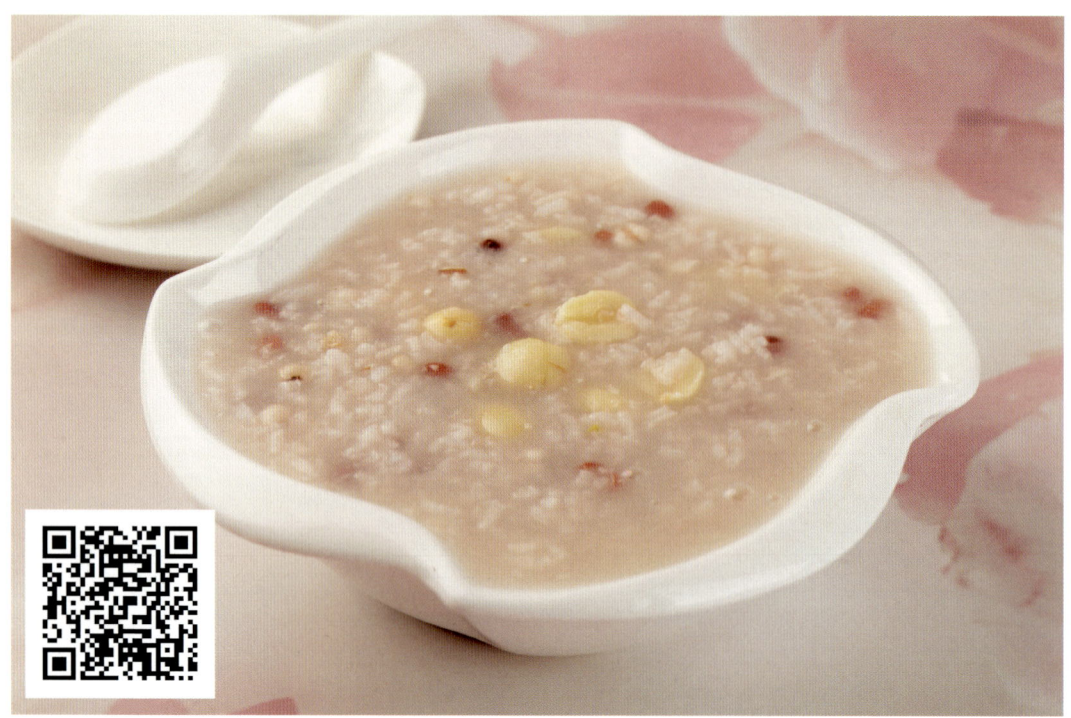

特效食谱❷ 薏米莲子红豆粥

原料

水发大米100克,水发薏米90克,水发莲子70克,水发红豆70克

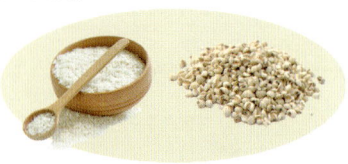
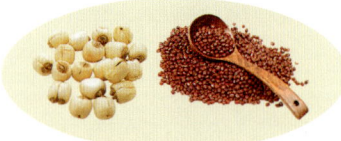

做法

①砂锅中注入适量清水烧开。
②倒入洗净的大米、薏米、莲子、红豆,搅拌均匀。
③盖上盖,烧开后用小火煮30分钟,至食材软烂。
④揭开盖,用勺搅动片刻。
⑤关火后将煮好的粥盛出,装入汤碗中即可。

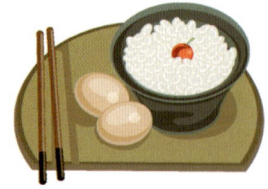

营养分析

红豆富含的粗纤维能促进血液中脂肪和胆固醇的代谢,能预防更年期女性因激素水平变化而发胖;薏米可清热、健脾;莲子养心安神。三者搭配,适宜更年期女性食用。

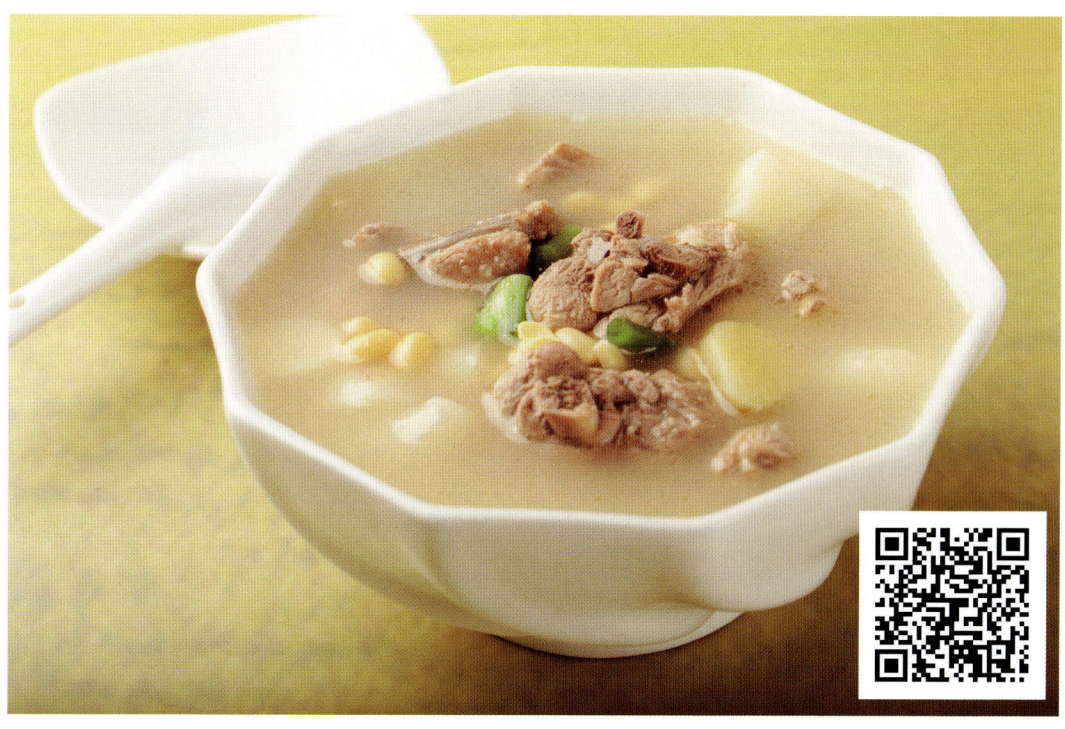

特效食谱❸ 黄豆马蹄鸭肉汤

原料

鸭肉500克，马蹄110克，水发黄豆120克，姜片20克

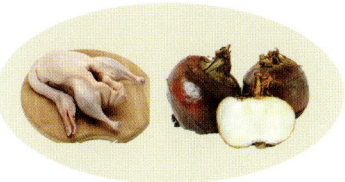

调料

料酒20毫升，盐2克，鸡粉2克

做法

① 洗净去皮的马蹄切成小块。
② 锅中注入适量清水烧开，放入洗净的鸭块。
③ 加入适量料酒，搅拌匀，煮至沸，氽去血水。
④ 把氽煮好的鸭块捞出，沥干水分，待用。
⑤ 砂锅中注入适量清水烧开，倒入洗净的黄豆，加入切好的马蹄。
⑥ 放入氽过水的鸭块，撒上姜片。
⑦ 淋入适量料酒。盖上盖，烧开后用小火炖40分钟。
⑧ 加入少许盐、鸡粉，拌匀调味。装入汤碗中即可。

营养分析

鸭肉含有B族维生素、维生素E和蛋白质，脂肪含量比较低，营养丰富且易于消化，有降低胆固醇的作用，与黄豆、马蹄同食，适合肥胖、患有高血压的更年期女性食用。

牙痛 ◎ ya tong

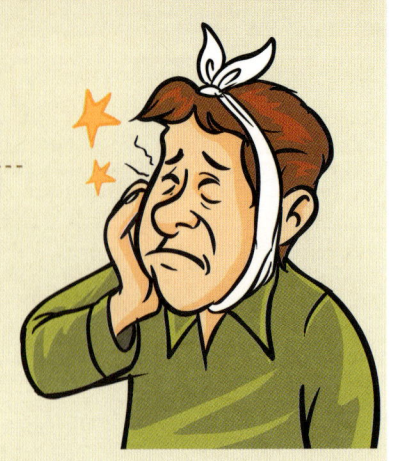

病症简介

牙痛，指的是由各种原因引起的以牙齿及牙龈红肿疼痛为主要表现的病症，是常见的口腔疾患之一，可见于西医学的龋齿、牙髓炎、根尖周围炎和牙本质过敏等。

健康诊所

中医认为风热侵袭风火邪毒侵犯，伤及牙体及牙龈肉，邪聚不散，气血滞留，气穴不通，瘀阻脉络而为病。并且，手、足阳明经脉分别为下齿、上齿，大肠、胃腑积热或风邪外袭经络，郁于阳明而化火，火邪循经上炎而发牙痛。肾主骨，齿为骨之余，肾阴不足，虚火上炎亦可引起牙痛。亦有多食甘酸之物，口齿不洁，垢秽蚀齿而作痛者。

生活保健

牙痛患者应注意口腔卫生，养成"早晚刷牙，饭后漱口"的良好习惯。发现蛀牙应及时治疗。脾气急躁，容易动怒会诱发牙痛，故宜心胸豁达，情绪宁静。保持大便通畅，勿使粪毒上攻。

针刺除龋齿为暂时止痛外，对一般牙痛效果良好。应与三叉神经痛相鉴别。

饮食宜忌

宜吃食物

✓ 治疗本症可多摄入具有清热类的药材和食物，如金银花、菊花、玄参、生地、石膏、苦瓜、丝瓜、马齿苋、荠菜、白萝卜、西瓜、柚子、梨等。

✓ 宜多吃清胃火及清肝火的食物，如南瓜、西瓜、马蹄、芹菜、萝卜等。

忌吃食物

✗ 饮食宜清淡，忌食辛辣、燥热、刺激性食物，如辣椒、花椒、羊肉、狗肉，以及烧烤、油炸类食物。

✗ 少食肉类。

✗ 睡前不宜吃糖、饼干等淀粉之类的食物。

✗ 忌酒及热性动火食品。

✗ 勿吃过硬食物，少吃过酸、过冷、过热食物。

牙痛 ◂◂ 225

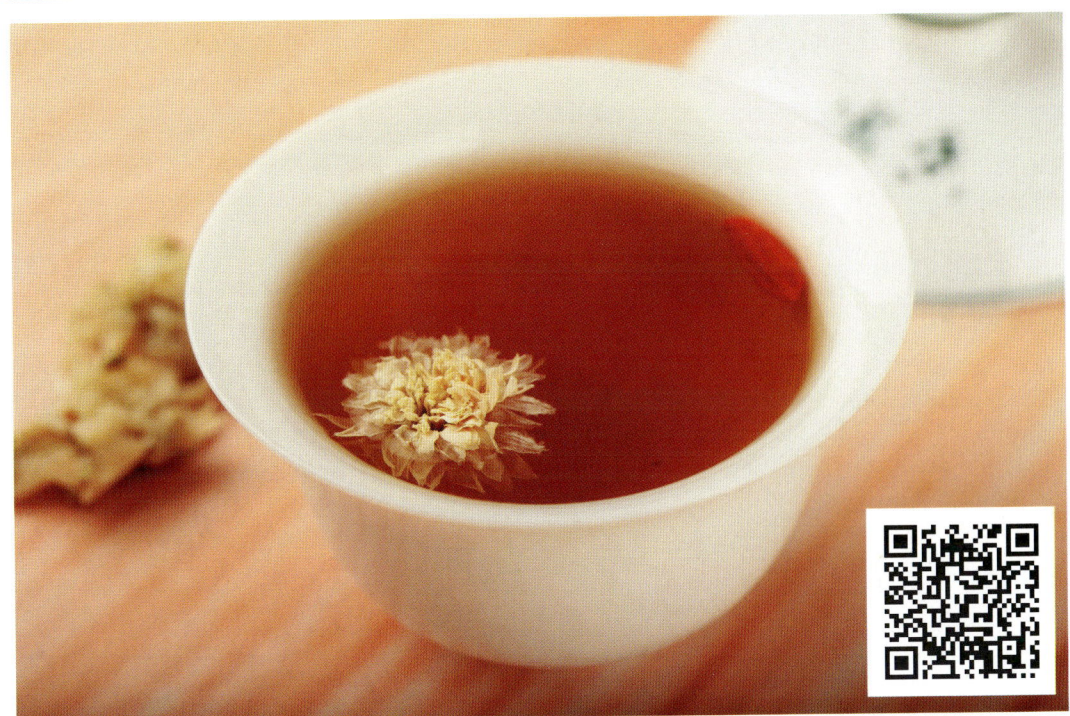

特效食谱 ❶ 夏枯草菊花茶

原料

夏枯草8克，菊花4克

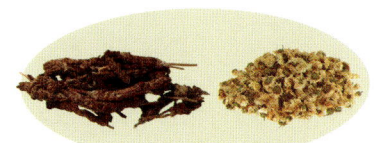

做法

① 砂锅中注入适量清水烧开。
② 放入洗净的夏枯草和菊花。
③ 用勺搅拌开。
④ 盖上盖，用小火煮20分钟，至药材析出有效成分。
⑤ 把煮好的茶水盛出，装入杯中即可。

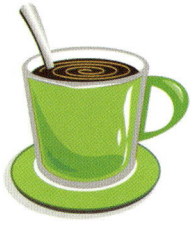

营养分析

夏枯草具有清泄肝火、散结消肿、清热解毒、凉血止血的功效，搭配清热解毒的菊花一起同用，适于风火牙痛者饮用。

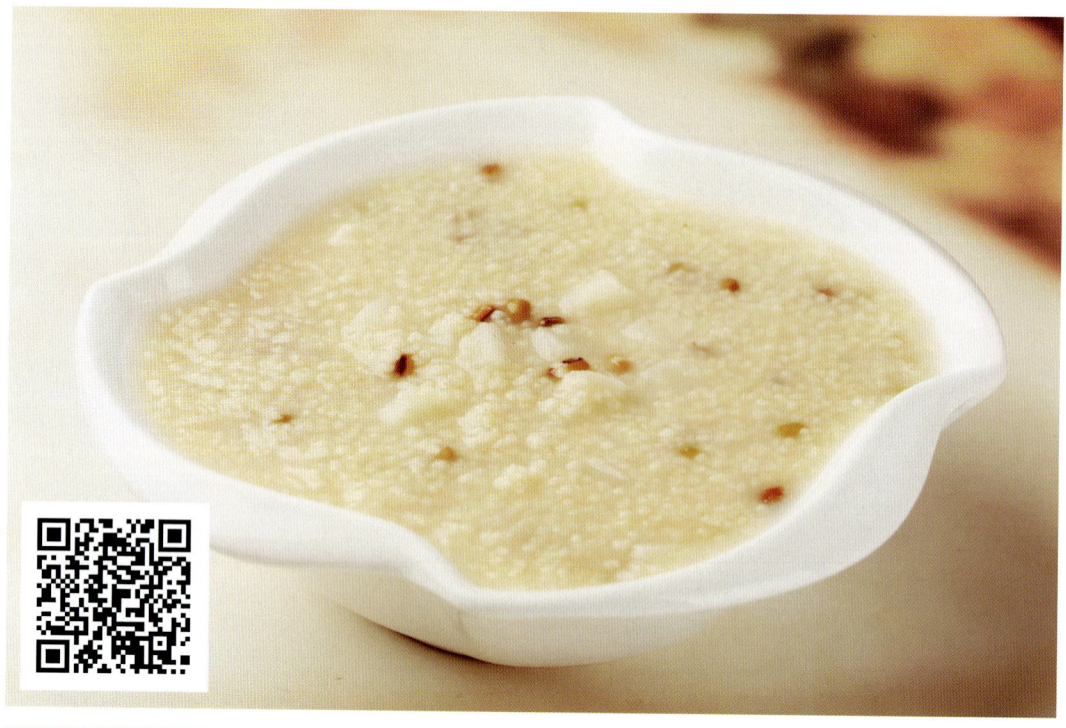

特效食谱❷ 绿豆凉薯小米粥

原料

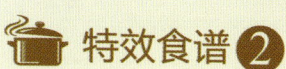

水发绿豆100克，水发小米100克，凉薯300克

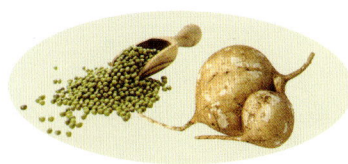

调料

盐2克

做法

①洗净去皮的凉薯切厚块，再切条，改切成丁。
②砂锅中注入适量清水烧开，倒入洗好的绿豆。
③放入洗净的小米，搅拌匀。
④盖上盖，烧开后用小火煮30分钟，至小米熟软。
⑤揭盖，倒入切好的凉薯，搅拌一会儿。
⑥盖上盖，用小火再煮10分钟，至全部食材熟透。
⑦揭开盖，加入少许盐。
⑧用勺搅匀调味。
⑨将煮好的小米粥盛出，装入汤碗中即可。

营养分析

绿豆具有消肿通气、清热解毒的功效，与凉薯搭配食用，有清热、解毒、消炎的作用，煮粥食用更易咀嚼，适合牙痛者食用。

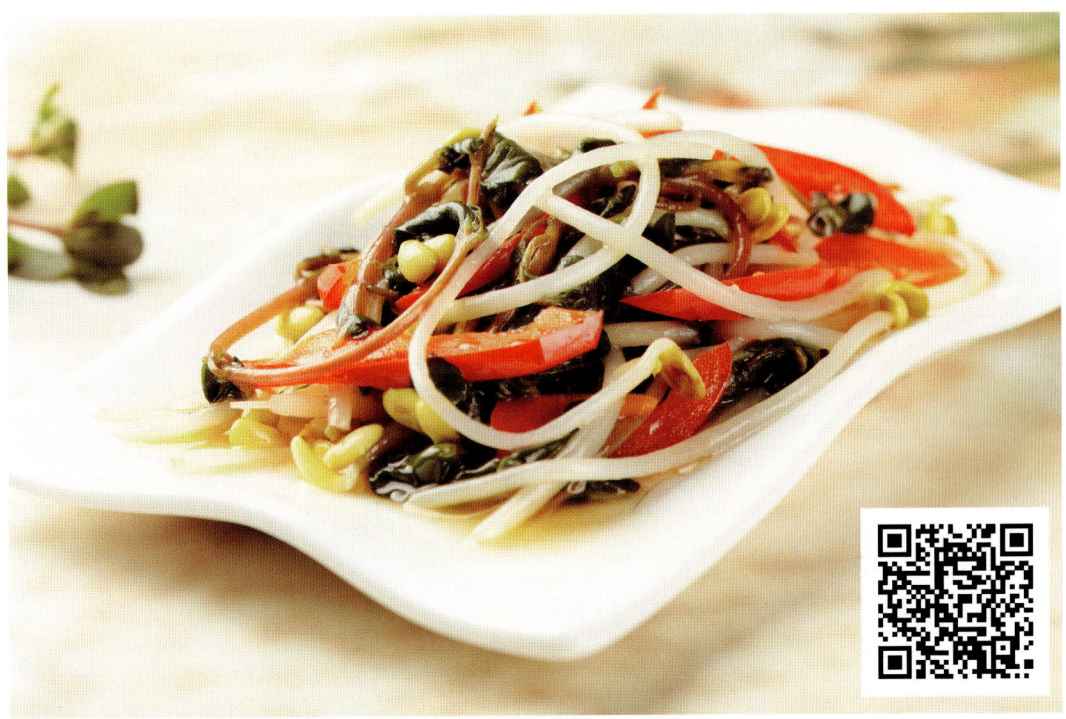

特效食谱 ❸ 马齿苋炒黄豆芽

原料
马齿苋100克，黄豆芽100克，彩椒50克

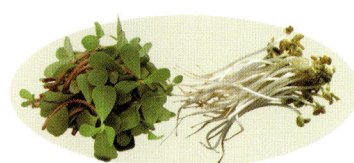

调料
盐2克，鸡粉2克，水淀粉4毫升，食用油适量

做法
① 洗净的彩椒切成条，备用。
② 锅中注入适量清水烧开，放入少许食用油。
③ 倒入洗净的黄豆芽，搅拌匀。
④ 放入切好的彩椒，煮半分钟，至其断生。
⑤ 捞出焯煮好的黄豆芽和彩椒，沥干水分待用。
⑥ 用油起锅，倒入洗好的马齿苋。
⑦ 放入焯过水的黄豆芽、彩椒，翻炒片刻。
⑧ 加入少许盐、鸡粉，炒匀调味。
⑨ 倒入适量水淀粉勾芡炒匀，装入盘中即可。

营养分析
马齿苋可消炎、止痛、解毒，搭配黄豆芽具有清热、解毒、消炎的作用，煮粥食用更易咀嚼，适合牙痛者食用。

咽炎

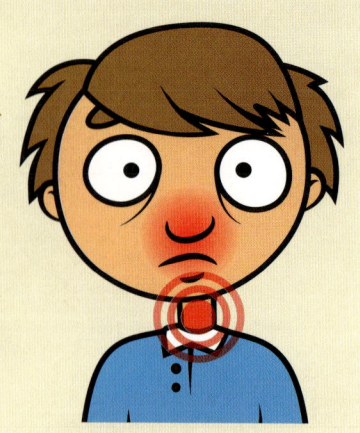

病症简介

咽炎是咽部黏膜、黏膜下组织的炎症，常为上呼吸道感染的一部分。依据病程的长短和病理改变性质的不同，分为急性咽炎，慢性咽炎两大类。

健康诊所

慢性咽炎多见于成年人，儿童也可出现。全身症状均不明显，以局部症状为主。各型慢性咽炎症状大致相似且多种多样，如咽部不适感、异物感、咽部分泌物不易咯出、咽部痒感、烧灼感、干燥感或刺激感，还可有微痛感。由于咽后壁通常因咽部慢性炎症造成较黏稠分泌物粘附，以及由于鼻、鼻窦、鼻咽部病变造成夜间张口呼吸，常在晨起时出现刺激性咳嗽及恶心。由于咽部异物感可表现为频繁吞咽。咽部分泌物少且不易咳出者常表现为习惯性的干咳及清嗓子咯痰动作，若用力咳嗽或清嗓子可引起咽部黏膜出血，造成分泌物中带血。

生活保健

在日常生活中要多刷牙，注意口腔的清洁，注意个人卫生、勤洗手。早晚可用淡盐水漱口，防止过度用嗓子。平时多参加体育锻炼，增强机体防御能力。

饮食宜忌

宜吃食物

✓ 患病期间，宜多饮白开水，饮食以清淡、易消化为原则，如白米粥、面条、藕粉、新鲜蔬菜等。

✓ 宜吃有清热解毒，滋阴润肺作用的食物，如蔬菜、水果类：萝卜、白菜、黄瓜、菠菜、冬瓜、苦瓜、梨、香蕉、柿子、枇杷、苹果、菠萝、荔枝、甘蔗等。肉禽类：瘦猪肉、鸭肉、兔肉、猪肺等滋阴润燥之功效强，可多选食。乳、蛋类一般均能补需养血润燥，亦可常用。豆类以绿豆、赤小豆、黑豆为佳。

忌吃食物

✗ 忌食油腻、黏滞、煎炸、辛辣食物，鱼肉荤腥皆不宜食用或尽量少食用。应忌食羊、狗、雀肉等辛温燥热之品。

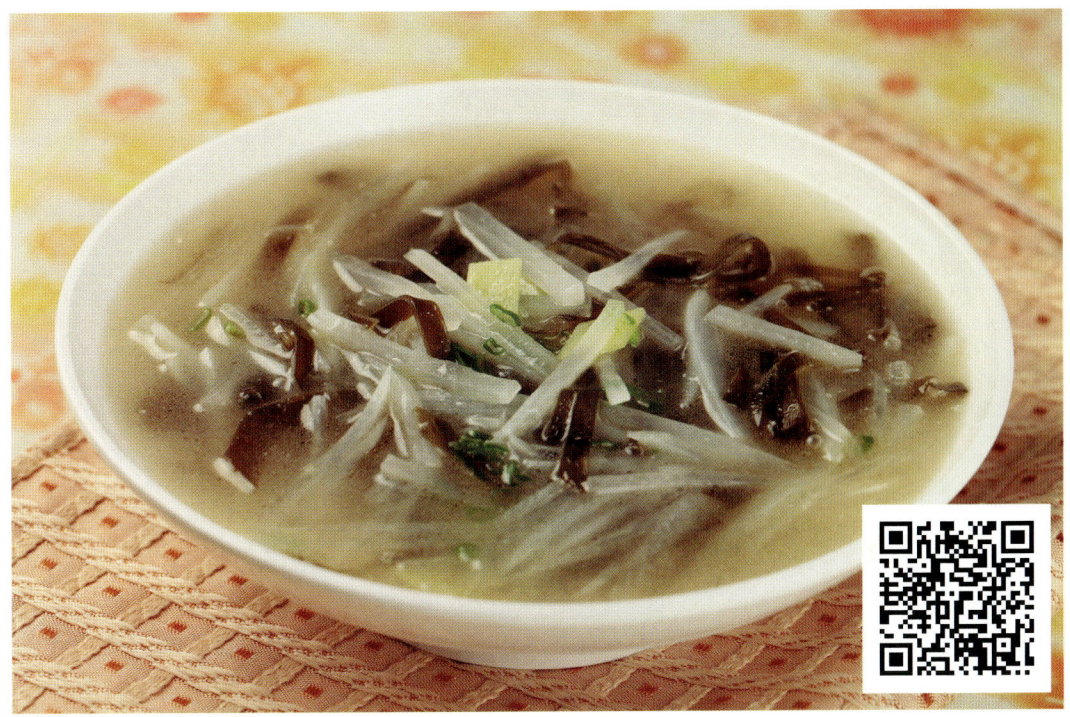

特效食谱 ❶ 白萝卜海带汤

原料

白萝卜200克，海带180克，姜片、葱花各少许

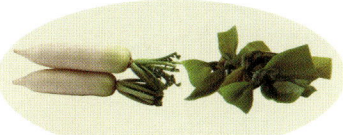

调料

盐2克，鸡粉2克，食用油适量

做法

①将洗净去皮的白萝卜切成片，改切成丝。
②洗好的海带切方块，再切成丝。
③用油起锅，放入姜片，爆香。
④倒入白萝卜丝，炒匀。
⑤注入适量清水。
⑥盖上盖，烧开后煮3分钟至熟。
⑦揭盖，稍加搅拌，倒入海带，拌匀，煮沸。
⑧放入适量盐、鸡粉。
⑨用勺搅匀，煮沸。
⑩把煮好的汤料盛出，装入碗中，放上葱花即可。

营养分析

白萝卜搭配海带，有理气、清热的作用，能化痰、促进消炎、减轻咽炎所致的不适症状，适宜咽炎患者食用。

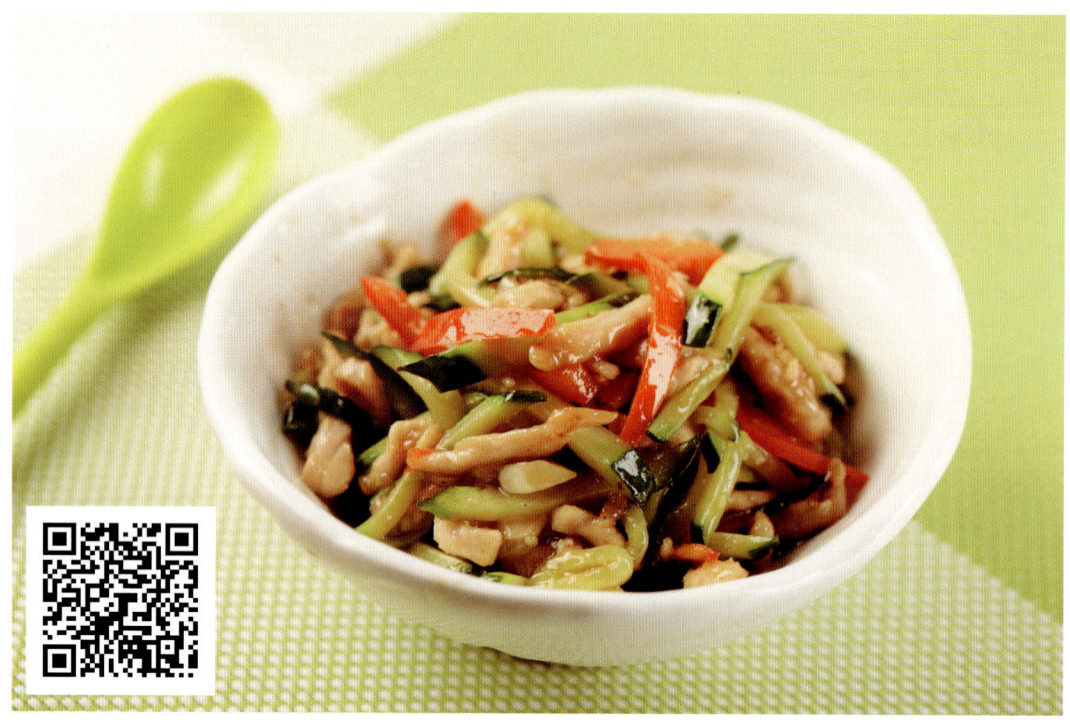

特效食谱 ❷ 黄瓜肉丝

原料

黄瓜120克，瘦肉80克，彩椒20克，蒜末、葱末各少许

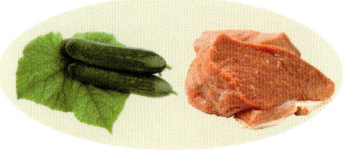

调料

盐2克，鸡粉少许，生抽3毫升，料酒4毫升，水淀粉、食用油各适量

做法

① 黄瓜切成细丝，彩椒切粗丝，瘦肉切成细丝。
② 将瘦肉丝放入碗中，加少许盐、鸡粉、水淀粉，拌匀。
③ 再注入适量食用油，腌渍约10分钟至入味。
④ 用油起锅，倒入腌渍好的瘦肉丝，翻炒匀。
⑤ 淋入料酒，炒香、炒透。
⑥ 放入少许生抽，炒匀提鲜。
⑦ 下入葱末、蒜末，快速翻炒几下。
⑧ 再倒入黄瓜、彩椒，用中火翻炒至食材全部熟透。
⑨ 转小火，加入盐、鸡粉。
⑩ 炒匀至入味，盛入盘中即可。

营养分析

黄瓜清脆爽口，富含蛋白质、糖类、维生素B_2、维生素C、维生素E、胡萝卜素、钙、磷、铁等营养成分，还能清热，适于咽炎、慢性支气管炎、上呼吸道感染患者食用。

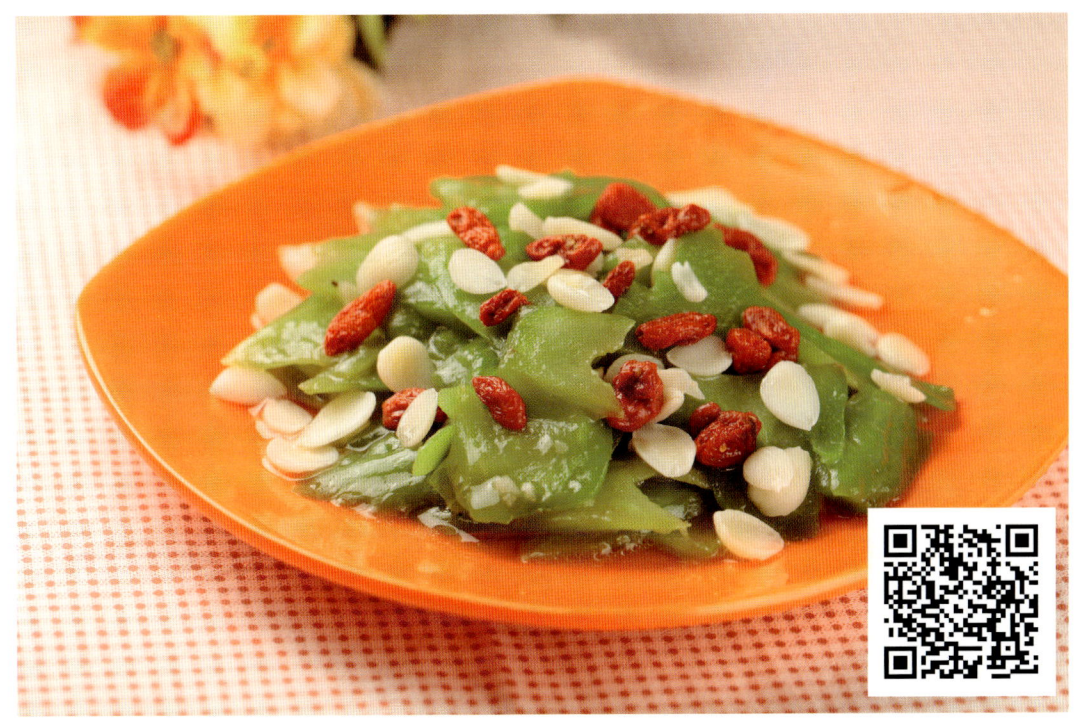

特效食谱 ❸ 杏仁苦瓜

原料

苦瓜180克，杏仁20克，枸杞10克，蒜末少许

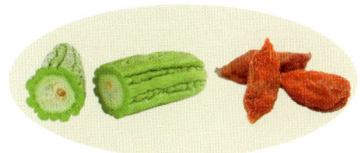

调料

盐2克，鸡粉、食粉、水淀粉、食用油各适量

做法

① 苦瓜对半切开，去籽切成片。
② 杏仁倒入沸水中略煮片刻，沥干水分。
③ 枸杞放入沸水中，焯煮片刻，捞出待用。
④ 锅中加入少许食粉，倒入苦瓜，煮1分30秒钟，至其八成熟捞出沥干。
⑤ 另起锅，注油烧热，倒入蒜末，爆香。
⑥ 倒入苦瓜，拌炒均匀。加入适量鸡粉、盐翻炒入味。
⑦ 再倒入适量水淀粉勾芡，装入盘中。
⑧ 再放上杏仁、枸杞即成。

营养分析

苦瓜有清热祛暑、明目解毒、降压降糖、利尿凉血、解劳清心等功效，杏仁能润肺止咳，二者搭配有助于辅助调理急慢性咽炎。但杏仁有小毒，不可一次吃太多。

cuo chuang

痤疮

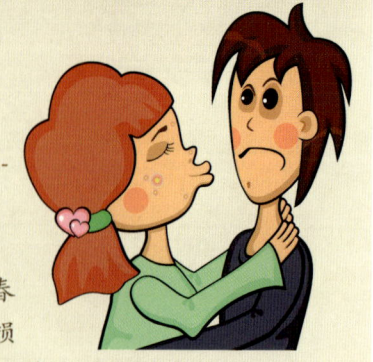

病症简介

痤疮是美容皮肤科的最常见的病种之一，又叫青春痘、粉刺、毛囊炎，除儿童外，多发于面部。初起皮损多为位于毛囊口的粉刺，分白头粉刺和黑头粉刺两种，在发展过程中可产生红色丘疹、脓疱、结节、脓肿、囊肿及疤痕；皮损好发于颜面部，尤其是前额、颊部、颏部，其次为胸背部、肩部皮脂腺丰富区，对称性分布，偶尔也发生在其他部位。

健康诊所

痤疮的发生原因较复杂，与多种因素有关，如饮食结构不合理、精神紧张、内脏功能紊乱、生活或工作环境不佳、某些微量元素缺乏、遗传因素、大便秘结等。但主要诱因是青春期发育成熟，体内雄性激素水平升高，聚集成黄白色物质栓塞在毛孔内，即形成粉刺。

生活保健

患者不要用手挤压痤疮，否则痘痘愈合后容易出现疤痕，影响外观；要注意个人卫生及皮肤清洁。保持大便通畅，要定时排便，预防便秘。保持良好的心情，不熬夜，养成良好的生活作息习惯。

饮食宜忌

宜吃食物

✓ 宜选用具有抑制皮脂腺分泌作用的中药材和食材，如花生、大豆、糙米、鸡蛋、土豆、鱼、肝、葵花子、丹参、人参、芦荟、牡丹皮、当归、五味子、板蓝根、黄连、川芎等。

✓ 宜选用具有消炎杀菌作用的中药材，如芦荟等。

✓ 宜吃清热、利湿、排毒的食物，如绿豆、冬瓜、莲子、丝瓜、西瓜、苦瓜、苹果等。

✓ 宜选择含有丰富维生素的清淡饮食，如豆制品、鸡蛋、牛奶等。

✓ 宜吃富含锌的食物，如坚果、鱼、猪瘦肉、动物肝等。

忌吃食物

✗ 慎食辛辣、油腻、刺激性的食物，如白酒、咖啡、浓茶、辣椒、胡椒、桂皮、八角、肥肉等。

✗ 慎食热性水果，会"火上浇油"，如榴莲、芒果、桂圆等。

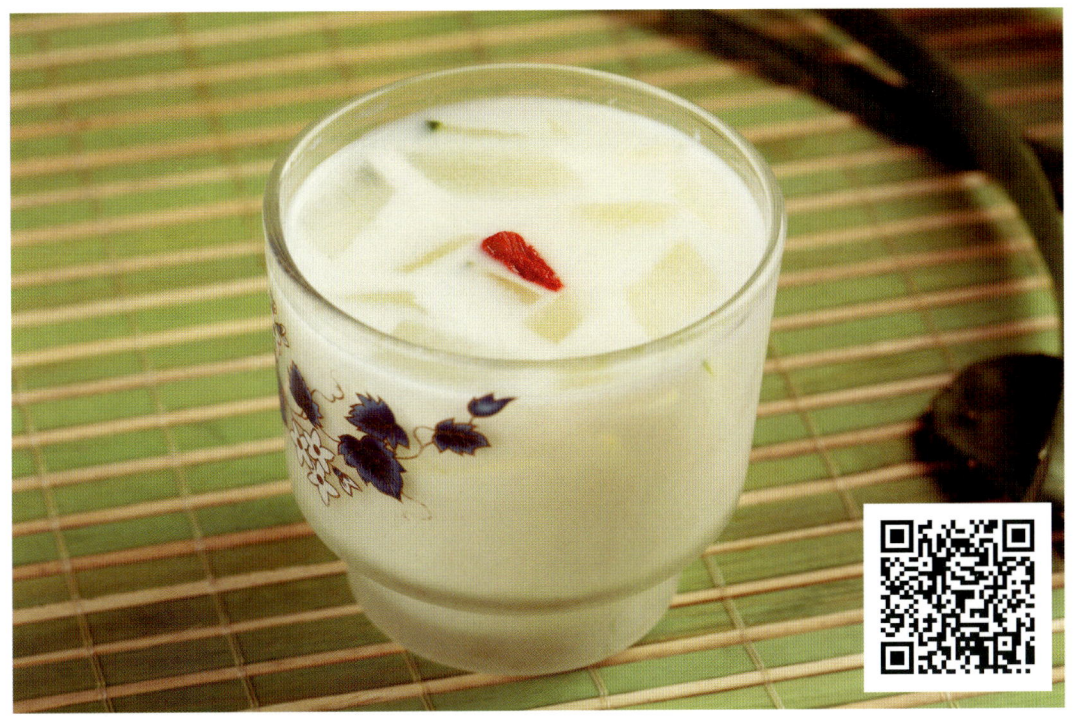

特效食谱 ① 芦荟酸奶

原料

芦荟100克，酸奶200毫升

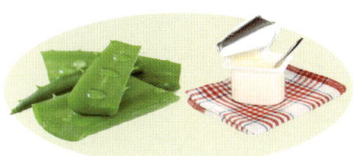

做法

①洗净的芦荟去除两侧的叶刺，再去皮。
②将去皮的芦荟肉切成小块。
③把切好的芦荟肉装入杯中。
④倒入酸奶。
⑤用勺子拌匀即可。

营养分析

芦荟有很好的清热、消炎作用；酸牛奶中含有乳酸及其他一些如柠檬酸等有机酸，其稀释液具有明显的杀菌和防腐作用。二者合用，有助于减轻痤疮。

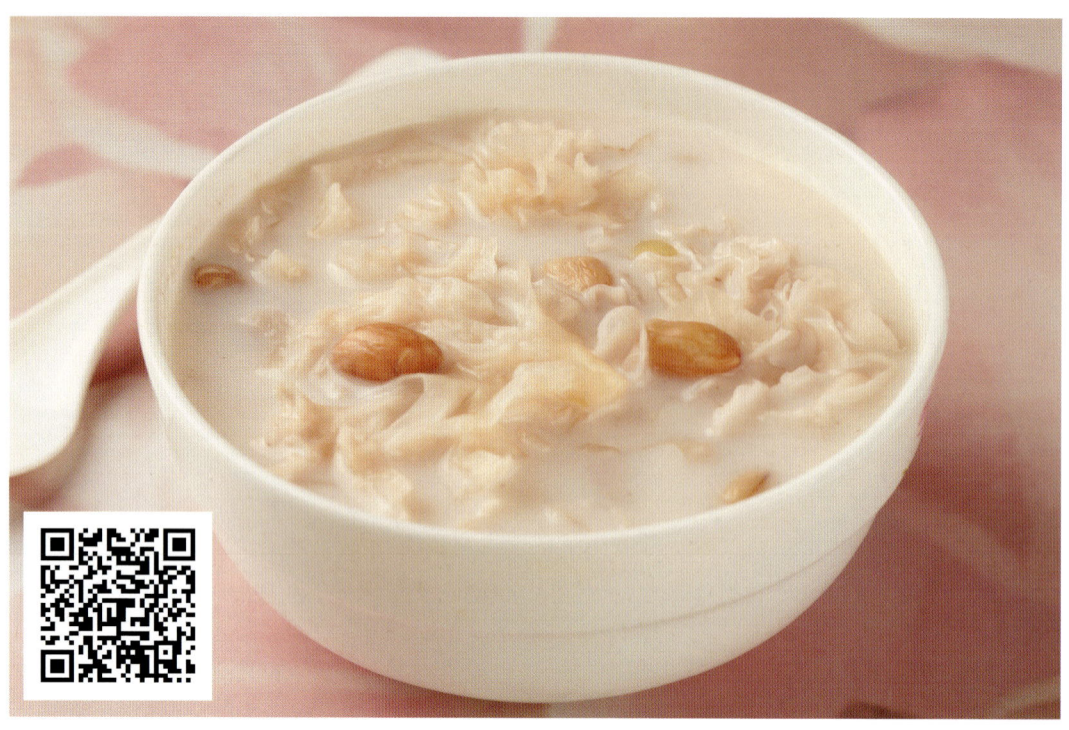

特效食谱 ❷ 花生银耳牛奶

原料

花生80克，水发银耳150克，牛奶100毫升

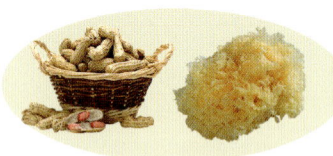

做法

① 洗好的银耳切小块，备用。
② 砂锅中注入适量清水烧开。
③ 放入洗净的花生米，加入切好的银耳，搅拌匀。
④ 盖上盖，烧开后用小火煮20分钟。
⑤ 揭开盖，倒入备好的牛奶。
⑥ 用勺拌匀，煮至沸。
⑦ 关火后将煮好的花生银耳牛奶盛出，装入碗中即可。

营养分析

花生含有油酸与维生素E，可以强化血管、够使血流顺畅；银耳能滋阴、清热，牛奶能滋润皮肤，搭配食用有助于改善痤疮及平复疤痕。

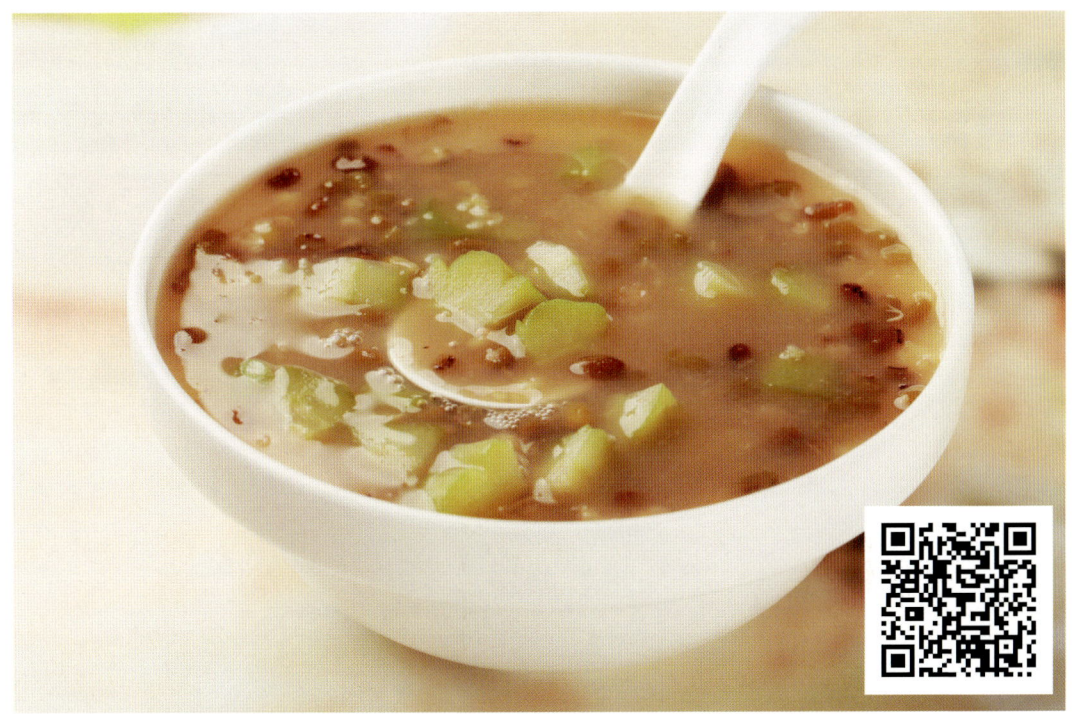

特效食谱 ③ 苦瓜绿豆汤

原料

水发绿豆200克，苦瓜100克，冰糖40克

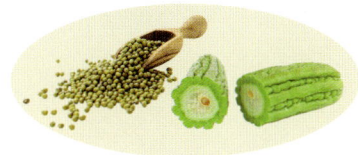

做法

① 将洗净的苦瓜切开。
② 再切成小块，装入盘中，待用。
③ 砂锅中注入适量清水烧开，倒入洗净的绿豆，搅匀。
④ 盖上盖，煮沸后用小火煮约40分钟，至绿豆变软。
⑤ 揭开盖，倒入切好的苦瓜，搅拌匀。
⑥ 再加入冰糖，略微搅拌几下，使其散开。
⑦ 再盖好盖，用小火续煮约10分钟，至全部食材熟透。
⑧ 取下盖子，略微搅拌几下。
⑨ 盛出煮好的绿豆粥。
⑩ 装入汤碗中即成。

营养分析

绿豆和苦瓜都有较好的清热解毒作用，二者搭配煮成汤，患有痤疮、酒渣鼻、皮脂腺分泌旺盛者宜常吃。

© tuo fa ▶▶▶

脱发

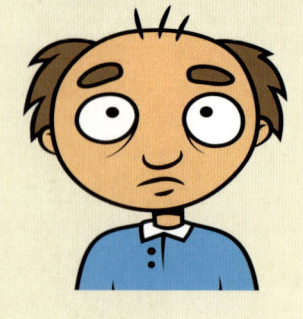

病症简介

脱发是指头发脱落的现象。正常脱落的头发都是处于退行期及休止期的毛发，由于进入退行期与新进入生长期的毛发不断处于动态平衡。病理性脱发是指头发异常或过度的脱落。脱发的主要症状是头发油腻，如同擦油一样，亦有焦枯发蓬、缺乏光泽，有淡黄色鳞屑固着难脱，或灰白色鳞屑飞扬，自觉瘙痒。

健康诊所

若是男性脱发，主要是前头与头顶部，前额的发际与鬓角往上移，前头与顶部的头发稀疏、变黄、变软，终使额顶部一片光秃或有些茸毛。引起脱发的原因有很多，主要有：①病理性原因，由于病毒、细菌、高热使毛母细胞受到损伤。②物理性原因，空气污染物堵塞毛囊导致的脱发。③化学性原因，有害化学物质对头皮组织毛囊细胞的损害导致脱发。④营养性原因，消化吸收机能障碍造成营养不良导致脱发。

生活保健

保证充足睡眠，不熬夜；不使用刺激性强的染发剂、烫发剂及劣质洗发用品；不使用易产生静电的尼龙梳子和尼龙头刷，在空气粉尘污染严重的环境中要戴防护帽并及时洗头。

饮食宜忌

宜吃食物

✓ 治疗脱发要抵抗毛发衰老，常用的中药材和食材有：何首乌、阿胶、黑芝麻、黑豆、核桃、葵花子、黑米、莴笋等。

✓ 宜食具有补充肾气，调节内分泌功能的中药材和食材有：菟丝子、肉苁蓉、枸杞、杜仲、女贞子、猪腰、羊腰等。

✓ 宜多喝水，多食用含有丰富铁质的食品，如瘦肉、菠菜、紫菜等。

✓ 宜食富含锌的食物，如牡蛎、板栗、核桃、花生等。

忌吃食物

✗ 慎食酒、辛辣刺激、肥腻食物，如辣椒、芥末、白酒、肥肉等。

✗ 慎食酸性过强的食物，如牛肉、金枪鱼、奶酪等。

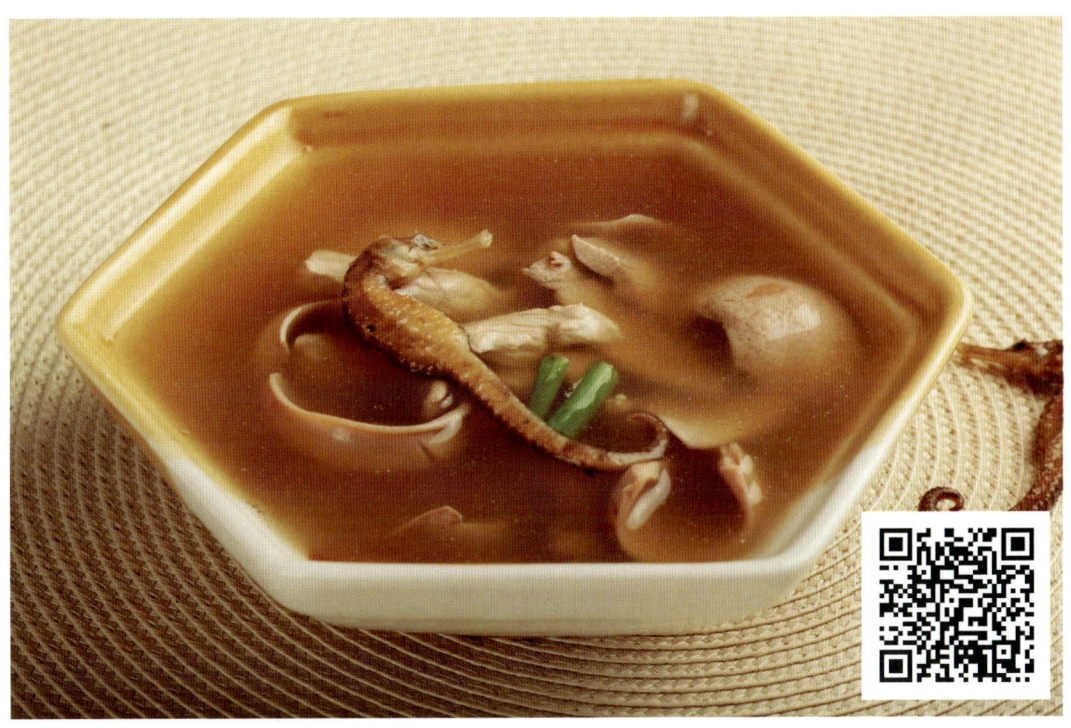

特效食谱 ❶ 海马炖猪腰

原料
猪腰300克，猪瘦肉200克，姜片25克，海马8克

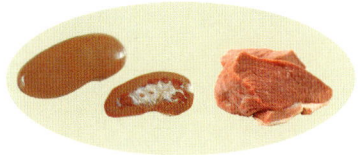

调料
盐、鸡粉各2克，料酒8毫升

做法
① 瘦肉切丁。猪腰洗净对半切开，去除筋膜，再切片。
② 猪腰、瘦肉丁倒入沸水中。淋入少许料酒，拌匀。
③ 用大火煮约半分钟，汆去血水，捞出沥干。
④ 炒锅置火上烧热，倒入洗净的海马，用中火快炒。
⑤ 至其呈焦黄色，关火后盛出，装入盘中，待用。
⑥ 砂锅中注入适量清水烧开，倒入汆过水的猪腰和瘦肉；放入炒好的海马，撒上姜片，再淋入少许料酒。
⑦ 盖上盖，煮沸后用小火煮约60分钟，至食材熟透。
⑧ 揭盖，加入少许鸡粉、盐拌匀，中火煮至入味。
⑨ 关火后盛出炖煮好的菜肴，装入汤碗中即成。

营养分析
猪瘦肉具有补虚强身、滋阴润燥的作用；海马、猪腰都有补肾功效。凡病后体弱、面黄羸瘦、腰酸及肾气虚寒者，此品适用于因肾虚所致的脱发。

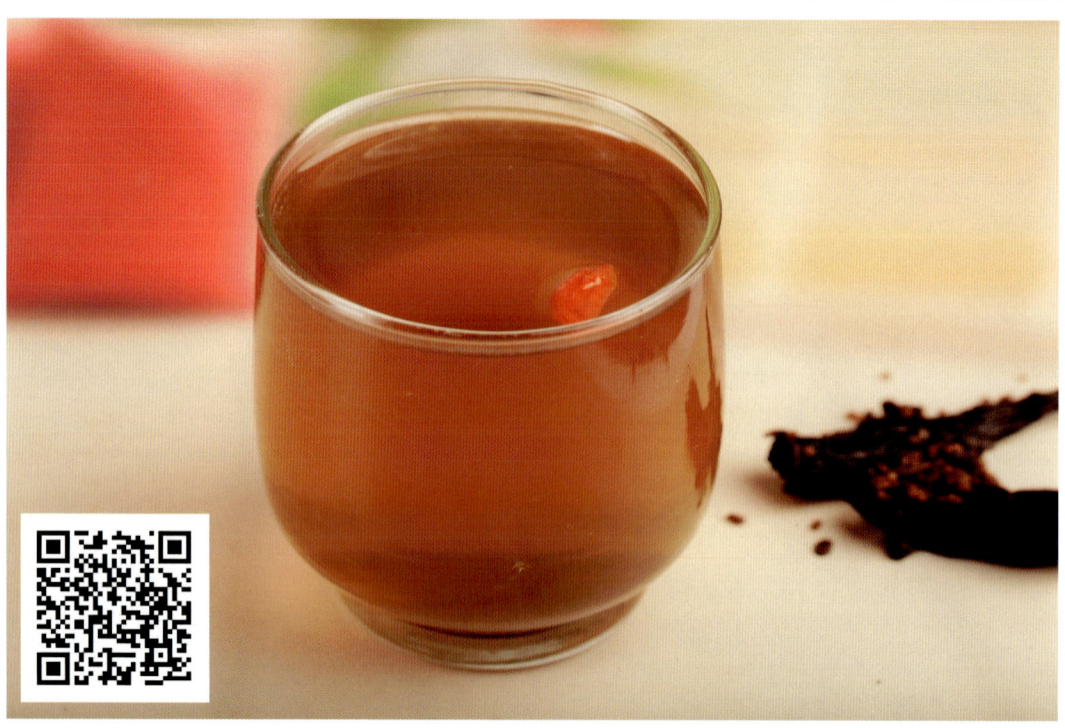

特效食谱 ❷ 首乌菟丝子补骨脂茶

原料

何首乌15克，补骨脂10克，菟丝子7克

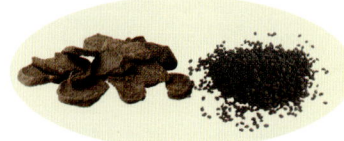

做法

① 砂锅中注入适量清水烧开。
② 放入洗净的何首乌、补骨脂、菟丝子。
③ 盖上盖，烧开后用小火煲煮约15分钟。
④ 揭盖，捞出药材及其杂质。
⑤ 用中火续煮片刻。
⑥ 关火后盛出砂锅中的茶汁。
⑦ 装入杯中，趁热饮用即可。

营养分析

何首乌有补肝肾、益精血、乌须发、强筋骨之功效，与菟丝子、补骨脂搭配使用，比较适合面色萎黄或苍白、畏寒肢冷、腰膝酸痛，因肝肾亏虚而脱发的患者食用。

脱发 ◂◂ 239

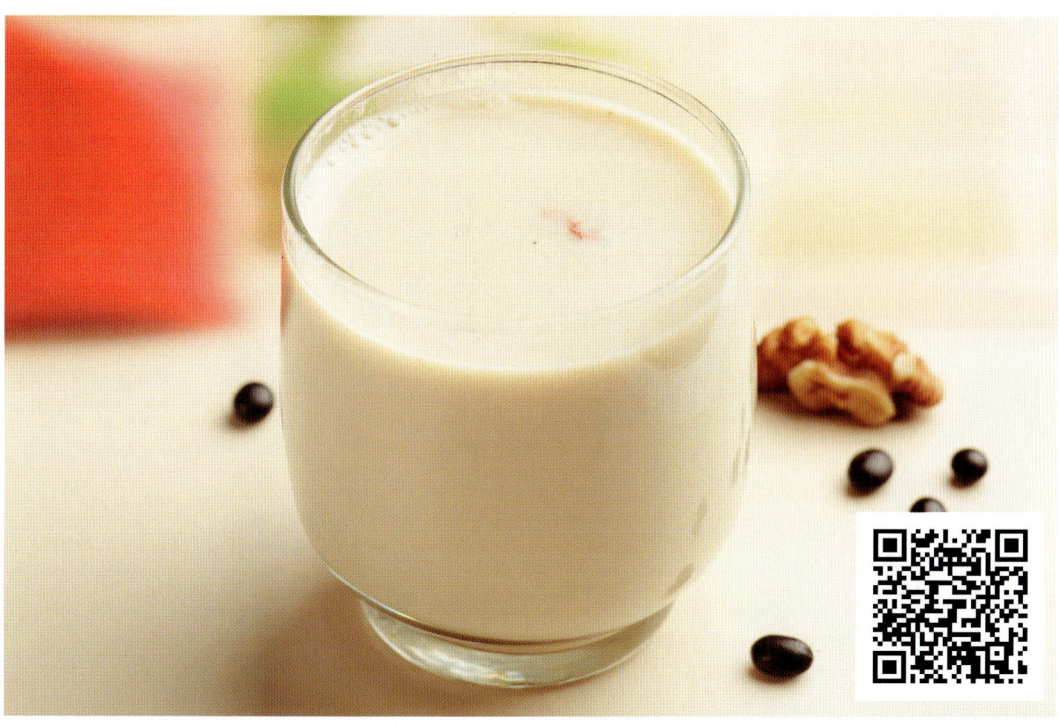

特效食谱❸ 核桃仁黑豆浆

原料

水发黑豆100克，核桃仁40克

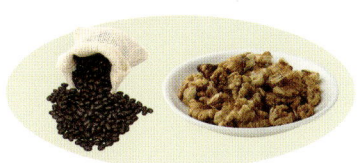

调料

白糖5克

做法

①取榨汁机，选择搅拌刀座组合，倒入洗净的黑豆。
②注入适量矿泉水，盖好盖子。
③通电后选择"榨汁"功能，搅拌一会儿，榨出汁水。
④断电后倒出汁水，滤去豆渣，将豆汁装入碗中待用。
⑤取榨汁机，选择搅拌刀座组合，倒入备好的豆汁。
⑥加入洗净的核桃仁，盖好盖子。
⑦搅拌片刻，至核桃仁变成细末，即成生豆浆。
⑧砂锅中倒入生豆浆，用大火煮约2分钟，至汁水沸腾，加入少许白糖搅匀，续煮至白糖溶化，掠去浮沫。
⑨关火后盛出煮好的黑豆浆，装入杯中即成。

营养分析

核桃仁和黑豆含有丰富的蛋白质、不饱和脂肪酸、维生素B_1、维生素B_2、维生素B_6、铜、镁、钾、磷、铁、叶酸等营养成分，常吃能滋补肝肾，使头发乌黑、浓密。

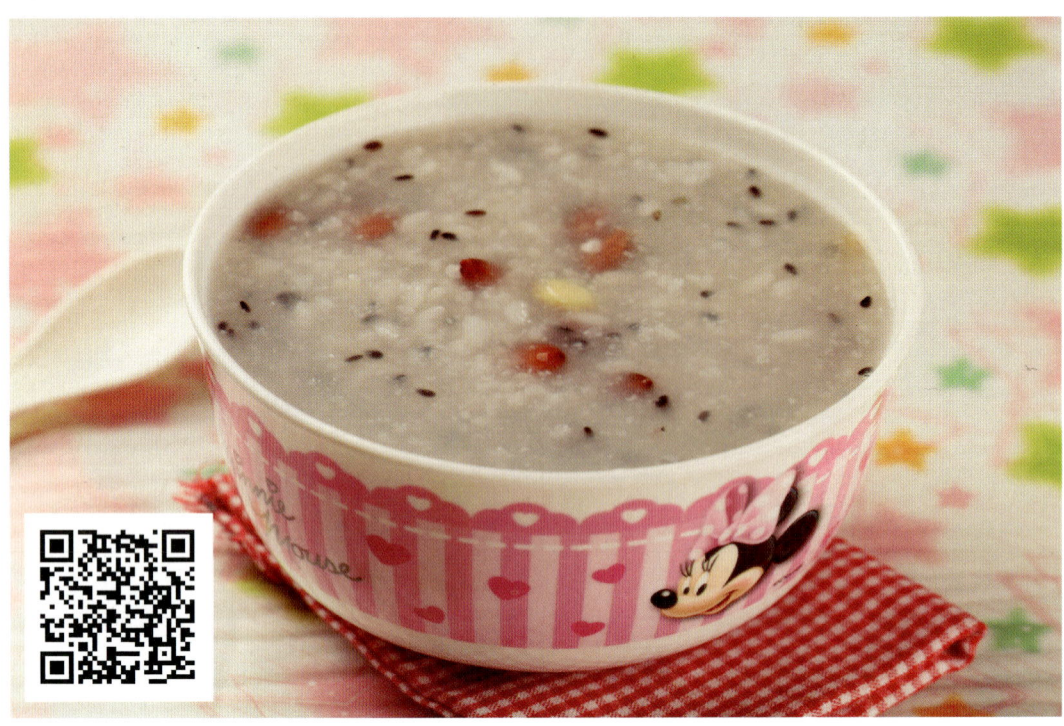

特效食谱 ❹ 芝麻杏仁粥

原料

水发大米120克，黑芝麻6克，杏仁12克

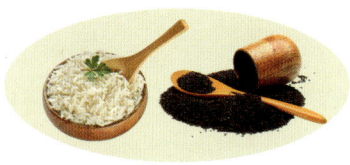

调料

冰糖25克

做法

①锅中注入适量清水，用大火烧热。
②放入洗净的杏仁，倒入泡好的大米，搅拌匀。
③再撒上洗净的黑芝麻，轻轻搅拌几下，使食材散开。
④盖上盖子，用大火煮沸，再转小火煮至米粒变软。
⑤取下盖子，放入备好的冰糖，轻轻搅拌匀。
⑥再用中火续煮一会，至糖分完全溶化。
⑦关火后盛出煮好的粥。
⑧装在碗中即成。

营养分析

杏仁与黑芝麻搭配，含有丰富的不饱和脂肪酸和维生素E等成分，能提高机体的抗病能力，并调节激素水平，适合激素性脱发和肝肾亏虚所致脱发人群食用。